W0060140

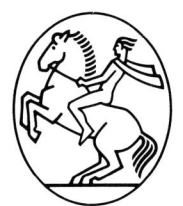

NEURO-PSYCHOPHARMAKA

Ein Therapie-Handbuch

Band 4: Neuroleptika

Herausgegeben von
P. Riederer, G. Laux und W. Pöldinger

Mit Beiträgen von
O. Dietmaier E. Etzersdorfer J. Fritze W. Gaebel C. Haring K. Heininger
H. Hinterhuber H. Katschnig T. Konieczna P. König J. Kornhuber G. Laux
H. J. Möller H. Rittmannsberger W. Schöny S. Sieberns

Springer-Verlag Wien New York

Prof. Dr. PETER RIEDERER
Priv.-Doz. Dr. GERD LAUX
Psychiatrische Universitätsklinik, Würzburg, Bundesrepublik Deutschland

Prof. Dr. WALTER PÖLDINGER
Psychiatrische Universitätsklinik, Basel, Schweiz

Das Werk ist urheberrechtlich geschützt.
Die dadurch begründeten Rechte, insbesondere die der Übersetzung, des Nachdruckes, der Entnahme von Abbildungen, der Funksendung, der Wiedergabe auf photomechanischem oder ähnlichem Wege und der Speicherung in Datenverarbeitungsanlagen, bleiben, auch bei nur auszugsweiser Verwertung, vorbehalten.

© 1992 by Springer-Verlag/Wien
Printed in Germany by Konrad Triltsch GmbH, Würzburg
Gedruckt auf säurefreiem Papier

Die Wiedergabe von Gebrauchsnamen, Handelsnamen, Warenbezeichnungen usw. in diesem Buch berechtigt auch ohne besondere Kennzeichnung nicht zu der Annahme, daß solche Namen im Sinne der Warenzeichen- und Markenschutz-Gesetzgebung als frei zu betrachten wären und daher von jedermann benutzt werden dürfen. Produkthaftung: Für Angaben über Dosierungsanweisungen und Applikationsformen kann vom Verlag keine Gewähr übernommen werden. Derartige Angaben müssen vom jeweiligen Anwender im Einzelfall anhand anderer Literaturstellen auf ihre Richtigkeit überprüft werden.

Mit 44 Abbildungen

ISSN 0937-9401
ISBN 3-211-82212-7 Springer Verlag Wien – New York
ISBN 0-387-82212-7 Springer Verlag New York – Wien

Geleitwort

Psychopharmaka gehören zu den meistverordneten Medikamenten, ihre zentrale Bedeutung für die ambulante wie auch stationäre Behandlung psychischer Erkrankungen ist unbestritten. Sie waren die Voraussetzung für die Durchführung sozialpsychiatrischer Reformen, sie eröffneten auch dem Nicht-Psychiater die Möglichkeit der Therapie psychischer Störungen. Heute werden durch Allgemeinärzte, Internisten und Frauenärzte mehr Psychopharmaka verordnet als durch Nervenärzte – eine Entwicklung, die aufgrund der in den letzten Jahren gemachten Erfahrungen als problematisch angesehen werden muß: Geringes pharmakotherapeutisches Wissen führte zu unsachgemäßem Einsatz von Psychopharmaka und verstärkte in der Öffentlichkeit die negativen Attitüden gegenüber dieser Medikamentengruppe.

Innerhalb der biologischen Psychiatrie hat die pharmakologisch-biochemische Grundlagenforschung in den letzten Jahren neue Erkenntnisse für die Psychopharmakologie erbracht, vice versa können "Challenge"-Untersuchungen mittels Psychopharmaka wichtige Beiträge für die Hypothesengenerierung einer Pathophysiologie und Pathoneurochemie psychischer Erkrankungen liefern.

1987 erschien in den USA in Assoziation mit dem American College of Neuropsychopharmacology (ACNP) das über 1700 Seiten umfassende Buch "Psychopharmacology: The Third Generation of Progress". Über 270 Autoren geben in diesem Werk eine Übersicht zu den neurobiologischen Grundlagen der Psychiatrie, die klinische Psychopharmakologie umfaßt 700 Seiten dieses Werkes.

Auf diesem Hintergrund entschlossen wir uns, ein Handbuch zu diesem Themenkreis zu konzipieren. Ende 1988 fragten wir bei renommierten deutschsprachigen Neuro-Psychopharmaka-Experten an, ob Interesse an Konzeption und Mitarbeit eines diesbezüglichen Standardwerkes bestünde. Die überaus positive Resonanz ermunterte uns, das Projekt eines mehrbändigen "Viel-Autoren-Werkes" zu wagen. Die Fülle des Stoffes sowie die erstrebte Handlichkeit ließen es sinnvoll erscheinen, ein mehrbändiges Werk zu planen: in sich abgeschlossene Einzelbände sollten des weiteren die Möglichkeit überarbeiteter Neuauflagen erleichtern.

Die Buchreihe wendet sich an in Klinik und Praxis tätige Nervenärzte, Psychiater und Neurologen sowie in der Neuropsychopharmakologie tätige Grundlagenforscher, denen es als kompetentes Standardwerk und Therapie-Handbuch dienen soll. Für die Fachkompetenz des Nervenarztes, Psychiaters und Neurologen der 90er Jahre soll die Buchreihe eine verläßliche Basis bieten.

Größter Wert wurde darauf gelegt, die komplexe Thematik übersichtlich darzustellen. Alle Bände folgen einem gleichen, strikt gegliederten Aufbau, durch Tabellen und einheitliche Abbildungen soll die Materie bestmöglich veranschaulicht werden. Die Herausgeber haben sich durch intensive redaktionelle Bearbeitung um größtmögliche Objektivität bemüht, trotz über 100 Autoren hoffen wir, einen akzeptablen Homogenitäts-Spielraum erreicht zu haben.

Zur raschen Vermittlung praxisrelevanter Informationen sollen farblich abgesetzte Übersichtstabellen mit sämtlichen Handelsnamen der in den drei deutschsprachigen Ländern verfügbaren Substanzen am Schluß des jeweiligen Buchbandes dienen.

Die traditionelle Gliederung der Psychopharmaka in Neuroleptika, Antidepressiva und Tranquilizer kann in Anbetracht fließender Übergänge bei neueren Substanzen sowie je nach Dosis heute nicht mehr voll akzeptiert werden, hat sich jedoch bewährt und etabliert und wird deshalb beibehalten.

In Band 1 werden die allgemeinen Grundlagen der Pharmakopsychiatrie dargestellt. Band 2 umfaßt Tranquilizer und Hypnotika, Band 3 Antidepressiva und Phasenprophylaktika, Band 4 Neuroleptika. Band 5 beinhaltet Parkinsonmittel und Nootropika, Band 6 die systematische Abhandlung der Antiepileptika, Betablocker und sonstiger Psychopharmaka sowie die Notfalltherapie.

Die Literatur ist jedem einzelnen Kapitel zugeordnet und umfaßt angesichts der erforderlichen Beschränkung neben wichtigen Primärquellen vor allem relevante Übersichtsarbeiten.

Nach Definition, Einteilung und Chemie werden im vorliegenden Band Pharmakologie, Neurobiochemie/Wirkmechanismus sowie Klinik (Indikation, Dosierung, unerwünschte Wirkungen, Interaktionen, Kontrolluntersuchungen, allgemeine Behandlungsrichtlinien) der Neuroleptika (Antipsychotika) dargestellt. Ein spezielles Kapitel ist dem Problemkreis neuroleptische Langzeittherapie gewidmet, ein Exkurs beschäftigt sich mit Soziotherapie und Neuroleptika-Langzeitmedikation. Das Buch schließt mit einer Übersicht über Antipsychotika mit neuartigen Wirkmechanismen.

Die Herausgeber danken vor allem den Autoren, die die Herausgabe dieses Werkes durch termingerechte Manuskriptabgabe und unprätentiöse Vornahme der gewünschten Modifikationen ermöglicht haben. Besonders gedankt sei Frau I. Riederer für ihre unermüdliche Sekretariats-Tätigkeit sowie dem Springer-Verlag für die verständnisvolle, angenehme Zusammenarbeit und die hervorragende Ausstattung des Werkes.

Für konstruktive Kritik und Anregungen sind wir aufgeschlossen. Möge mit der Herausgabe dieser Handbuchreihe auch im deutschsprachigen Raum die Forschung auf dem Gebiete der Neuro-Psychopharmakologie trotz zunehmender Hindernisse intensiviert werden. Dem in Klinik und Praxis tätigen Facharzt soll die tägliche Arbeit durch ein kompetentes Handbuch erleichtert werden.

P. Riederer
G. Laux
W. Pöldinger

Würzburg/Basel, im Herbst 1991

Inhaltsverzeichnis

Autorenverzeichnis

O. Dietmaier, Dr. rer. nat., Psychiatrisches Landeskrankenhaus, D-W-7102 Weinsberg

E. Etzersdorfer, Dr. med., Psychiatrische Universitätsklinik, Währinger Gürtel 18–20, A-1090 Wien

J. Fritze, Priv.-Doz. Dr. med., Bereich Medizin, Troponwerke GmbH & Co KG, Berliner Straße 156, D-W-5000 Köln 80

W. Gaebel, Priv.-Doz. Dr. med., Psychiatrische Klinik (WE5) der Freien Universität, Eschenallee 3, D-W-1000 Berlin 19

Ch. Haring, Dr. med., Universitätsklinik für Psychiatrie, Anichstraße 35, A-6020 Innsbruck

K. Heininger, Priv.-Doz. Dr. med., Medizinisch-Wissenschaftliche Abteilung ZNS, Troponwerke GmbH & Co KG, Berliner Straße 156, D-W-5000 Köln 80

H. Hinterhuber, Univ.-Prof. Dr. med., Universitätsklinik für Psychiatrie, Anichstraße 35, A-6020 Innsbruck

H. Katschnig, Univ.-Prof. Dr. med., Psychiatrische Universitätsklinik, Währinger Gürtel 18–20, A-1090 Wien

T. Konieczna, DDr. med., Psychiatrische Universitätsklinik, Währinger Gürtel 18–20, A-1090 Wien

P. König, Univ.-Doz. Dr. med., Landes-Nervenkrankenhaus Valduna, Psychiatrie I, A-6830 Rankweil

J. Kornhuber, Dr. med., Psychiatrische Universitätsklinik, Füchsleinstraße 15, D-W-8700 Würzburg

G. Laux, Priv.-Doz. Dr. med. Dipl.-Psych., Psychiatrische Universitätsklinik, Füchsleinstraße 15, D-W-8700 Würzburg

H.J. Möller, Univ.-Prof. Dr. med., Psychiatrische Universitätsklinik, Sigmund-Freud-Straße 25, D-W-5300 Bonn 1

H. Rittmannsberger, Dr. med., pro mente infirmis, Figulystraße 32 III, A-4020 Linz

W. Schöny, Univ.-Doz. Dr. med., pro mente infirmis, Figulystraße 32 III, A-4020 Linz

S. Sieberns, Troponwerke GmbH & Co KG, Berliner Straße 156, D-W-5000 Köln 80

Neuro-Psychopharmaka, Bd. 4
Riederer P. / Laux G. / Pöldinger W. (Hrsg.)
© Springer-Verlag Wien 1992

1
Einleitung –
Definition, Einteilung, Chemie

1.1 Einleitung

P. König

Wenige medizinische Entdeckungen haben zu solch tiefgreifenden Veränderungen geführt wie die Entdeckung der Neuroleptika: Damit haben Psychiatrie und Psychopharmakologie in benachbarten Gebieten wie der Neurologie, aber auch in entfernten medizinischen Disziplinen z. B. der Gynäkologie, neue Impulse gesetzt und Entwicklungen nachhaltig beeinflußt. Die bedeutendsten Auswirkungen besitzen die Neuroleptika für die große Gruppe von Patienten mit psychotischen Erkrankungen und deren Angehörige.

Erläuternd sei angeführt, daß das zentrale Studienobjekt des biologisch-psychiatrischen Denkansatzes, das menschliche Gehirn, ethisch und technisch nur ausnahmsweise direkt zugänglich ist; diese große Herausforderung führte zu Weiterentwicklungen in der gesamten Medizin: nuklearmedizinische, neuroradiologische und andere bildgebende Verfahren, die Verfeinerung elektrophysiologischer Techniken wurden deshalb entwickelt, ebenso wie die Rezeptorforschung im Zentralnervensystem, die Forschung an Neurotransmittern und Neuropeptiden ent-wickelt und ausgeweitet wurden. Die Forschungsresultate wirken u. a. in der Anästhesie, der Pädiatrie oder der Inneren Medizin weiter.

Die praktisch bedeutsamsten Konsequenzen der Neuroleptikaentwicklung, nämlich jene für die Patienten und deren Angehörige, haben sich nicht nur individuell sondern auch im sozialen Feld manifestiert. Insgesamt haben wir es also mit medizinisch-psychiatrisch-sozial interdependenten Effekten der Psychopharmaka bzw. der Neuroleptika zu tun.

Es ist erwiesen, daß vor der Anwendung der ersten Neuroleptika foudroyante schizophrene Erkrankungen viele Monate dauerten, während heute durch den routinemäßigen Einsatz dieser Psychopharmaka in einem hohen Prozentsatz der Fälle rasche und deutliche Besserungen und Remissionen eintreten. Es ist nachweisbar, daß sich Aufenthaltsdauer, Belegung und Aufenthaltsbedingungen in den psychiatrischen Kliniken weltweit durch die Einführung der Neuroleptika (später auch anderer Psychopharmaka) drastisch veränderten und sich u. a. dadurch die Behandlungsbedingungen in

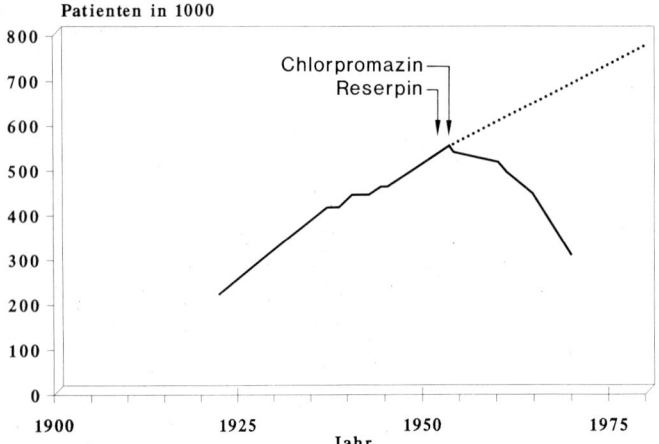

Abb. 1.1. Eine Darstellung der amerikanischen Bundesgesundheitsbehörde veranschaulicht den dramatischen Rückgang (——) stationärer psychiatrischer Patienten in öffentlichen Krankenhäusern der USA vor und nach der breiten klinischen Anwendung der Neuroleptika (nach DAVIS und CASPER 1978)

diesen Krankenhäusern deutlich verbessern ließen (eine Literaturübersicht dazu findet sich im Kapitel 4.8.2 von KATSCHNIG). Nur durch die breite Anwendung und die günstigen Therapieeffekte der Psychopharmaka, besonders der Neuroleptika, konnten die Grundlagen zu Reformen der "Anstaltspsychiatrie" und sozialpsychiatrischen Strategien geschaffen werden (MÜLLER 1989, WESTON 1990).

Die besondere Stellung der Neuroleptika, nämlich die durch sie mitbegründete Öffnung und damit Umstrukturierung psychiatrischer Einrichtungen, sowie die durch ihre therapeutische Wirkung ermöglichte Neuentwicklung psychiatrischer Dienste (halbstationäre und ambulante Einrichtungen, Sozio- und Milieutherapie und deren Strukturen) hat schon bald zur Erarbeitung komplexer, differenzierter Behandlungsstrategien geführt (VAUGHN und LEFF 1976, GOTTFRIES und RÜDEBERG 1981). Heute sind kognitive Therapien, familientherapeutische Ansätze, Miteinbeziehung des Arbeitgebers und Nutzung der Möglichkeiten des "sozialen Netzes" Selbstverständlichkeiten der Behandlung (KATSCHNIG 1989, BRADLEY und HIRSCH 1986).

Kranke, die früher von jahrelangen Krankenhausaufenthalten abhängig und gezeichnet waren, sind heute entweder nach kurzer Erkrankungsdauer für immer oder lange Zeit hindurch beschwerdefrei oder außerhalb des Krankenhauses wieder arbeits- und lebensfähig sowie in jenem Maß sozial integriert, wie es die Gesellschaft, in der sie leben, zuläßt. Sie sind meist auf die stabilisierende Wirkung der Neuroleptika angewiesen und bedürfen in wechselnder Häufigkeit und Dauer stationärer Wiederaufnahmen. Ihr Zustand kann mit jenem von Diabetikern verglichen werden, welche ebenso der Medikamente und zeitweiser stationärer Kontrollen bedürfen, aber bei entsprechender Lebensführung ohne allzugroße Einschränkung ihrer Lebensqualität mit einer Erkrankung, die vor mehreren Jahrzehnten noch tödlich war, tätig sein können.

Das bisher gezeichnete positive Bild der Auswirkungen der Neuroleptika-Entdeckung ist allerdings kritisch zu relativieren: Aus bisher nicht näher bekannten Gründen sprechen nicht alle Patienten ausreichend auf Neuroleptika an. Es verbleibt eine Gruppe von ca. 25% "therapieresistenter psychotischer Patienten" (GERLACH 1988, SCHIED 1990), welchen medikamentös auch heute noch nur unzureichend geholfen werden kann. Umgekehrt ist die Prädiktorforschung in bezug auf das optimale Ansprechen auf

Neuroleptika in ihren Aussagen uneinheitlich und noch zu wenig aussagekräftig, sodaß nur in groben Zügen vorausgesagt werden kann, welcher Patient von welchem Neuroleptikum am meisten profitiert (MÖLLER et al. 1983, WOGGON 1983, CARPENTER et al. 1987) (s. auch Bd. 1 dieses Handbuches).

Großes Gewicht in der Evaluation der Neuroleptika nehmen ihre unerwünschten Nebenwirkungen ein (s. Kap. 4.3). Qualitativ wie quantitativ zeigen sie die ganze Palette des Möglichen: von tödlich (z. B. dem malignen neuroleptischen Syndrom, Agranulozytosen oder kardialen Reizleitungsstörungen) bis nur irritierend (z. B. Akkommodationsstörungen, Mundtrockenheit oder Obstipation), von selten bis häufig auftretend. Bei der Prädiktion der neuroleptischen Nebenwirkungen stehen wir im Einzelfall vor ähnlichen Problemen wie bei jener der therapeutischen Effektivität: außer in ganz groben Umrissen läßt sich a priori nichts darüber aussagen, welcher einzelne Patient auf welches Neuroleptikum welche Nebenwirkungen in welchem Ausmaß und ab welchem Behandlungszeitpunkt bekommen könnte.

Nun sind bedrohliche neuroleptische Nebenwirkungen, bezogen auf die Anwendungshäufigkeiten der Substanzen, extrem selten und daher kaum von klinischer Relevanz. Häufiger, dafür umso bedeutungsvoller für Arzt, Patienten und Umwelt sind jene Nebenwirkungen "mittlerer bis geringer Intensität", die entweder subjektiv oder sozial behindernd (Speichelfluß, Akathisie, Tremor, oculo-bucco-faciale Krisen etc.) oder "nur subjektiv irritierend" sind. Sie führen zu mannigfachen individuellen Reaktions- und Copingstrategien, beeinflussen das individuelle Sozialverhalten oft in allen Lebensbereichen und können manchmal drastische soziale wie existentielle Auswirkungen haben (z. B. Verlust des Arbeitsplatzes eines Feinmechanikers durch extrapyramidale Nebenwirkungen eines Neuroleptikums).

Ein weiterer Effekt der Neuroleptikabehandlung, über welchen die gegenwärtige Therapie der Psychosen manchmal allzu leichtfertig hinweggeht, ist der stark verkürzte stationäre Aufenthalt mit stärkerer Inanspruchnahme von teilstationären und ambulanten Behandlungssettings. Daß diese therapeutischen Strategien für manche der beteiligten Angehörigen zu großen, ja kaum tragbaren Belastungen oder gar Überforderungen werden, ist auch heute noch nicht allen ärztlichen und vor allem paramedizinischen Therapeuten bewußt. Ebenso wie das Zusammenleben mit einem chronisch psychisch Kranken eine ungeheure Anforderung darstellt, die seitens einzelner Therapeuten zu wenig berücksichtigt wird. Auch die unglückliche Rolle mancher Psychiater, die sich in Schuldzuweisungen statt Reflexion ihrer Behandlungskonzepte erschöpfen, kann nur mühsam durch ihre mangelnde Erfahrung gerechtfertigt werden. Ähnliche Katastrophen für den Patienten, wie jene durch die eben beschriebene psychotherapeutische und soziale Ignoranz, werden durch medizinische und psychopharmakologische Unwissenheit verursacht: Unzureichende ärztliche Kontrollen, ungenügende oder überhöhte Dosierungen, Auswahl des ungeeigneten Medikamentes oder zu frühes Absetzen, rücksichtsloses Hinnehmen von Nebenwirkungen, stellen die gravierendsten Mängel schlechter neuroleptisch-medizinischer Therapiekonzepte dar. Eingangs wurde auf die multidimensionale Interdependenz der optimalen Neuroleptikatherapie (eigentlich jeder Therapie!) hingewiesen; der gut ausgebildete Arzt sollte sich dieser Zusammenhänge stets bewußt sein.

1.2 Definition der Neuroleptika

Die Neuroleptika sind relativ einfache chemische Strukturen, ihnen allen ist folgende grundsätzliche, gemeinsame biochemische bzw. pharmakologische Eigenschaft eigen: alle wirken auf dopaminerge Neurone hemmend, obwohl sie in anderen pharmakologischen Wirkungen durchaus unterschiedlich sein mögen. Dieser antidopaminerge

Effekt, die Bindung an den Dopamin (D2) Rezeptor (Rezeptorblockade) entspricht nach heutiger Interpretation der "antipsychotischen Wirkung" der Neuroleptika (CREESE et al. 1976, PEROUTKA und SNYDER l980, WIESEL et al. 1990). Es ist heute allerdings noch ungeklärt, inwieweit die neuroleptische Affinität zum alpha-1 Adrenoceptor bzw. dem Serotonin S2-Rezeptor von Bedeutung ist (COHEN 1988).

Bei den Neuroleptika handelt es sich um Substanzen, die sich besonders zur Behandlung psychotischer Zustände eignen. Schon am Beginn der neuroleptischen Ära (Zusammenfassung bei DAVIS und CASPER 1978), aber auch in der Folgezeit haben eine Reihe von Untersuchungen eindeutig klarstellen können, daß Neuroleptika tatsächlich eine "antipsychotische Wirkung" besitzen (BALDESSARINI 1985): Diese Wirkung betrifft in erster Linie die sogenannte "produktive" oder "Plussymptomatik" schizophrener Psychosen (entsprechend etwa dem "Typ I" nach CROW 1980 bzw. ANDREASEN und OLSEN 1982 s.u.). Des weiteren sind Neuroleptika in manischen Phasen, bei manchen akuten exogenen Reaktionstypen, Wahnsyndromen oder Halluzinationen hirnorganischer Genese, ängstlich-agitierten Depressionen, bei manchen Zwangssyndromen oder anderen Verhaltensstörungen indiziert. Bei den zuletzt genannten Indikationen steht für den Kliniker meist der Dämpfungseffekt, also eigentlich eine Nebenwirkung, im Vordergrund; dieser Effekt hat im angelsächsischen Sprachraum zur Bezeichnung "Majortranquilizer" geführt (s. Kap. 4.1).

Die sogenannte "Defizienz- oder Minussymptomatik" schizophrener Patienten (CROW Typ II), die paradigmatisch am deutlichsten im sogenannten schizophrenen Residualzustand beobachtet werden kann, spricht auf Neuroleptika hingegen nur in geringerem Ausmaß an.

Interessanterweise wurden etwa zur Zeit der Entdeckung des Chlorpromazin mehrere Hypothesen der Ätiologie schizophrener Erkrankungen präsentiert: Während bis dato genetische, familiäre und individuelle psychodynamische Einflüsse, lebensbestimmende Ereignisse etc. als mögliche Schizophrenie-Ätiologie-Hypothesen diskutiert wurden, waren biochemische Überlegungen, vor allem wegen der damals schier unüberwindlichen verfahrenstechnischen Probleme der Beweisführung, den spekulativen Interpretationen scheinbar unterlegen. Trotzdem wurden die Serotoninhypothese der Schizophrenie (WOOLLEY und SHAW 1954), welche sich auf die damals rezenten Beobachtungen der psychotropen LSD-Effekte bzw. den serotoninantagonistischen LSD-Effekt stützte, sowie die Transmethylierungshypothese (OSMOND und SMYTHLES 1952), die sich auf auffällige strukturelle Ähnlichkeiten der Moleküle einzelner Neurotransmitter und halluzinogener Substanzen bezog, entwickelt.

Die heuristische Bedeutung der Neuroleptika ist weiterhin ungebrochen, wie aus der derzeitigen Diskussion der Dopamin-Hypothese der Schizophrenie hervorgeht: Aus Rezeptorbindungsstudien wissen wir, daß die Dopaminrezeptoraffinität gut mit klinisch effektiven Dosen verschiedener Neuroleptika korreliert (WIESEL et al. 1990). Trotzdem ist die Diskussion noch nicht abgeschlossen, denn die Bindung an andere Rezeptoren, die unklare Beziehung zwischen Plasmaspiegel und klinischem Effekt, die dabei vorhandene hohe interindividuelle Variationsbreite, sind nur einige der wesentlichen Facetten (BAKER und GREENSHAW 1989, COHEN 1988).

Diese und andere Einwände führten schon früh zu mehreren Modifikationen der Dopaminhypothese, zu welchen die Zweifaktorenhypothese nach DAVIS (1974), die Zweitypenhypothese von CROW (1980) und die Tatsache der Differenzierung der Dopaminrezeptoren in D1- und D2-Typ (KEBABIAN und CALNE 1979) gehören (s. Kap. 2.2 und 3).

Die Zweifaktorenhypothese stützt sich auf die Beobachtung der zwar sofortigen Rezeptorblockade bei jedoch protrahiertem Wirkungseintritt. Sie geht davon aus, daß eine schizophrene Erkrankung durch einen neuronalen Defekt, welcher durch dopaminerge Überstimulation kompensiert werden sollte, bedingt würde. Die bei Gabe des Neuroleptikums sofort eintretende Rezeptorblockade führe zu einem Abklingen der Überstimulation, die Veränderung verliere an Intensität und es könnten Wiederherstellungsprozesse eintreten (DAVIS 1974).

In seiner Zweitypenhypothese schlug CROW (1980) vor, schizophrene Erkrankungen in 2 Typen zu klassifizieren: Typ I entsprechend der akuten Schizophrenie, charakterisiert durch "positive Symptome" (produktive oder Plussymptome), Typ II entsprechend der chronischen Schizophrenie mit den sogenannten "Negativsymptomen" (Defizienz- oder Minussymptomatik, entsprechend paradigmatisch dem schizophrenen Residualzustand). Ähnliche typologische Schlüsse zogen ANDREASEN und OLSEN (1982) aus ihren Beobachtungen.

Beide genannten Hypothesen erklären die eigentliche Ätiopathogenese nicht, obwohl neuropathologische Befunde und solche aus neueren bildgebenden Verfahren des ZNS deutliche Hinweise für ein morphologisches Substrat als mögliche Ursache des Typs CROW II geben (SHELTON und WEINBERGER 1987, ANDREASEN 1987, BOGERTS 1985, 1990). Zudem wird die Operationalisierung der CROW'schen Typologie weder weltweit identisch durchgeführt, noch sind ihre Implikationen unumstritten (MORTIMER et al. 1990).

KEBABIAN und CALNE haben 1979 den Nachweis für das Vorhandensein des D1- bzw. D2-Dopaminrezeptors erbracht. Es konnte im weiteren gezeigt werden, daß bei manchen schizophrenen Erkrankungen eine erhöhte Dichte von D2-Rezeptoren in Neuro-

nen, vor allem des limbischen Systems, besteht. Möglicherweise spielen für die klinische Wirksamkeit der Neuroleptika Veränderungen der präsynaptischen Dopaminaktivität, die sich erst nach einer Anlaufzeit von etlichen Tagen entwickeln, eine Rolle (FREED 1988, PICKAR 1988).

Außer ihrer antipsychotischen Wirksamkeit vermögen die Neuroleptika innere Spannungen, psychomotorische Agitiertheit und schwere Schlafstörungen zu beeinflussen ("Majortranquilizer"), was eher mit der alpha-1 Adrenoceptor-Blockade zusammenhängen dürfte (PEROUTKA et al. 1977). Subjektiv werden die Effekte als beruhigend empfunden, im Gegensatz zu (minor) Tranquilizern sind Neuroleptika nicht eigentlich hypnotisch bzw. in hohen Dosen nicht narkotisch wirksam. Mehrere Neuroleptika wirken deutlich antihistaminisch oder antiemetisch, einzelne deutlich analgetisch. Fast alle haben eine anticholinerge Wirkungskomponente (SNYDER et al. 1974).

1.3 Einteilung der Neuroleptika

1.3.1 Einteilung nach strukturchemischen Merkmalen

Diese Einteilung geht von den wesentlichen Strukturanteilen des Moleküls aus, sie wird hier nicht weiter ausgeführt, da sie im Detail Gegenstand des nächsten Abschnittes (1.4) bildet. – (Möglich wäre auch eine Einteilung nach der Rezeptorspezifität, die dzt. allerdings noch nicht vollkommen feststellbar und in der klinischen Relevanz noch nicht aussagekräftig genug wäre.)

1.3.2 Einteilung nach "neuroleptischer Potenz"

In der klinischen Praxis bewährt sich seit langem eine grundsätzliche Einteilung, unabhängig von der chemischen Klassifikation, in nieder-, (mittel-) und hochpotente Neuroleptika. Als Kriterium für die Wirksamkeit wird in diesem Zusammenhang die antipsychotische Potenz verstanden (HAASE und JANSSEN 1965). Die niedrigpotenten Neuroleptika werden auch als Basis- oder Breitbandneuroleptika bezeichnet.

Bei der "**neuroleptischen Potenz**" eines Neuroleptikums handelt es sich um einen arbiträren Wert, der dazu beitragen soll, die Wirksamkeit verschiedener Neuroleptika untereinander vergleichbar auszudrücken. Gleiche Applikationsart und Grundbedingungen werden vorausgesetzt, zentraler Referenzwert ist das Chlorpromazin. HAASE (1965) definiert die neuroleptische Potenz eines Neuroleptikums als jene Dosis, die notwendig ist, um mit diesem Medikament die neuroleptische Schwelle zu überschreiten. Die neuroleptische Schwelle wiederum wurde definiert durch das Auftreten der (feinmotorisch in einer Handschriftprobe festgestellten) extrapyramidalen Bewegungsstörungen. – Je stärker die neuroleptische Potenz eines Medikamentes, desto niedriger wäre damit die Dosis, durch welche extrapyramidale Nebenwirkungen hervorgerufen werden. Eine andere Technik des Vergleiches ist die Feststellung von "**Äquivalenzdosen**" (REY et al. 1989). Ausgehend von den theoretischen und praktischen Problemen, die der zuerst angeführte Versuch einer Einteilung der Neuroleptika nach ihrer Wirksamkeit (neuroleptischen Potenz) mit sich brachte, haben einige Autoren versucht "Äquivalenzdosen", bezogen auf 100 mg Chlorpromazin als Referenzgröße zu bestimmen. Die gegenwärtig günstigste Erfassungstechnik scheint die Durchführung doppelblinder Vergleichsuntersuchungen (DAVIS 1974) zu sein. **Niedrigpotente Neuroleptika** haben eine deutlich sedierende Wirkung und werden vor allem bei Akutkranken mit hochgradiger Erregung, Angst und Schlafstörungen eingesetzt. Auf die typisch "produktiven, psychotischen Symptome" wirken sie nur wenig, eine mögliche Distanzierung des Patienten von seinen psychotischen Symptomen wird primär über die Dämpfung erzielt. Die **hochpotenten Neuroleptika** wirken fast alle – wenn überhaupt – nur zu Behandlungsbeginn sedierend, aber sehr deutlich und spezifisch "antipsychotisch", nämlich gegen inhaltliche und auch formale Denkstörungen, zum Teil auch gegen Rückzugstendenzen und Autismus.

Wie durch die Bezeichnung ausgedrückt, nehmen **mittelpotente Neuroleptika** zwischen diesen beiden Extremvarianten eine intermediäre Position ein, wobei in den letzten Jahren eine Reihe "atypischer" Neuroleptika, die nicht in dieses Einteilungssystem passen, entwickelt wurden.

Ein charakteristisches Beispiel stellt das Clozapin dar, welches trotz einer anfänglich deutlich sedierenden Komponente eine relativ starke antipsychotische Wirkung aufweist. Clozapin kann paradigmatisch als eine Substanz vorgestellt werden, welche dazu beitrug, eine Reihe klassischer Kriterien, die für Neuroleptika als unabdingbar galten, in ihren Grundfesten zu erschüttern (STILLE und HIPPIUS 1971, MELTZER et al. 1989). So ging man ursprünglich aufgrund hypothetischer Überlegungen davon aus, die neuroleptische Potenz korreliere mit der Intensität der extrapyramidalen Nebenwirkungen eines Medikamentes, ähnlich wie die Intensität der sedierenden Wirkung als typisch für die niedrige neuroleptische Potenz gesehen wurde, oder die Intensität anticholinerger Nebenwirkungen als negativ korrelierend zur antipsychotischen Potenz eingeschätzt wurde (HAASE und JANSSEN 1965).

Clozapin kann besser als manche andere typischen Neuroleptika positive wie negative schizophrene Symptome auch bei Patienten beeinflussen, die sonst neuroleptikarefraktär sind (KANE et al. 1986, MELTZER et al. 1989). Die Substanz ruft praktisch keine extrapyramidale Syndrome hervor.

Sogenannte atypische Neuroleptika (z.B. Clozapin, Melperon, Sulpirid, Remoxiprid) sollen sich von den "typischen Neuroleptika" einerseits durch eine geringere Affinität für nigrostriatale D2-Rezeptoren (mesolimbische Wirkpräferenz), andererseits durch eine vergleichsweise größere Serotonin (5-HT)-2-Rezeptor-Affinität unterscheiden.

1.3.3 Einteilung nach Wirkungsprofilen

Ein grundsätzliches Unterscheidungsmerkmal der Neuroleptika untereinander könnte das Ausmaß der jeweiligen sedierenden (Neben-) Wirkung in Relation zur antipsychotischen Wirksamkeit sein. So wird von den eher sedierenden Neuroleptika (z. B. Thioridazin) im Gegensatz zu praktisch nicht dämpfenden (z. B. Fluphenazin, Haloperidol) in Einzelfällen sogar antriebssteigernden (z. B. Flupentixol) gesprochen. Diese Unterscheidungsmerkmale münden in die vorherige Systematik der Basis- bzw. Breitbandneuroleptika mit deutlich sedierender, der mittelpotenten Neuroleptika mit gering sedierender und der hochpotenten Neuroleptika praktisch ohne sedierende Komponente. Um treffendere Unterscheidungsmerkmale darstellen zu können, ist eine genauere Differenzierung des Wirkprofiles der verschiedenen Neuroleptika notwendig. Dies wurde von BOBON et al. (1966, 1990) versucht, graphisch dargestellt als "Lütticher-Stern". Hierbei werden 4 therapeutisch erwünschte (ataraktisch, antimanisch, antiautistisch, antihalluzinatorisch) und 2 unerwünschte (extrapyramidal, adrenolytisch) Effekte semiquantitativ dargestellt. Diese strikte Form der Zuordnung ist allerdings aufgrund der von RIFKIN und SIRIS (1987) zusammengefaßten Untersuchungen zu relativieren.
Zwischen den einzelnen Kategorien herrschen allerdings fließende Übergänge, bezogen auf den einzelnen Patienten ist die Substanzwirkung nicht nur von der Dosis (BALDESSARINI et al. 1984), sondern auch von individuellen Patientenvariablen abhängig. Strukturchemisch werden die dargestellten qualitativen Unterschiede zum Teil von den Seitenketten der Moleküle bedingt.
Ein anderes praktikables Einteilungsprinzip, das auf die klinische Realität Rücksicht nimmt, wurde bis jetzt allerdings noch nicht erarbeitet, wobei die grundsätzlichen Probleme in 3 Gruppen zusammengefaßt werden können:

• Pharmakodynamik der Neuroleptika – es sind bisher nur einzelne auf einen Rezeptor-Subtyp affine Neuroleptika entwickelt worden, sodaß außer dem eigentlichen Zielrezeptor noch eine Reihe anderer Systeme tangiert werden.
• Individuell unterschiedliche Gewichtung neuronaler Systeme und Subsysteme, abhängig von genetischen und entwicklungsgeschichtlichen Faktoren des Patienten, welche die Art der Psychose bestimmen.
• Methodologisch nicht immer klar faßbare subjektive bzw. beobachtbare Medikamentenwirkungen. (Gerade hohe Hirnleistungsfunktionen wie Abstraktionsfähigkeit, logisches Denkvermögen, integrative Funktionen, Erleben, Gefühl und Verhalten und deren Veränderungen im Laufe einer Psychopharmakotherapie sind schwer operationalisierbar.)

Derzeit gibt es noch keine Studien, welche eine wirklich stringente Zuordnung der Neuroleptika zu den vorgenannten Gruppen dokumentieren und deutliche Unterschiede ihrer klinischen Wirkung über die Zeit nachweisen (CARPENTER et al. 1987). Wegen ihrer unterschiedlichen neuroleptischen Potenzen und unterschiedlich verwendeten Dosisbereichen sind Vergleichsstudien verschiedener Neuroleptika und ihrer Therapieeffekte bei vergleichbaren Patientengruppen zum Teil nur schwer zu evaluieren.

1.4 Chemische Klassifikation und Eigenschaften

Das molekulare Grundgerüst der Neuroleptika ist immer eine relativ einfache Struktur: ein Anteil wird durch ein Ringsystem gebildet, das durch weitere lipophile bzw. hydrophile Gruppen ergänzt wird. Der Position einzelner substituierter Atome des Ringsystems sowie der Art der Substituenten kommt besondere Bedeutung bezüglich des pharmakologischen Wirkprofils des Neuroleptikums zu. Ähnliches gilt für die Seitenketten, deren Zusammensetzung, Position und Länge charakteristische Effekte z. B. Sedierung, hervorrufen können. Nach einem Vorschlag von Delay und Deniker werden Neuroleptika entsprechend ihren chemischen Struktureigenschaften klassifiziert (Muller 1988). Der wesentliche Molekülbestandteil, allfällige zusätzliche Seitenketten oder Ringsysteme sowie zusätzliche Gruppen bilden die hauptsächlichen Unterscheidungsmerkmale. Dementsprechend werden die Neuroleptika nach einem Überein-

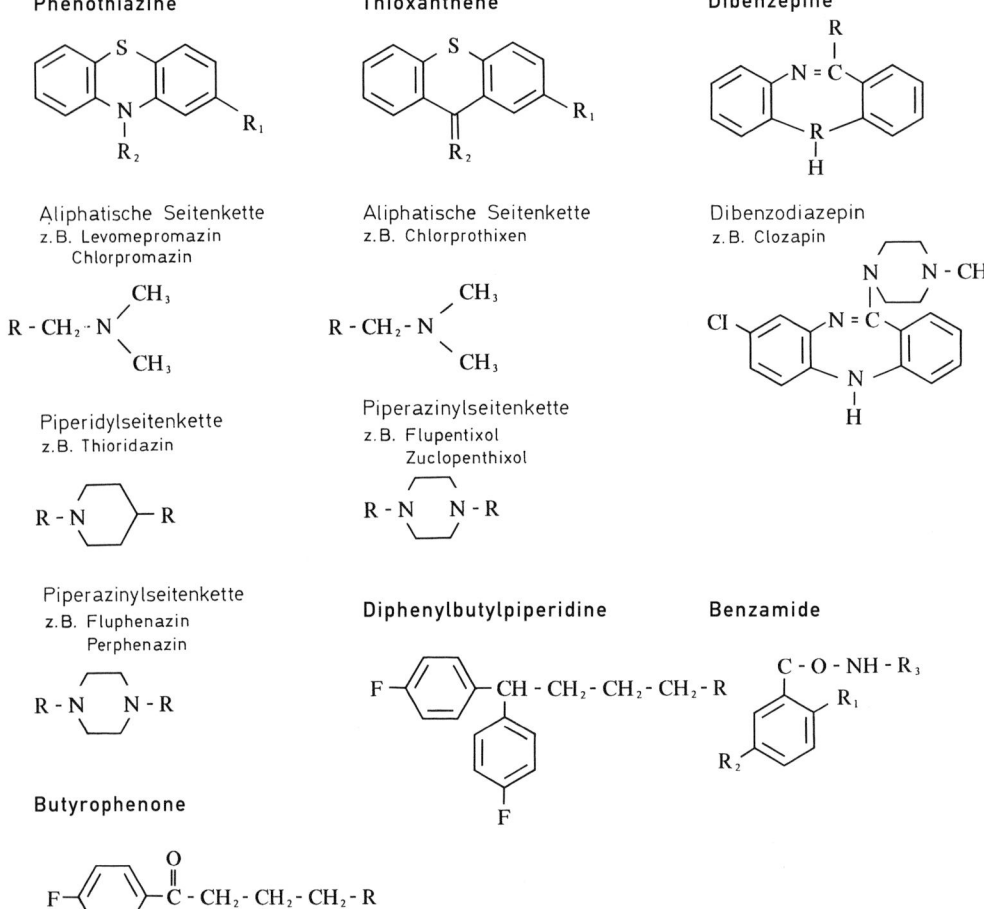

Abb. 1.2. Grundgerüste der Moleküle der wichtigsten Neuroleptika, die den Substanzgruppen den Namen geben

kommen der internationalen Vereinigung der Chemiker in folgende Gruppen eingeteilt (IUPAC-Nomenklatur):

- **Phenothiazine**: mit aliphatischer Seitenkette (z. B. Chlorpromazin, Levomepromazin), mit Methylpiperazinseitenkette (z. B. Perazin, Trifluoperazin), mit Piperazinäthanolseitenkette (z. B. Fluphenazin, Dixyrazin), mit Biperidinseitenkette (z. B. Thioridazin), Azaphenothiazine (z. B. Prothipendyl)
- **Xanthene** und Thioxanthenderivate (z. B. Chlorprothixen, Clopenthixol, Flupentixol)
- **Andere Trizyklika**: (z. B. Clothiapin, Clozapin, Loxapin, Zotepin)
- **Tetra- und pentazyklische Neuroleptika**: (Eserepin, Savoxepin; Butaclamol)
- **Butyrophenone** (z. B. Haloperidol, Benperidol, Pipamperon, Melperon, Droperidol) und **Diphenylbutylpiperidene** (z. B. Fluspirilen, Pimozide, Penfluridol)
- **Reserpin und benzquinolinartige** (z. B. Tetrabenazin)
- **Benzamide**: (Ortho-Anisamide): (z. B. Sulpirid, Amisulprid, Remoxiprid, Sultoprid, Racloprid, Tiaprid)
- **Indole und Indanderivate**: (z. B. Oxipertin, Molindon).

Die wesentlichsten Neuroleptika können drei Substanzklassen zugeordnet werden:

- **trizyklische Neuroleptika**: Phenothiazine, Thioxanthene und Dibenzoepinderivate
- **Butyrophenone- und Diphenylbutylpiperidinabkömmlinge**
- **Benzamide** (Ortho-Anisamide) bzw. -derivate

Über die Molekülstruktur haben in den letzten Jahren verfeinerte Berechnungstechniken und Computersimulationsmodelle, die sich auf neue Erkenntnisse der Molekülstrukturen, der elektrischen Ladungsverteilung auf Molekülen, kristallographische Zusammenhänge etc. stützen, wichtige Erkenntnisse gebracht. So handelt es sich bei den Neuroleptika-Molekülen um dreidimensionale räumliche Gebilde, die eine gewisse Flexibilität besitzen und deren Oberflächenkonfiguration durch die Elektronenwolken der Atome bestimmt wird. Ähnliche Computersimulationen können für Rezeptorstrukturen gemacht werden, beides zusammen läßt mit hochwahrscheinlicher Annäherung optisch erkennen, wie sich der jeweilige Ligand (Neuroleptikum) zum Rezeptor verhält (DAHL 1990). Diese Verfahrenstechnik des "Molekül-Modellierens" hat in der Entwicklung von Pharmaka einen großen Fortschritt ermöglicht (MARSHALL 1987).

1.4.1 Phenothiazine

Es handelt sich um trizyklische Verbindungen, deren zentraler Ring sechsgliedrig ist und in Position 5 und 10 ein Schwefel- bzw. ein Stickstoffatom aufweist. Im wesentlichen gibt es 3 Stellen, an welchen das Ringsystem im hier vorliegenden Zusammenhang sinnvoll substituiert werden kann, nämlich: 1. die Seitenkette, 2. die basische Aminogruppe und 3. die Ringsubstitution. Die Seitenkette in Position 10 sollte über 3 Kohlenstoffatome und anschließend die basische Aminogruppe verfügen, um ausreichende neuroleptische Wirksamkeit zu gewährleisten. – Das Stickstoffatom der Seitenkette muß als tertiärer Stickstoff (eine Bindung an die Seitenkette zum Ringmolekül) mit zwei weiteren Bindungen an Methylgruppen (aliphatisch) oder in Ringsysteme inkorporiert vorliegen (Piperidintyp, Piperazintyp), sodaß sich für die Phenothiazine: 1. die aliphatischen (z. B. Chlorpromazin), 2. die Piperidine (z. B. Thioridazin) und 3. die Piperazinderivate (z.B. Fluphenazin) entsprechend der Seitenkettenstruktur als Untereinteilungen ergeben.

1.4.2 Thioxanthene

Sie unterscheiden sich von den Phenothiazinen primär durch die Doppelbindung zwischen 2 Kohlenstoffatomen in Position 10 (gegenüber dem Schwefelatom des zentralen Ringes), statt des für die vorhergehende

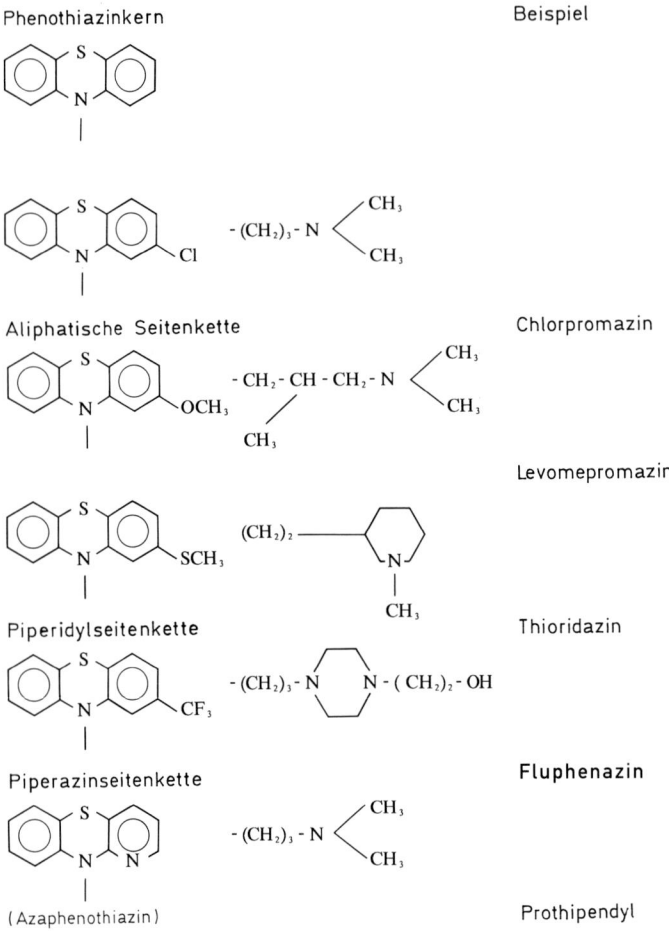

Abb. 1.3. Phenothiazine: Die wichtigsten Positionen sind die Substitutionen in Position 2, das Schwefelatom in Position 5, das Stickstoffatom in Position 10 mit der Kohlenstoffkette und dem tertiären Stickstoff, welcher als aliphatischer Typ oder zyklisiert eingebaut (Piperidin, Piperazin) vorliegt. Die wichtigsten aliphatischen, Piperidyl- oder Piperazinseitenketten und die Azaphenothiazine sind ebenfalls angeführt

Gruppe charakteristischen Stickstoffatoms. Die ungesättigte Bindung an dieser Stelle ist für die pharmakologische Wirkung wesentlich. Ähnlich wie bei den Phenothiazinen ist bei den Thioxanthenen eine Modifikation in Position 2 des Ringsystems durch Substituenten wie -Cl, -CF$_3$ etc. möglich. Die Seitenkette, die ebenfalls wieder drei Kohlenstoffatome enthalten muß, um eine günstige Wirksamkeit zu ermöglichen, enthält wie bei den Phenothiazinen einen tertiären Stickstoff, der abermals als aliphatischer Typ

(z. B. Chlorprothixen) oder in zyklischer Inkorporation als Piperidin, besser als Piperazin, vorliegen kann (z. B. Clopenthixol, Flupentixol). Die Doppelbindung auf Position 10 führt in der dreidimensionalen Molekularstruktur zu sterischen Isomeren, der Cis- und Transform, wobei die Auftrennung der Razemate nur bei manchen Neuroleptika möglich ist (z. B. Cis(Z)Clopenthixol). Dieser Auftrennungsschritt ist klinisch bedeutungsvoll, da die Cisformen wesentlich größere neuroleptische Potenz und Wir-

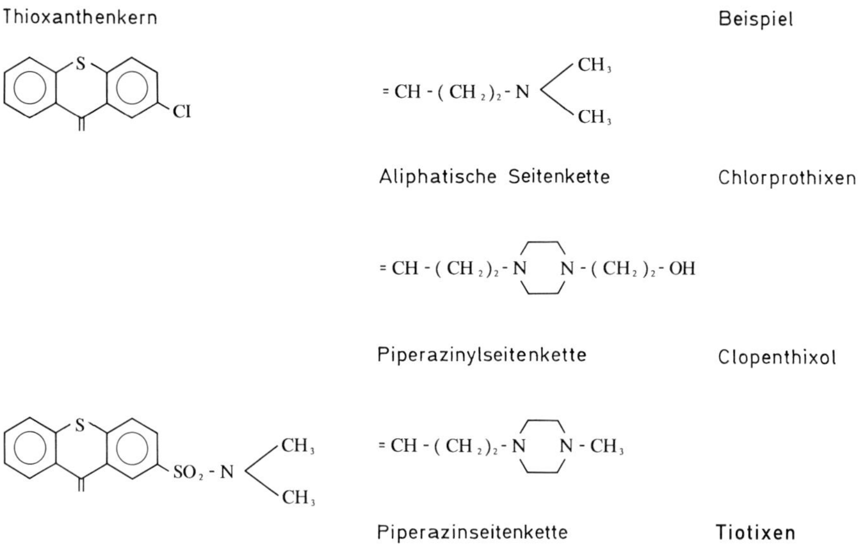

Thioxanthenkern   Beispiel

$= CH - (CH_2)_2 - N \begin{cases} CH_3 \\ CH_3 \end{cases}$

Aliphatische Seitenkette   Chlorprothixen

$= CH - (CH_2)_2 - N \underset{\frown}{} N - (CH_2)_2 - OH$

Piperazinylseitenkette   Clopenthixol

$SO_2 - N \begin{cases} CH_3 \\ CH_3 \end{cases}$

$= CH - (CH_2)_2 - N \underset{\frown}{} N - CH_3$

Piperazinseitenkette   **Tiotixen**

Abb. 1.4. Xanthene (Thioxanthene): Wichtig wiederum der Substituent in Position 2, das Schwefelatom auf Position 5; die Doppelbindung in Position 10 verursacht die Stereoisomere, am tertiären Stickstoff an der Seitenkette ergeben sich aliphatische oder zyklische Formen. Angabe der wichtigsten Seitenketten

kung besitzen als die Transformen der Moleküle. – Die computergestützte Moleküldarstellung von Neuroleptika zeigt die bedeutenden Unterschiede zwischen den Cis- und Transisomeren und ihrer Beziehung zum Rezeptor deutlich auf (DAHL 1989).

1.4.3 Dibenzoepine

Sie weisen zentral einen Siebenerring auf, mit einer N=C-Bindung, einem Piperazinring mit einer Methyl- oder Aethylgruppe als Seitenkette. Andere wichtige Strukturmerkmale sind: Position 2 und 5 sowie 8. Position 5, das "Brückenatom", ist im günstigen Fall mit Sauerstoff- oder Schwefelatomen bestückt, andere Substituenten führen zu geringerer neuroleptischer Wirksamkeit. Allerdings besitzt die derzeit klinisch bedeutsamste Substanz aus dieser Gruppe, Clozapin, als Brückenatom eine N-H-Verbindung.

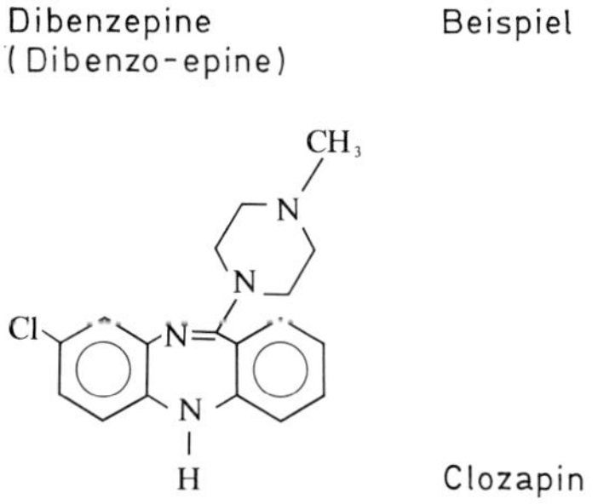

Dibenzepine
(Dibenzo-epine)   Beispiel

Clozapin

Abb. 1.5. Dibenzoepingerüst

1.4.4 Butyrophenone

Es handelt sich bei dem Molekül im wesentlichen um einen Phenylring, der in Position 1 an eine Carbonylgruppe angeschlossen ist, welche wiederum durch eine dreigliedrige Kohlenstoffkette mit einer basischen, tertiären Aminogruppe verbunden ist, die üblicherweise in einen sechsgliedrigen Ring (Piperidinring) eingebaut ist. An der para-Position (4) sind üblicherweise Substituenten zu finden. In Position ' 4' des Phenylringes ist ein Fluoratom eingefügt. Die Substitu-

Butyrophenonkern   Substituent   Beispiel

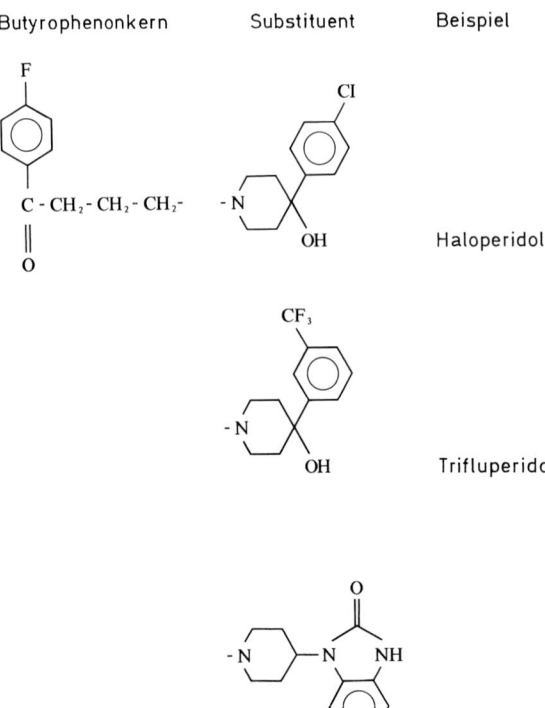

Haloperidol

Trifluperidol

Benperidol

Abb. 1.6. Butyrophenone: In Position ' 4' ein Fluoratom, das C1-Atom der Seitenkette als Carbonyl-gruppe, der tertiäre Stickstoff zyklisiert mit Substituenten in Position 4. Der Substituent als Phenyl- und Hydroxylrest oder Aminorest

Diphenylbutylpiperidinkern   Substituent   Beispiel

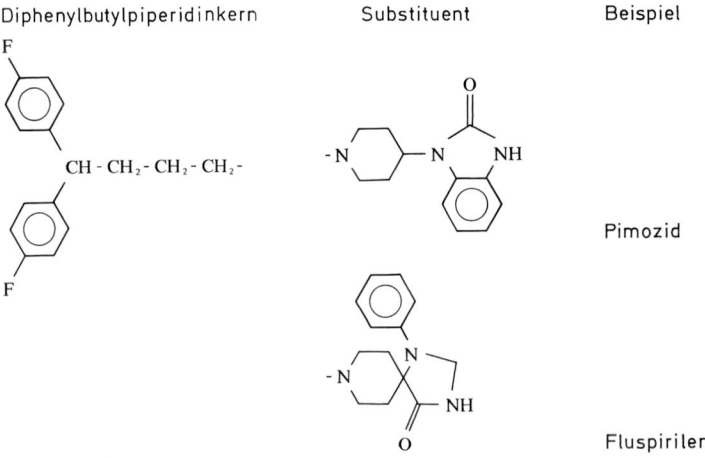

Pimozid

Fluspirilen

Abb. 1.7. Diphenlybutylpiperidingerüst

enten am Piperidinring bestimmen die neuroleptische Potenz dieser Substanzen.

1.4.5 Diphenylbutylpiperidine

Die grundsätzliche Struktur ist jener der Butyrophenone relativ ähnlich, jedoch haben sie statt der Carbonylgruppe einen Phenylring mit einem weiteren Fluoratom in para-Position eingebaut. Es findet sich die Kohlenstoffkette, der tertiäre Stickstoff im Piperidinring und die Substituenten in Position 4 dieses Ringes, so wie in den vorher genannten Butyrophenonen. Die Substituenten dort und die im Vergleich zu den Butyrophenonen veränderte Molekülstruktur sind für die relativ lange Halbwertszeit bzw. Wirksamkeit dieser Neuroleptika verantwortlich (z. B. Pimozid, Fluspirilen).

1.4.6 Benzamide

Es sind relativ einfach strukturierte Moleküle, deren zentraler Anteil aus einem Phenylring besteht, an welchem in Position 1 und 2 sowie 4 und 5 Substituenten vorliegen. In Position 1 ist dies üblicherweise eine Amidseitenkette, in Position 2 ein Methoxyrest. Einzelne Benzamide weisen eine hohe und deutliche Dopamin D2-Rezeptorspezifität auf.

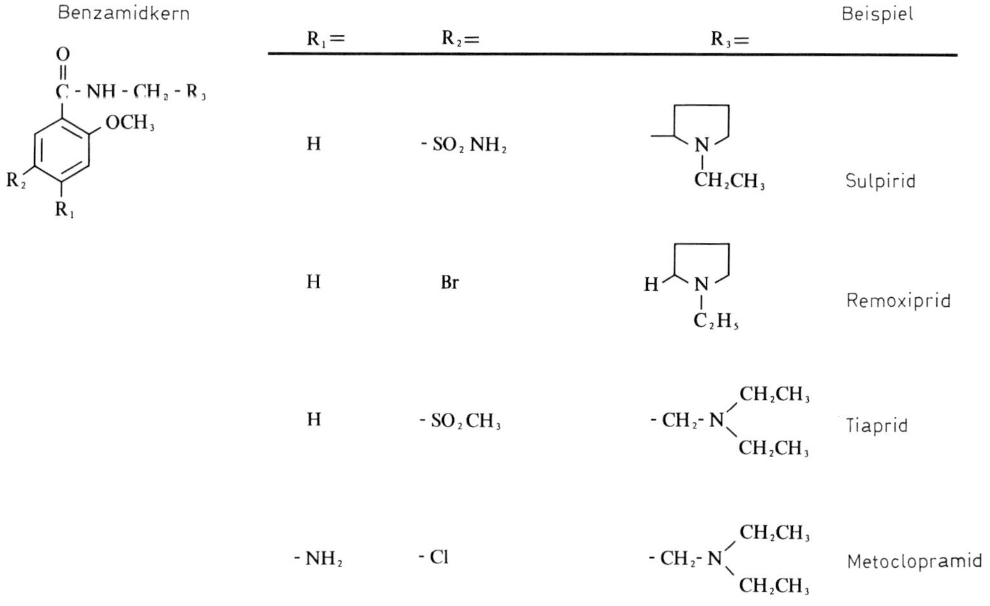

Benzamidkern	$R_1 =$	$R_2 =$	$R_3 =$	Beispiel
	H	$-SO_2NH_2$		Sulpirid
	H	Br		Remoxiprid
	H	$-SO_2CH_3$	$-CH_2-N$	Tiaprid
	$-NH_2$	$-Cl$	$-CH_2-N$	Metoclopramid

Abb. 1.8. Benzamidstrukturen

Literatur

ANDREASEN NC (1987) Schizophrenia: diagnosis and assessement. In: MELTZER HY (ed) Psychopharmacology: the third generation of progress. Raven Press, New York, pp 1087–1094

ANDREASEN NC, OLSEN S (1982) Negative versus positive schizophrenia: definition and validation. Arch Gen Psychiatry 38: 789–794

BAKER GB, GREENSHAW AJ (1989) Effects of long term administration of antidepressives and neuroleptics on receptors in the central nervous system. Cell Mol Neurobiol 9: 1–44

BALDESSARINI RJ (1985) Chemotherapy in psychiatry, principles and practice. Harvard University Press, Cambridge

BALDESSARINI RJ, KATZ B, COTTON P (1984) Dissimilar dosing with high potency and low potency neuroleptics. Am J Psychiatry 141: 748–752

BOBON D (1990) Klinische Wirkungsprofile der Thioxanthene. In: MÜLLER-OERLINGHAUSEN B, MÖLLER HJ, RÜTHER E (Hrsg) Thioxanthene in der neuroleptischen Behandlung. Springer, Berlin Heidelberg New York Tokyo, S 55–58

BOBON J, KOLLARD J, PINCHARD A (1966) Comparative physiognomies of the main known neuroleptics. Department of Psychiatry, University of Liege

BOGERTS E, MEERZ E, SCHÖNFELD-BAUSCH R (1985) Basal ganglia and limbic system pathology in schizophrenia. Arch Gen Psychiatry 42: 784–791

BOGERTS E (1990) Die Hirnstruktur Schizophrener und ihre Bedeutung für Pathophysiologie und Psychopathologie der Erkrankung. Thieme, Stuttgart

BRADLEY PB HIRSCH SR (1986) The psychopharmacological and somatic treatment of schizophrenia. Oxford University Press

CARPENTER WT, HEINRICHS DW, HANLON THE (1987) A comparative trial of pharmacologic strategies in schizophrenia. Am J Psychiatry 144: 1466–1470

COHEN BM (1988) Neuroleptic drugs in the treatment of acute psychosis: how much do we really know? Psychopharmacol Ser 5: 47–61

CREESE I, BURT DR, SYNDER SH (1976) Dopamine receptor binding predicts clinical and pharmacological potencies of antischizophrenic drugs. Science 192: 481–483

CROW TJ (1980) Positive and negative symptoms of schizophrenia and the role of dopamine. Br J Psychiatry 137: 83–386

DAHL S (1988) Pharmacokinetics of neuroleptic drugs and the utility of plasma level monitoring. Psychopharmacol Ser 5: 34–46

DAHL S (1989) Pharmakokinetik der Neuroleptika. In: MÜLLER-OERLINGHAUSEN B, MÖLLER HJ, RÜTHER E (Hrsg) Thioxanthene in der neuroleptischen Behandlung. Springer, Berlin Heidelberg New York Tokyo, S 25–33

DAHL S (1990) Molekularstruktur von Rezeptoren und Transmittern. In: KÖNIG P, PLATZ T, SCHUBERT H (Hrsg) Schizophrene erkennen, verstehen, behandeln. Springer, Wien New York

DAVIS JM (1974) A two-factor theory of schizophrenia. J Psychiatr Res 11: 25–29

DAVIS JM, CASPER RC (1978) General principles of the clinical use of neuroleptics. In: CLARK WG, DEL GUIDICE J (eds) Principles of psychopharmacology, 2nd ed. Academic Press, New York San Francisco London, pp 511–536

DELGADO JMR (1979) Inhibitory functions in the neostriatum. In: DIVAC I, GUNILLA R, OBERG E (eds) The neostriatum. Pergamon Press, Oxford New York, pp 241–261

FREED WJ (1988) The therapeutic latency of neuroleptic drugs and non specific post junctional supersensitivity. Schizophr Bull 14: 269–277

GERLACH J (1988) Future treatment of schizophrenia. Psychopharmacol Ser 5: 94–104

GOTTFRIES I, RÜDEBERG K (1981) The role of neuroleptics in an integrated treatment program for chronic schizophrenia. In: GOTTFRIES CG (ed) Long-term neuroleptic treatment benefits and risks. Acta Psychiatr Scand [Suppl 291] 63: 44–53

HAASE HJ, JANSSEN PAJ (1965) Clinical observations on the action of neuroleptics. In: HAASE HJ, JANSSEN PAJ (eds) The action of neuroleptic drugs. North-Holland, Amsterdam, pp 57–69

KANE JM, RIFKIN A, WOERNER M (1986) Die Reduktion von Nebenwirkungen durch die Verwendung von extrem niedrigen Dosen von Fluphenazindecanoat zur Rezidivprophylaxe bei schizophrenen Patienten. In: HINTERHUBER H, SCHUBERT H, KULHANEK F (Hrsg) Seiteneffekte und Störwirkungen der Psychopharmaka. Schattauer, Stuttgart New York, S 129–136

KATSCHNIG H (1989) Die andere Seite der Schizophrenie: Patienten zu Hause, 3. Aufl. Psychologie Verlags Union, München

KEBABIAN JW, CALNE DB (1979) Multiple receptors for dopamine. Nature 277: 93–96

MARSHALL GR (1987) Molecular modeling in drug design. In: DAHL GS GRAM LF, PAUL SM, POTTER

WZ (eds) Clinical pharmacology in psychiatry. Springer, Berlin Heidelberg New York Tokyo, pp 3–11

MELTZER HY, BASTIANI B, RAMIREZ L, MATSUBARA S (1989) Clozapine: new research on efficacy and mechanisms of action. Eur Arch Psychiatry Neurol Sci 238: 32–339

MÖLLER HJ, KISSLING W, VON ZERSSEN D (1983) Die prognostische Bedeutung des frühen Ansprechens schizophrener Patienten auf Neuroleptika für den weiteren Behandlungsverlauf. Pharmacopsychiatry 16: 46–49

MORTIMER AM, LUND CE, MCKENNA (1990) The positive: negative dichotomy in schizophrenia. Br J Psychiatry 157: 41–49

MULLER B (1988) Psychotropics 88/89. Lundbeck, Nederland BV, Amsterdam

MÜLLER C (1989) Wandlungen der psychiatrischen Institutionen. In: KISKER KP, LAUTER H, MEYER JE, MÜLLER C, STRÖMGREN E (Hrsg) Psychiatrie der Gegenwart, Bd 9. Brennpunkte der Psychiatrie. Springer, Berlin Heidelberg New York Tokyo, S 339–368

OSMOND H, SMYTHIES J (1952) Schizophrenia: a new approach. J Ment Sci 98: 309–315

PEROUTKA StJ, SNYDER SH (1980) Relationship of neuroleptic drug effects at brain dopamine, serotonin, a-adrenergic and histamine receptors to clinical potency. Am J Psychiatry 137: 518–522

PEROUTKA SJ, U'PRITCHARD D, GREENBERG DA (1977) Neuroleptic drug interactions with norepinephrineal alpha-receptor binding sites in the rat brain. Neuropharmacology 16: 549–556

PICKAR D (1988) Perspectives on a time-dependent model of neuroleptic action. Schizophr Bull 14: 255–268

REY MJ, SCHULZ P, COSTA C, DICK P, TISSOT R (1989) Guidelines for the dosage of neuroleptics. I. Chlorpromazine-equivalents of orally administered neuroleptics. Int Clin Psychopharmacol 4: 95–104

RIFKIN A, SIRIS S (1987) Drug treatment of acute schizophrenia. In: MELTZER HY (ed) Psychopharmacology: the third generation of progress. Raven Press, New York, pp 1095–1102

SCHIED HW (1990) Psychiatric concepts and therapy. In: STRAUBE E, HAHLWEG K (eds) Schizophrenia. Springer, Berlin Heidelberg New York Tokyo, pp 9–43

SHELTON RC, WEINBERGER DR (1987) Brain morphology in schizophrenia. In: MELTZER HY (ed) Psychopharmacology: the third generation of progress. Raven Press, New York, pp 773–782

SNYDER SH, GREENBERG D, YAMAMURA HI (1974) Antischizophrenic drugs and brain cholinergic receptors. Arch Gen Psychiatry 71: 58–61

STILLE G, HIPPIUS H (1971) Kritische Stellungnahme zum Begriff der Neuroleptika (anhand von pharmakologischen und klinischen Befunden mit Clozapin). Pharmakopsychiat Neurol Psychopharmacol 4: 182–191

VAUGHN CE, LEFF JP (1976) The influence of family and social factors on the course of psychiatric illness: a comparison of schizophrenic and depressed neurotic patients. Br J Psychiatry 129: 125–137

WESTON D (1990) Konzepte der Gemeindepsychiatrie. In: FREEDMAN AM, KAPLAN HI, SADDOCK BI, PETERS UH (Hrsg) Psychiatrie in Praxis und Klinik, Bd 5. Psychiatrische Probleme der Gegenwart I. Thieme, Stuttgart New York, S 150–170

WIESEL FA, FARDE L, NORDSTRÖM AL, SEDVALL G (1990) Die Bedeutung der D1- und D2-Dopaminrezeptor-Blockade für die antipsychotische Wirkung von Neuroleptika. Eine PET-Studie an schizophrenen Patienten. In: MÜLLER-OERLINGHAUSEN B, MÖLLER HJ, RÜTHER E (Hrsg) Thioxanthene in der neuroleptischen Behandlung. Springer, Berlin Heidelberg New York Tokyo, S 13–19

WOGGON B (1983) Prognose der Psychopharmakotherapie. Enke, Stuttgart

WOOLLEY DW, SHAW E (1954) A biochemical and pharmacological suggestion about certain mental disorders. Proc Natl Acad Sci 40: 228–231

Neuro-Psychopharmaka, Bd. 4
Riederer P. / Laux G. / Pöldinger W. (Hrsg.)
© Springer-Verlag Wien 1992

2
Pharmakologie

2.1 Pharmakokinetik

K. Heininger und S. Sieberns

2.1.1 Pharmakokinetische Grundlagen

Die pharmakokinetischen Einflußgrößen
der Neuroleptikawirkung sind in Abb. 2.1.1
dargestellt. Während stark polare oder hydrophile Substanzen einem Ein-Kompart-
ment-Modell folgen, sind zur Beschreibung
der pharmakokinetischen Verhältnisse lipo-
philer Substanzen wie der Neuroleptika
Multi-Kompartment-Modelle notwendig.
Nach Resorption eines oral gegebenen Neuroleptikums kommt es zu einer teilweisen
präsystemischen Verstoffwechselung, die
bei parenteraler Gabe z. B. eines Depot-
neuroleptikums umgangen werden kann.
Aus dem Plasma wird das Pharmakon in die
verschiedenen Kompartimente verteilt und
dort gebunden, in der Leber metabolisiert
und renal sowie biliär ausgeschieden. Nur
der Anteil des Neuroleptikums, der nicht an
Plasmaproteine gebunden ist, also in freier
Form vorliegt, kann mit dem Hirngewebe

und dem Liquorraum im Gleichgewicht stehen. An einem idealisierten Plasmaspiegel-
Kurvenverlauf (Abb. 2.1.2) lassen sich eine
initiale Absorptionsphase, die Verteilung
und Äquilibrierung mit den einzelnen Körperkompartimenten, die Elimination sowie
das Zurückfluten aus den äquilibrierenden
Kompartimenten unterscheiden.

2.1.2 Methoden
(vgl. Band 1, Kap. 11 und 12)

Das Studium der Pharmakokinetik einzelner Neuroleptika hängt naturgemäß eng mit
den technischen Möglichkeiten zusammen,
die oft äußerst geringen Wirkstoffkonzentrationen in den Körperflüssigkeiten zuver-
lässig bestimmen zu können. Die Konzentrationen von Neuroleptika können mittels
Gaschromatographie (GC), Hochdruckflüssigkeitschromatographie (HPLC), Radioim-
muntest (RIA) und Radiorezeptortest (RRA)

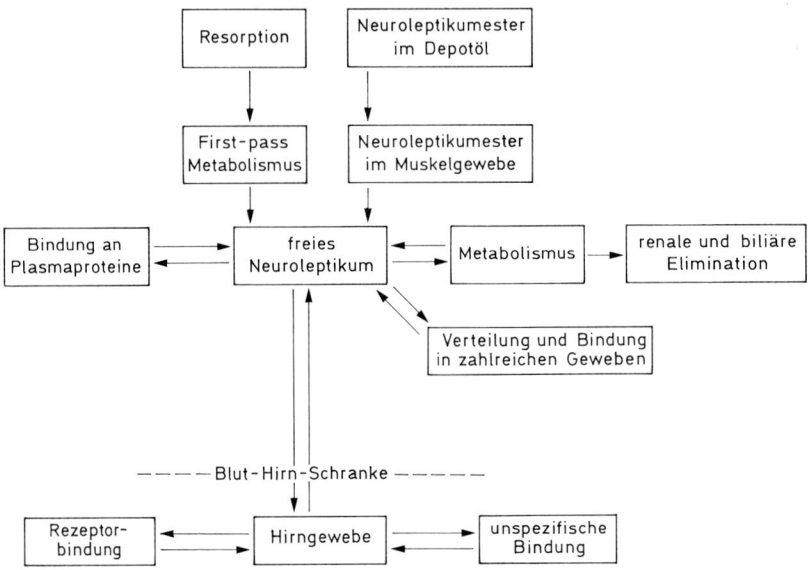

Abb. 2.1.1. Zusammenspiel der pharmakokinetischen Variablen (mod. nach Ereshefsky et al. 1984)

gemessen werden. Die Wahl des jeweiligen Testsystems hängt dabei meist von der Fragestellung ab. Sollen der Metabolismus der Substanzen, die klinischen Konsequenzen unterschiedlicher Metabolitenmuster (wie z. B. von Haloperidol und Hydroxyhaloperidol) oder Plasmaspiegel-Wirkungs-Korrelationen untersucht werden, werden chromatographische Verfahren angewendet, die die einzelnen Substanzen sensitiv und spezifisch auftrennen und identifizieren können (GC und HPLC). Die HPLC hat sich in letzter Zeit mehr und mehr zum Routineverfahren auch bei klinischen Verlaufsuntersuchungen entwickelt. Der RIA ist weniger spezifisch (Kreuzreaktivität der Antikörper zwischen Ausgangssubstanz und Metaboliten ungeachtet ihrer unterschiedlichen pharmakologischen Aktivitäten), bietet sich aber an wegen seiner hohen Sensitivität, seines geringen erforderlichen Probenvolumens und bei Untersuchungen mit einem hohen Probendurchsatz. Der RRA erfaßt die pharmakologisch aktiven Substanzen in den Körperflüssigkeiten durch ihre Fähigkeit, radioaktiv markierte Neuroleptika aus

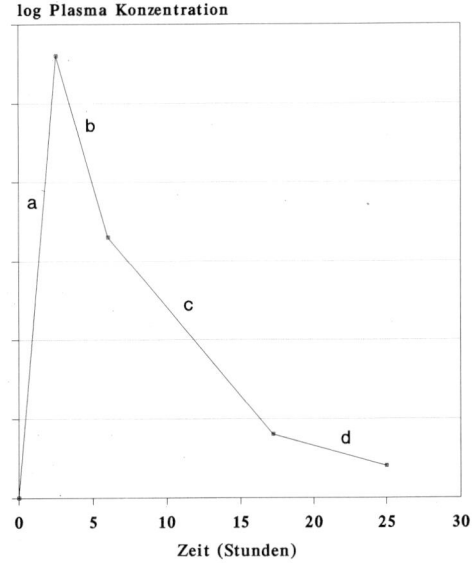

Abb. 2.1.2. Idealisierter Zeitverlauf eines Plasmaspiegels nach Einzeldosis eines Neuroleptikums mit Absorptionsphase (a), Verteilung und Äquilibrierung in einzelne Körperkompartimente (b), Elimination (c) und Zurückfluten aus den äquilibrierenden Kompartimenten (d) (nach Ereshefsky et al. 1984)

ihrer Bindung an Gehirngewebe in vitro kompetitiv zu verdrängen. Dabei werden Ausgangssubstanz und Metaboliten in ihrer Gesamtheit aufgrund ihrer pharmakodynamischen Affinität zu Rezeptoren gemessen, weshalb dieses Verfahren oft bei Untersuchungen zur Korrelation zwischen Wirkspiegel und klinischer Wirkung angewendet wird. Limitierend für die Anwendung des Verfahrens ist seine relativ geringe Sensitivität.

Wegen der unterschiedlichen Meßprinzipien können die mit HPLC und GC erhaltenen Ergebnisse deutlich von den mit RIA und RRA gemessenen abweichen (Tabelle 2.1.1).

Nachdem in den ersten Jahren der Neuroleptikaära bei pharmakokinetischen Untersuchungen die Bestimmung, Identifizierung und Verteilung der Metabolitenmuster im Vordergrund des Interesses stand, wurde in den letzten Jahren vor allem versucht, eine Korrelation zwischen Wirkspiegelkonzentrationen und klinischer Wirksamkeit der

Neuroleptika herzustellen. Ähnlich wie bei der Wahl der optimalen Bestimmungsmethode herrschte wenig Einigkeit hinsichtlich der Frage, ob die Wirkspiegelbestimmungen dabei zweckdienlicherweise aus Plasma, Serum, Erythrozyten, Vollblut oder gar aus Liquor vorzunehmen sind. Entsprechend unterschiedlich sind die Schlußfolgerungen zu denen die einzelnen Untersucher kamen (MIDHA et al. 1987, GARVER 1989, MARTENSSON und NYBERG 1989).

Angesichts der Tatsache, daß Neuroleptika seit mehr als 30 Jahren klinisch angewendet werden, ist ihre Pharmakokinetik noch relativ wenig erforscht. Zudem sind die vorliegenden Daten widersprüchlich und teilweise wenig verläßlich. Die Ursachen dieser Umstände liegen zum einen in den niedrigen Wirkspiegeln begründet, die erhebliche methodische Probleme aufwerfen, zum anderen aber auch im mangelhaften Design vieler Pharmakokinetikstudien (KNUDSEN 1985).

Tabelle 2.1.1. Vergleich der Fluphenazin-Serumspiegel bei der Bestimmung durch HPLC und RIA nach Applikation von Fluphenazindecanoat

No. des Patienten	Dosis in mg/Woche	Serumkonzentration in ng/ml		Faktor RIA/HPLC
		HPLC	RIA	
1	0	0,2	0,8	4
2	25	0,2	1,3	7
3	25	0,3	1,5	5
4	25	2,0	4,7	2
5	50	0,2	1,1	6
6	50	0,6	3,7	6
7	50	0,7	4,6	7
8	100	0,6	2,0	3
9	100	1,0	11,6	12
10	100	2,7	7,8	3

HPLC High pressure liquid chromatography (Hochdruckflüssigkeitschromatographie)
RIA Radio immunoassay (nach GOLDSTEIN und VAN-VUNAKIS 1981)

2.1.3 Pharmakokinetische Variable

Applikation und Resorption

Neuroleptika werden überwiegend oral verabreicht. Im Akutbereich spielt aber auch die intramuskuläre und intravenöse Gabe, in der Langzeitanwendung die intramuskuläre Verabreichung eine wichtige Rolle.
Aufgrund ihrer Lipophilie werden die Neuroleptika meist vollständig aus dem Darm resorbiert. Faeces von Patienten unter oraler Chlorpromazin-Therapie enthielten weniger als 1% der Menge des zugeführten Medikaments (GEORGOTAS et al. 1979). Wie für Haloperidol, Chlorpromazin, Fluphenazin und Levomepromazin gezeigt, können sich die Plasmaspiegel nach gleicher oraler Dosierung von Patient zu Patient um einen Faktor 10 bis 30 unterscheiden (Abb. 2.1.3) (DAHL 1990). Deutlich geringere interindividuelle Variabilitäten des Dosis/Plasmaspiegel-Verhältnisses wurde bei intramuskulärer

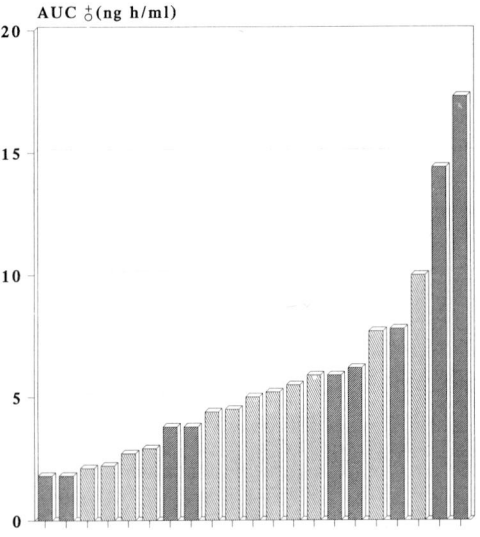

Abb. 2.1.3. Flächen unter den Plasmaspiegelkurven (AUC[b]) von Fluphenazin für 12 schwarze ○ und 9 weiße ● psychiatrische Patienten nach oralen Einzeldosen von 10 mg (nach MIDHA et al. 1988)

Gabe von Phenothiazinen gefunden (etwa Faktor 2–3). Dies deutet darauf hin, daß die hohen interindividuellen Unterschiede unter oraler Gabe auf Unterschiede im Ausmaß der präsystemischen Verstoffwechselung zurückzuführen sind (DAHL 1986). Durch die präsystemische Metabolisierung (First-pass effect) wird ein Teil der Pharmaka vor Erreichen des systemischen Kreislaufs verstoffwechselt und somit ihre Bioverfügbarkeit im Vergleich mit parenteraler Applikation erniedrigt. Die first-pass Metabolisierung scheint neben der Leber auch in der Darmwand statzufinden (s. unten) und unter chronischer Gabe induzierbar zu sein (DAHL und STRANDJORD 1977).
Bei den Thioxanthenen und Benzamiden scheinen die interindividuellen Unterschiede der Plasmaspiegel nach oraler Gabe im allgemeinen geringer zu sein, bei Flupentixol, Zuclopenthixol und Sulpirid variierten die Plasmaspiegel um den Faktor 2,5–5 (JØRGENSEN und AAES-JØRGENSEN 1988, ALFREDSSON et al. l985). Die orale Bioverfügbarkeit beträgt für alle Neuroleptika meist zwischen 30 und 60%, unterliegt aber einer erheblichen interindividuellen Variabilität (Tabelle 2.1.2). Die relativ geringe Bioverfügbarkeit von Sulpirid ist möglicherweise auf eine schlechtere Resorption zurückzuführen (WIESEL et al. 1980).
Maximale Neuroleptika-Plasmakonzentrationen werden nach oraler Gabe meist nach 2–5 Stunden, nach intramuskulärer Injektion von Salzen trizyklischer Neuroleptika bereits nach 1/2–1 Stunde erreicht (Tabelle 2.1.2). Diphenylbutylpiperidine als hoch lipophile Substanzen werden im gastrointestinalen System nur langsam emulgiert und erreichen dementsprechend nach oraler Dosierung erst relativ spät (nach etwa 6–8 Stunden) maximale Plasmaspiegel. Die langsame Resorption dieser Substanzgruppe ist mit einem extensiven first-pass Metabolismus verbunden, so daß nur 10% der gesamten Radioaktivität der maximalen Plasmakonzentration nach oraler 3H-Pen-

fluridol-Gabe der Ausgangssubstanz zuzu-
ordnen war (MIGDALOF et al. 1979).

In der Langzeittherapie bieten intramuskulär zu applizierende Depotneuroleptika Vorteile (Übersicht bei JANN et al. 1985, KAPF-
HAMMER 1990). Dabei handelt es sich um an
ihren alkoholischen OH-Gruppen verester-
te Neuroleptika (Zuclopenthixol, Flupentixol, Fluphenazin, Haloperidol, Perphenazin), die in Pflanzenölen (Sesamöl, Viscoleo) gelöst vorliegen (Tabelle 2.1.2). Veresterung mit langkettigen Fettsäuren (Decan-
oat, Önanthat) und Inkorporierung der
Ester in Öl stellen ein hochwirksames Retardierungsprinzip dar (Abb. 2.1.4). Nach der
Injektion ins Muskelgewebe wird das ver-
esterte Neuroleptikum langsam aus dem Depot freigesetzt und sofort durch Esterasen
gespalten, so daß im Blut allenfalls Spuren
des Esters nachweisbar sind.

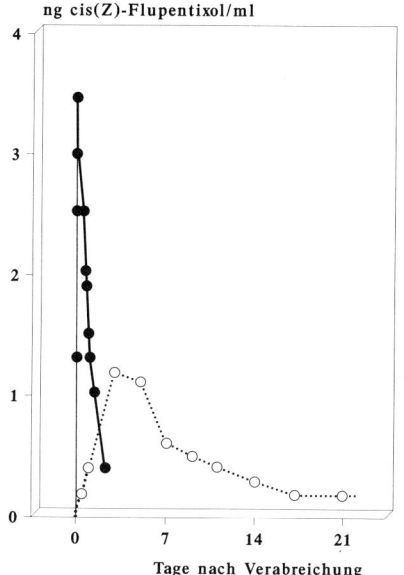

Abb. 2.1.4. Serumkonzentrationen von cis(Z)-
Flupentixol nach Gabe einer Tablette zu 8 mg
(volle Kreise) bzw. intramuskulärer Injektion von
10 mg cis(Z)-Flupentixoldecanoat (offene Kreise) bei einer Versuchsperson (nach JØRGENSEN 1980)

Tabelle 2.1.2. Pharmakokinetische Grunddaten der Neuroleptika (mod. nach JØRGENSEN 1986)

Substanz	Max. Konz. nach oraler Gabe (h)	t ½ h	orale Bioverfügbarkeit (%)	Verteilungsvolumen l/kg	Syst. Clearance l/min.	Eiweißbindung %	Literatur
Chlorpromazin	2–4	30	32	21	0,6		DAHL und STRANDJORD 1977
Levomepromazin	1–2	21	53	30	1,0		DAHL 1976
Perazin	1–3	10					BREYER-PFAFF et al. 1988
Fluphenazin	2–5	16		25	1,3	>99	CURRY et al. 1979
Perphenazin	2–5	9	39	20	1,8	91–92	HANSEN et al. 1976
Thioridazin	2	24				>99	SHVARTSBURD et al. 1984
Promethazin	1,5–3	6–12	25		1,1	90	SCHWINGHAMMER et al. 1984
Chlorprothixen	4	9	41	11–23	1,0–1,5		RAAFLAUB 1975
Zuclopenthixol	4	20	44	12–24	0,9		AAES-JØRGENSEN 1981
Flupentixol	4	35	40	13–17	0,5		JØRGENSEN et al. 1982
Thiothixen	1–3	34				>99	HOBBS et al. 1974
Haloperidol	3–6	14–20	60	18	1,0	91–92	CRESSMANN et al. 1974
							FORSMAN und ÖHMANN 1976
Benperidol	2,5–3	7	65	5			FURLANUT et al. 1988
Bromperidol	4–5	22					TISCHIO et al. 1982
Droperidol		2,2		15–18			CRESSMANN et al. 1973
Melperon	2	3–4	60	8	2		BORGSTÖM et al. 1982
Sulpirid	2–6	8–10	27–50	2,7	0,4	40	WIESEL et al. 1980
Tiaprid	1	3–4	100				STROLIN-BENEDETTI et al.1978
Clozapin	3	16	60	4–8		92–95	SAYERS und AMSTER 1977

Die Freisetzungskinetik ist sowohl vom Trägeröl als auch von der Fettsäure abhängig. Viscoleo ist weniger viskös und lipophil als Sesamöl mit der Folge einer kürzeren Depotwirkung und initial höheren Plasmaspiegeln, sowie leichteren Injizierbarkeit und leichteren Verteilung am Injektionsort. Das lipophilere Fluphenazindecanoat löst sich besser im Sesamöl und wird deshalb protrahierter freigesetzt als das Önanthat (CURRY 1977). Die Veresterung von Zuclopenthixol mit Essigsäure erbrachte ein ultraschnell freisetzendes Depotpräparat, das innerhalb von 24 bis 48 Stunden maximale Plasmaspiegel erreicht und im Akutbereich eingesetzt wird (AMDISEN et al. 1986). Während die gebräuchlichen Depotpräparate innerhalb von Tagen Maximalspiegel erreichen (Tabelle 2.1.3), zeigt vor allem Fluphenazindecanoat ein "Early peak"-Phänomen, ein schnelles Anfluten des Neuroleptikums innerhalb von wenigen Stunden, dessen Ursache weitgehend unklar ist (Abb. 2.1.5) (KAPFHAMMER 1990).

Fluspirilen weist ein anderes Retardierungsprinzip auf. Die hoch lipophile Substanz aus der Gruppe der Diphenylbutylpiperidine wird als Kristallsuspension intramuskulär injiziert. Aus dem Depot wird Fluspirilen langsam freigesetzt und erreicht innerhalb von 4–8 Stunden maximale Plasmaspiegel (VRANCKX-HAENEN et al. 1979).

Bindung und Verteilung

Das Verteilungsverhalten eines Medikaments im Organismus ist eine Funktion seiner Bindung an Plasmaproteine und Gewebsbestandteile. Die Neuroleptika, mit Ausnahme der Benzamide, sind zu einem hohen Prozentsatz an Plasmaproteine gebunden (Tabelle 2.1.2). Die mittels Gleichgewichtsdialyse gemessenen Daten lassen

Tabelle 2.1.3. Pharmakokinetische Grunddaten der Depotneuroleptika (mod. nach JANN et al. 1985 und JØRGENSEN 1986)

Substanz	Medium	Zeit für max. Plasma-konz. (Tage)	Freisetzungs-halbwertszeit nach mehrmaliger Applikation	Steady-state-Bedin-gungen (bezogen auf Intervall)	Max.- Min.-Verhältnis (bezogen auf Intervall)	Early peak
Fluphenazindecanoat	Sesamöl	0,3–1,5	14 Tage	2 Monate (i.m./1 Wo.)	2–10 (i.m./1–4 Wo.)	+++
Perphenazinönanthat	Sesamöl		14 Tage		4	++
Perphenazindecanoat	Sesamöl			1–2 Monate[d] (i.m./2 Wo.)	1,5[d] (i.m./2 Wo.)	+
Pipothiazinpalmitat	Sesamöl		14 Tage[a]	2–3 Monate		
Flupentixoldecanoat	Viscoleo	7	17 Tage	2–3 Monate (i.m./2 Wo.)	2,5–3,7 (i.m./2 Wo.)	
Zuclopenthixoldecanoat	Viscoleo	4–7	19 Tage	2–3 Monate (i.m./2 Wo.)	1,6 (i.m./2 Wo.)	
Penfluridol		0,4	7 Tage			++
Fluspirilen		0,2–0,4	2–8 Tage[b]	1–4 Wo.[b]	4–5	++
Haloperidoldecanoat	Sesamöl	3–9	21 Tage	3 Monate	2	+
Bromperidoldecanoat	Sesamöl	7	24 Tage[c]	3 Monate[c]	2	+

[a] Nach GIRARD et al. 1984; [b] nach DAHL 1990; [c] nach EL-ASSRA et al. 1983; [d] nach KNUDSEN et al. 1985

darauf schließen, daß die Neuroleptika im Plasma nur zu etwa 1–10% als freie Substanzen vorliegen, dagegen zu mehr als 90% an Albumin oder α1-saures Glykoprotein gebunden sind, wobei die Bindung wohl durch hydrophobe Bindungsvalenzen der Plasmaproteine vermittelt wird (BEVILACQUA et al. 1979). Der freie Anteil variiert interindividuell zwar weniger als die Gesamtkonzentration des Pharmakons (s. oben), kann sich aber auch um den Faktor 3 (für Haloperidol) bis 7 (für Chlorpromazin) unterscheiden (TANG et al. 1984). Der Anteil des freien Pharmakons im Plasma ist von großer pharmakologischer und pharmakokinetischer Relevanz, da nur freie Substanz in das Hirngewebe übertreten kann und verstoffwechselt sowie ausgeschieden werden kann. Das freie Pharmakon kann leicht in Erythrozyten eindringen und steht mit dem Erythrozyten-Substanzspiegel im Gleichge-

wicht. Deshalb werden Spiegelmessungen aus Erythrozyten zunehmend für Verlaufsuntersuchungen herangezogen. Die Geweberverteilung der Neuroleptika wird durch ihre hohe Lipophilie bestimmt. Dadurch sind sie in der Lage, Lipidmembranen leicht zu penetrieren und aus dem Plasma in die parenchymatösen Organe überzutreten. Dies bedingt ein hohes scheinbares Verteilungsvolumen von meist um 20 Liter/kg Körpergewicht (Tabelle 2.1.2). Lediglich Sulpirid unterscheidet sich mit seiner größeren Hydrophilie und seinem entsprechend geringeren Verteilungsvolumen von den übrigen Neuroleptika. Die höchsten Neuroleptika-Konzentrationen werden in Leber und Lunge erreicht, in das Gehirn kommt nur etwa 1% der Wirkstoffmenge.

Naturgemäß ist die Verteilung der Neuroleptika über die Blut-Hirn-Schranke hinweg ins Hirnparenchym von besonderem Interesse.

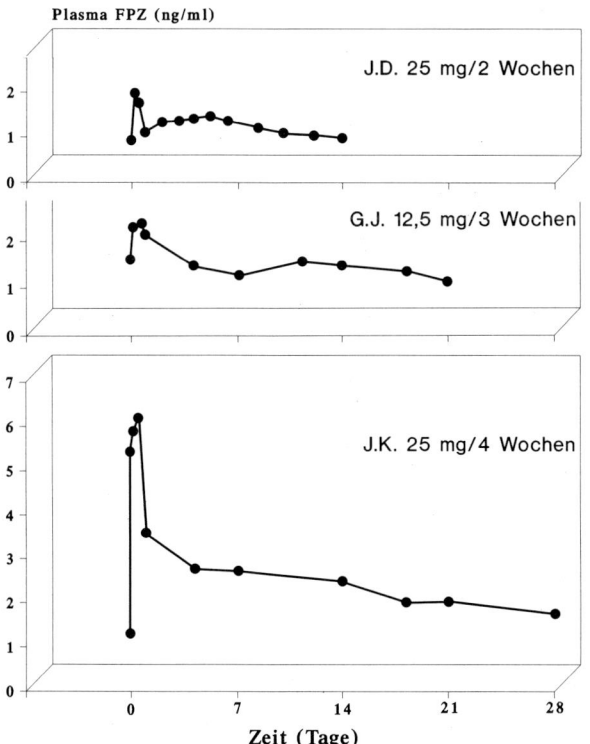

Abb. 2.1.5. Plasma-Fluphenazinspiegel (FPZ) nach Injektion von Fluphenazindecanoat in Sesamöl bei 3 Patienten (aus WILES und GELDER 1979)

Da sich beim Menschen die tatsächliche Wirkstoffkonzentration am Wirkort bis vor kurzem der direkten Messung entzog, versuchte man dem Hirnkompartiment durch Messungen aus dem Liquor möglichst nahe zu kommen. Bezogen auf die Radioaktivität erreichte Tritium-markiertes Flupentixol im Liquor 29 bis 55% der Serumkonzentration (JØRGENSEN und GOTTFRIES 1972). Liquorkonzentrationen von Fluphenazin betrugen 38% der Plasmakonzentrationen, angesichts eines freien Anteils im Plasma von < 1%, bedeutet dies eine erhebliche intrathekale Anreicherung (WILES und GELDER 1979). Sulpirid wurde im Liquor mit 14%, Chlorpromazin mit 2–3% der jeweiligen Serumkonzentration gemessen (ALFREDSSON et al. 1984). Diese Studie verdeutlicht, daß die Blut-Hirn-Verteilung eines Neuroleptikums nicht nur von seiner Lipophilie, sondern auch von seiner Proteinbindung (40% für Sulpirid,

98,9% für Chlorpromazin) bestimmt wird. Entstehen bei der Metabolisierung des Neuroleptikums pharmakologisch aktive Substanzen, ist auch eine unterschiedliche ZNS-Gängigkeit der Metaboliten zu bedenken. So sind bei Thioridazin die aktiven Metaboliten 2-Sulphoxid und 2-Sulphon weniger hochgradig an Plasmaproteine gebunden und treten bevorzugt ins zentrale Kompartiment über (Abb. 2.1.6) (MÄRTENSSON und NYBERG 1989). Bei Untersuchungen an Ratten ließ sich der Verteilungsquotient der Konzentrationen zwischen Gehirn und Plasma mit der neuroleptischen Potenz korrelieren, hochpotente Neuroleptika traten dementsprechend leichter ins Hirngewebe über als niederpotente (SUNDERLAND und COHEN 1987). Seit kurzem ist es mit Hilfe der Positronen-Emissions-Tomographie (PET) möglich, zerebrale Neuroleptikakonzentrationen beim Menschen in vivo zu bestimmen. FARDE

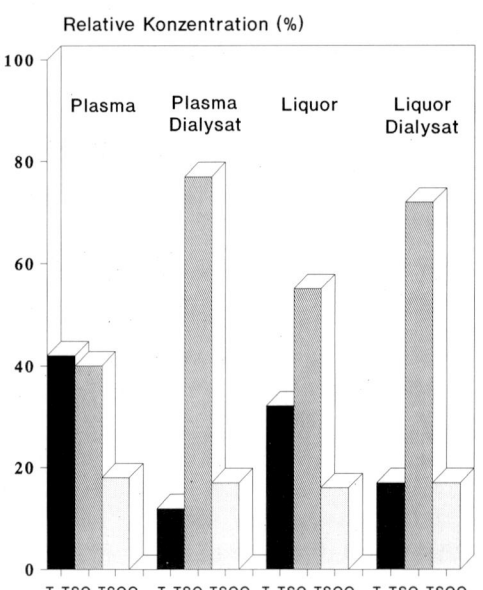

Abb. 2.1.6. Mittlere relative Konzentration von Thioridazin (T), Thioridazin-2-sulphoxid (TS0) und Thioridazin-2-sulphon (TS00) in Plasma, Plasma-Dialysat, Liquor und Liquor-Dialysat von Thioridazin-behandelten Patienten (aus MÄRTENSSON und NYBERG 1989)

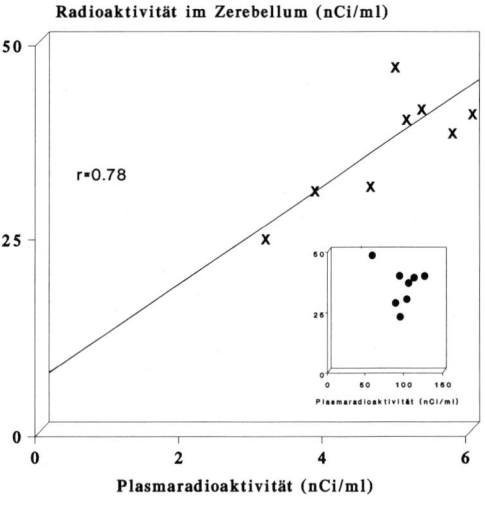

Abb. 2.1.7. Lineare Beziehung zwischen der Radioaktivität in einem Hirnareal (weiße Substanz) und der nicht-Protein-gebundenen (freien) Radioaktivität im Plasma nach der Injektion von [11C] Racloprid bei 8 Schizophrenen. Insert: Beziehung zwischen der Radioaktivität im Gehirn und der gesamten Radioaktivität im Plasma (aus FARDE et al. 1989)

et al. (1989) konnten eine lineare Beziehung zwischen freier Racloprid-Konzentration im Plasma und nicht-Rezeptor-gebundener Wirkstoffkonzentration im Gehirn herstellen (Abb. 2.1.7). Es ist zu hoffen, daß in Zukunft mit der PET und anderen neueren Techniken (Magnetische Kernresonanz(NMR)-Spektroskopie, Single-Photon-Emissions-Computer-Tomographie SPECT) die zerebralen Wirkstoffkonzentrationen direkt gemessen und mit peripheren, leichter zugänglichen und routinemäßig durchführbaren Spiegelbestimmungen korreliert werden können.

Metabolismus
Die verschiedenen Substanzklassen der Neuroleptika werden unterschiedlich verstoffwechselt. Einen detaillierten Überblick über den Metabolismus der Neuroleptika gibt JØRGENSEN (1986).

Phenothiazine
Die Metabolisierung der Phenothiazine verläuft meist über oxidative Reaktionen. Oxidation am S-Atom des Ringsystems oder aromatische Hydroxylierung am Ringatom 7 und 8 wird einheitlich bei allen Phenothiazinen beobachtet. Unterschiede in den Seitenketten und im Substituenten am Ringatom 2 führen aber zu weiteren Abbauwegen. Phenothiazine mit einer aliphatischen Seitenkette (z. B. Chlorpromazin und Levomepromazin) unterliegen der N-Demethylierung und N-oxidation. Bei Phenothiazinen mit einer Piperazin-Seitenkette (z. B. Perphenazin, Fluphenazin, Perazin, Trifluoperazin, Procloperazin) kommt es neben einer N-Dealkylierung zu einer Öffnung des Piperazin-Rings mit der Bildung von Diamin-Derivaten, die nach wiederholter Gabe in tierischem Gewebe akkumulieren. Urinuntersuchungen bei Patienten unter Perazin-Therapie haben ergeben, daß eine Diamin-Verbindung, N-[3-(phenothiazinyl-10)-propyl]-ethylendiamin und das entsprechende N-Methyl-Derivat auch beim Menschen akkumulieren und nach Perazin-Entzug extrem langsam ausgeschieden werden. Der -SCH_3 Substituent in Position 2 ermöglicht beim Thioridazin einen zusätzlichen Stoffwechselweg. Oxidative Biotransformation führt dabei zu Thioridazin-2-Sulphoxid und -2-Sulphon Derivaten. Durch diese metabolischen Einzelschritte sowie Kombination dieser Reaktionen entstehen eine Fülle verschiedener Metaboliten. Am besten untersucht ist der Metabolismus von Chlorpromazin (Übersicht bei USDIN 1971). Abbildung 2.1.8 zeigt exemplarisch nur die wichtigsten Stoffwechselprodukte. Konjugation der oxidativ eingeführten phenolischen OH-Gruppe oder im Molekül vorhandener OH-Gruppen (wie bei Fluphenazin) mit Glucuronsäure oder Sulfat vergrößert zudem die Anzahl der Metaboliten. So konnten bis zu 75 konjugierte und nicht-konjugierte Stoffwechselprodukte von Chlorpromazin in Blut, Urin und Faeces erfaßt werden, von denen 34 identifiziert werden konnten (TURANO et al. 1973).

Tierversuche lassen vermuten, daß die Metabolisierung in erster Linie in der Leber, daneben auch in Lunge, Nieren und Darm stattfindet. Thioridazin, Perphenazin, Chlorpromazin und möglicherweise noch andere Neuroleptika werden durch mikrosomales Cytochrom P450 verstoffwechselt, das aufgrund eines genetischen Polymorphismus in unterschiedlichen Aktivitätszuständen vorkommt. Bei etwa 5–10% der Bevölkerung hat diese Hydroxylase eine verminderte Aktivität mit der Folge einer verlangsamten Metabolisierung der Wirkstoffe (Abb. 2.1.9).

Die nach oraler Gabe von Chlorpromazin und Levomepromazin im Plasma nachgewiesenen Sulfoxide traten nach intramuskulärer Gabe nicht auf (DAHL 1976, DAHL und STRANDJORD 1977). Folglich kann man vermuten, daß im Darm, entweder im Darmlumen durch die Darmflora oder in der Darmwand, beim Resorptionsprozeß die Sulfoxidation stattfindet.

In vitro-Rezeptorbindungsstudien konnten zeigen, daß die 7-Hydroxy- und N-Demethyl-Derivate von Chlorpromazin etwa 50% der antidopaminergen und anti-ß-adrenergen Aktivität der Ausgangssubstanz besitzen, während der N-Didemethyl- und der Sulfoxid-Metabolit weniger als 10% und N-oxid-Chlorpromazin praktisch keine Aktivität haben. Demgegenüber erwies sich N-oxid-Chlorpromazin in verschiedenen bio-

logischen in vitro-Systemen als aktiv, vermutlich nach vorheriger Biotransformation zu Chlorpromazin oder N-Demethyl-Chlorpromazin. Hydroxy-Chlorpromazin läßt sich nach oraler Gabe von Chlorpromazin im Liquor in ähnlicher Konzentration wie die Ausgangssubstanz nachweisen, und hat auch bei direkter Gabe antipsychotische Aktivität. N-Demethyl-Levomepromazin hat fast ebenso starke dopaminerge und ß-ad-

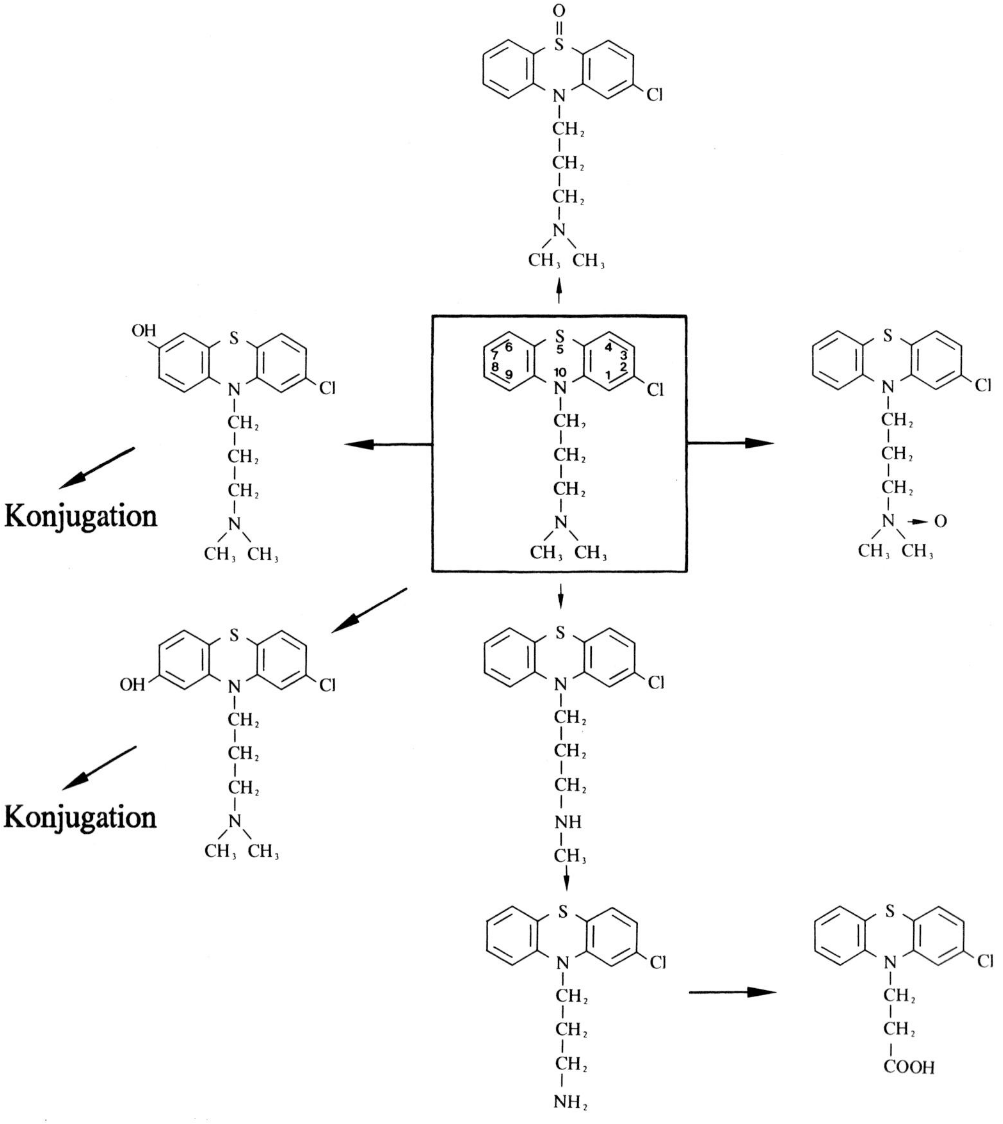

Abb. 2.1.8. Wichtige Stoffwechselwege von Chlorpromazin

renerge Rezeptorbindungsaktivität und erreicht ähnlich hohe Plasmakonzentrationen wie die Ausgangssubstanz (JØRGENSEN 1986). Der N-Demethyl-Metabolit von Thioridazin hat geringe Aktivität am Dopaminrezeptor, hat aber α-adrenerge und muskarinerge Bindungseigenschaften. Da der Metabolit in humanen Seren 5–104% der Konzentration von Thioridazin erreicht, könnte er auch zu den klinischen Nebenwirkungen beitragen (DAHL 1982, BALANT-GORGIA und BALANT 1987) ebenso wie das Thioridazinring-Sulfoxid, das im Vergleich zur Muttersubstanz etwa 50% der antiadrenergen Aktivität und 5 bis 6 fach höhere Plasmakonzentrationen aufweist. Demgegenüber sind das Seitenketten-Sulfoxid und -Sulfon von Thioridazin etwa gleich bzw. stärker antidopaminerg, antiadrenerg und anticholinerg wirksam wie die Ausgangssubstanz (COHEN et al. 1979, BYLUND 1981). Wegen einer günstigeren Verteilung und Proteinbindung trägt insbesondere das Sulfoxid mehr zur klinischen Wirkung bei als die Muttersubstanz (Abb. 2.1.6) (MÅRTENSSON und NYBERG 1989).

Thioxanthene
Obwohl die Thioxanthene den Phenothiazinen eng verwandt sind, werden sie etwas anders verstoffwechselt (Abb. 2.1.10). Sie werden weniger häufig zu phenolischen Metaboliten umgewandelt, wahrscheinlich weil sie der Hydroxylierung stärker widerstehen (KHAN 1969). Die N-dealkyl-Metaboliten von Clopenthixol und Flupentixol, die ohne pharmakologische Aktivität sind, werden im Serum in etwa der gleichen Konzentration wie die Muttersubstanzen nachgewiesen (AAES-JØRGENSEN et al. 1981). Da die Seitenkette über eine Doppelbindung an das heterozyklische Ringsystem gebunden ist, liegen die Thioxanthene in einer Cis- und Trans-Form vor, von denen nur das Cis-Isomere neuroleptisch aktiv ist (JOHNSTONE et al. 1978). Bei oraler Einzelgabe der Cis-Form und des Isomerengemisches finden sich identische Serumkonzentrationsverläufe der neurologisch aktiven Cis-Form, die Anwesenheit der Trans-Form beeinflußt also nicht die Kinetik der Cis-Form. Bei wiederholter Gabe dagegen finden sich bei Anwesenheit der Trans-Form höhere Cis-Isomer-Konzentrationen, was auf metabolische Interaktionen der beiden Isomere schließen läßt (AAES-JØRGENSEN et al. 1981).

Butyrophenone und Diphenylbutylpiperidine
Der hauptsächliche Stoffwechselschritt beider Substanzgruppen besteht in einer oxidativen N-Dealkylierung, die das Molekül in zwei, pharmakologisch nicht mehr aktive Bruchstücke spaltet. Die Butyrophenone werden darüberhinaus noch an der Carbonylgruppe zu aliphatischen Alkoholen reduziert (Abb. 2.1.11). Die Konzentration der reduzierten Form schwankt in weiten Bereichen, ist meist aber höher als diejenige der Muttersubstanz. Auch in Gehirnen von

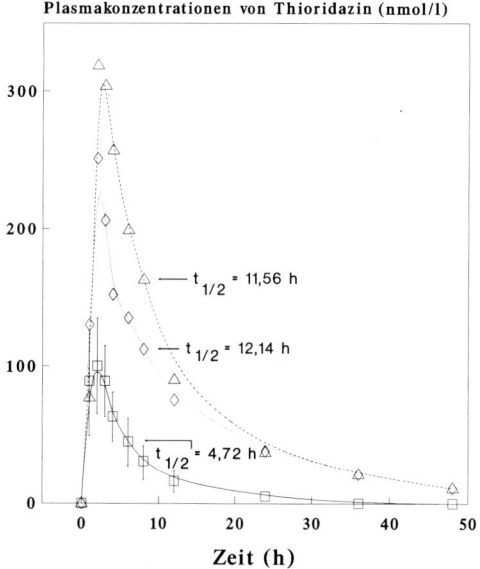

Abb. 2.1.9. Plasmakonzentrationen von Thioridazin nach einer oralen Einzeldosis (25 mg Tablette) bei 13 Probanden mit hoher (Mittelwert ± SD) und 2 mit niedriger Hydroxylierungsaktivität. Scheinbare Plasmahalbwertszeiten (t 1/2) sind angegeben (nach VON BAHR et al. 1989)

Schizophrenen wurden post mortem höhere Hydroxyhaloperidol- als Haloperidol-Konzentrationen gefunden (KORPI et al. 1984). Der Anteil der reduzierten Form an der neuroleptischen Wirkung von Haloperidol ist allerdings umstritten. Hydroxyhaloperidol scheint nur 25% der klinischen Aktivität und in vitro 1/400 der D_2-Rezeptor-Affinität von Haloperidol zu haben (BROWNING et al. 1982, KORPI und WYATT 1984). Die Diskrepanz der relativen in vivo- und in vitro-Aktivität von Hydroxyhaloperidol läßt sich damit erklären, daß die Reduktion reversibel zu sein scheint und aus Hydroxyhaloperidol in vivo zumindest teilweise Haloperidol generiert wird (KIRCH et al. 1985). Das quantitative Ausmaß der Reduktionsreaktion könnte für die klinische Wirksamkeit der Butyrophenone Bedeutung haben: eine hohe Konzentration von Hydroxyhaloperidol korreliert mit einem schlechten klinischen Ansprechen auf eine Haloperidol-Therapie (Abb. 2.1.12) (ALTAMURA et al. 1989).

Benzamide

Die Benzamide werden zu einem hohen Prozentsatz unverändert ausgeschieden.

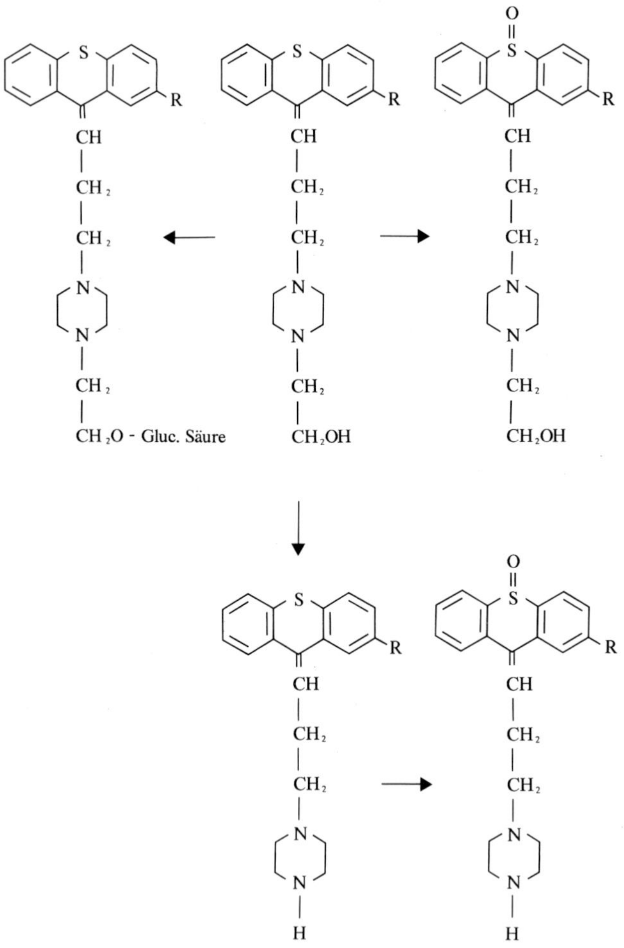

Abb. 2.1.10. Wichtige Stoffwechselwege von Clopenthixol (R = Cl) und Flupentixol (R = CF_3)

Beim Menschen wurde als einziger Metabolit von Sulpirid ein Keton in Position 5 des
Pyrrolidin-Rings gefunden (IMONDI et al.
1978). Tiaprid wird in geringem Ausmaß zu
einem N-oxid und N-monodeethyl-Metabo-
liten verstoffwechselt (STROLIN-BENEDETTI
et al. 1978).

Dibenzoxazepine

Die Verstoffwechselung von Clozapin verläuft hauptsächlich über N-Oxidation und
N-Demethylierung und in geringerem Ausmaß über die Oxidation des Piperazinrings
und Austausch des Chlorids durch OH- und
S-CH3-Gruppen (BREYER-PFAFF 1980). Bei Patienten erreichen die Plasmakonzentrationen der Hauptmetabolite N-Demethyl-Clo-

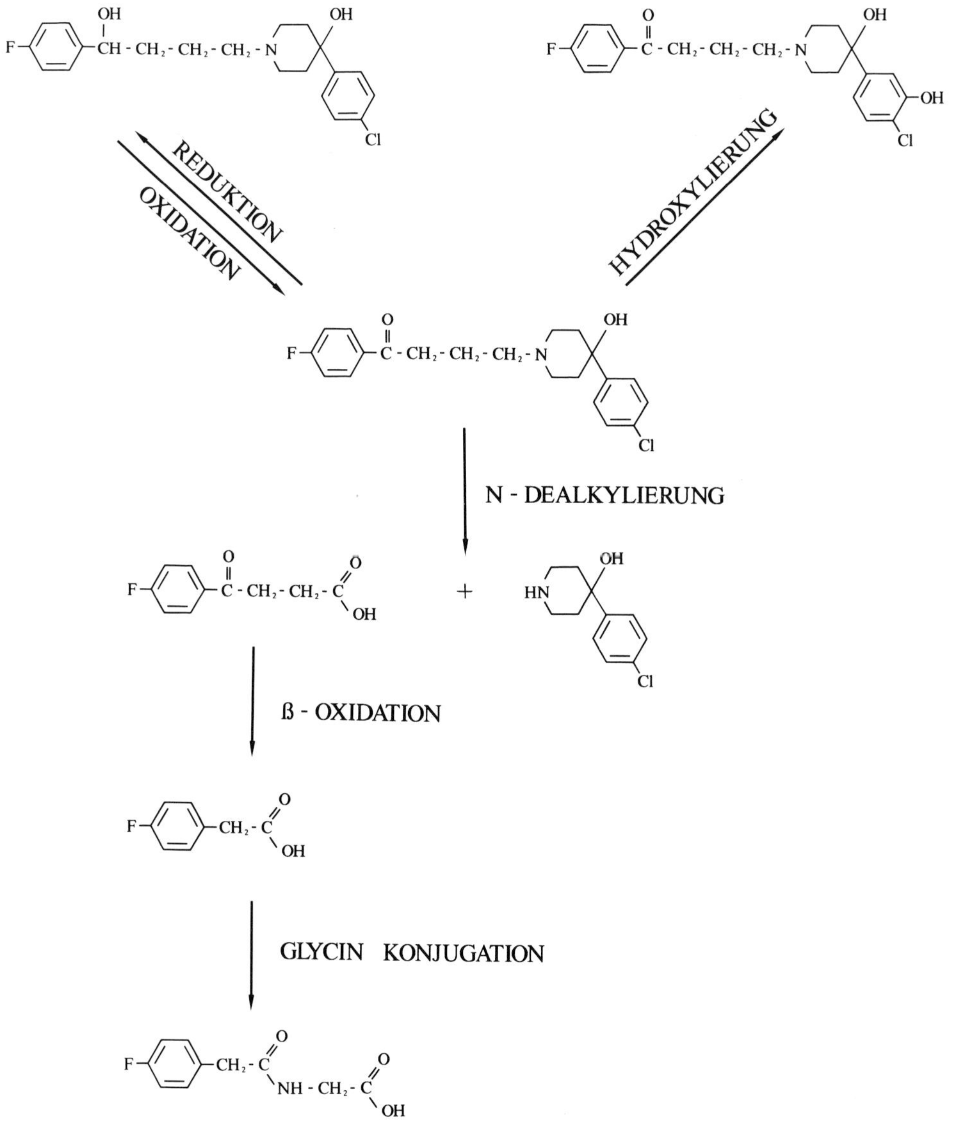

Abb. 2.1.11. Wichtige Stoffwechselwege von Haloperidol

zapin und Clozapin-N-Oxid 70 bzw. 10 bis 25% der Konzentration der Ausgangssubstanz. Beide Metaboliten haben im Vergleich zu Clozapin deutlich geringere pharmakologische Aktivitäten (Balant-Gorgia und Balant 1987, Jørgensen 1986).

Depotneuroleptika

Grundsätzlich unterscheidet sich der Metabolismus der als Depot applizierten Neuroleptikaester nach hydrolytischer Spaltung der Esterbindung nicht von dem der kurz wirksamen Neuroleptika. Bei oraler Einnahme und parenteraler Depotneurolepsie entstehen qualitativ die gleichen Metabolite, die Quantität der Metabolite ist bei oraler Therapie aber beträchtlich erhöht (Marder et al. 1989). Dies kann bedeutsam werden, wenn Metaboliten für bestimmte Wirkungen oder Nebenwirkungen verantwortlich sind. 7-Hydroxyfluphenazin besitzt z. B. eine relativ geringe Affinität gegenüber dopaminergen Rezeptoren, weist aber eine hohe Bindung an α1-adrenerge Rezeptoren auf, womit die autonomen Nebenwirkungen unter Fluphenazin-Therapie erklärt werden können.

Elimination

Die Elimination der Neuroleptika erfolgt überwiegend durch hepatische Verstoffwechselung und renale sowie biliäre Ausscheidung der Metaboliten. Als Maß für die Verweildauer einer Substanz im Organismus wird die Eliminationshalbwertszeit angegeben. Die in Tabelle 2.1.1 angeführten Halbwertszeiten für die Elimination der Neuroleptika sind als Näherungswerte anzusehen. Zum einen konnten wegen der ungenügenden Empfindlichkeit der Bestimmungsmethoden die Plasmaspiegelverläufe teilweise nicht über ausreichend lange Zeit verfolgt werden. Zum anderen fallen die Plasmaspiegel oft nicht stetig exponentiell ab, sondern es kommt zur Bildung von Schultern, zweiten Maximalwerten oder Plateaus (möglicherweise infolge eines entero-hepatischen Kreislaufs). Diese methodischen Probleme treten verstärkt bei Depotneuroleptika auf, bei denen mit noch geringeren Substanzkonzentrationen zu rechnen ist.

Bei längerfristiger Therapie mit multipler Gabe einer konstanten Dosis stellt sich ein Gleichgewichtszustand ein, der "Steady state". In ihm halten sich Zufuhr und Ausscheidung der Substanz die Waage und der Plasmaspiegel onduliert um einen gewissen

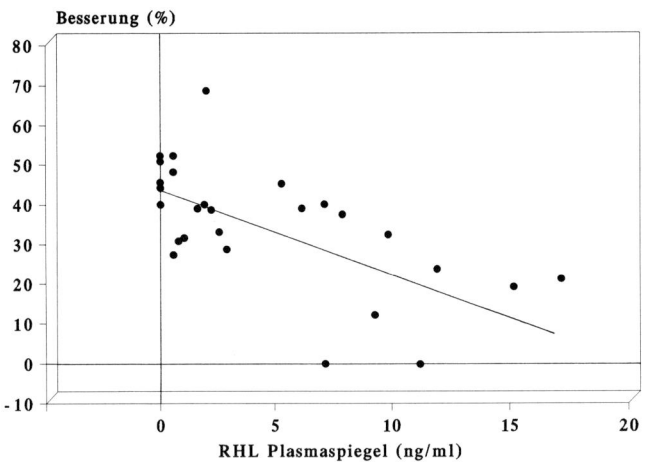

Abb. 2.1.12. Beziehung zwischen Hydroxyhaloperidol (RHL)-Plasmaspiegel und therapeutischer Besserung, erfaßt mittels Brief Psychiatric Rating Scale (BPRS) nach 6 wöchiger Behandlung (% der Ausgangswerte). r = –0.62; p < 0.01 (aus Altamura et al. 1989)

Mittelwert, der sich nach etwa 5 Halbwerts-zeiten einstellt. Bei Depotpräparaten hat man einen Fluktuationsfaktor definiert, der den Konzentrationsverlauf während eines Dosierungsintervalls unter Steady-state-Be-dingungen beschreibt und als Maß für eine mehr oder weniger harmonische Wirkstoff-freisetzung gelten kann (Abb. 2.1.14, Tabel-le 2.1.3). Ähnlich wie die Plasmaspiegel nach Einzeldosen können auch die Steady state-Plasmaspiegel bei vorgegebener fixer Dosierung interindividuell erheblich vari-ieren.

Während die Verhältnisse bei den oralen Neuroleptika noch überschaubar bleiben, stellen sie sich bei Depotneuroleptika komplexer dar. Bei den Depotneuroleptika wird die Eliminationsrate durch die Freiset-zungsrate aus dem Depot als geschwindig-keitsbestimmendem Schritt kontrolliert und nicht durch die hepatische Metabolisierung. Dieser depotabhängige Vorgang bestimmt eine Freisetzungshalbwertszeit (meist 14–21 Tage) und damit die Zeit bis zum Erreichen von Steady-state-Bedingungen wie auch die Dosierungsintervalle. Meist wird der Steady state in 2–3 Monaten erreicht (Tabelle 2.1.3). Dieser Wert kann interindividuell erheblich

streuen. So fanden Wiles et al. (1990) Stea-dy state-Bedingungen unter Haloperidol-decanoat zwischen 8 und 44 Wochen und unter Fluphenazindecanoat zwischen 16 und 60 Wochen erreicht (Abb. 2.1.14).

Nach Absetzen der Depotneuroleptika wa-ren noch längere Zeit meßbare Plasmaspie-gel vorhanden: 24 Wochen bei Fluphenazin-decanoat und 9 Wochen für Flupentixol (Wistedt et al. 1982).

2.1.4 Einflüsse auf Pharmakokinetik

Eine Vielzahl von Variablen können das pharmakokinetische Verhalten der Neuro-leptika beeinflussen. Unter einer längerfri-stigen Behandlung mit Neuroleptika scheint es zu einer Induktion metabolisierender Enzymsysteme zu kommen, die zu einem allmählichen Abfall des Plasmaspiegels z. B. von Chlorpromazin führten (Dahl und Strandjord 1977, Rivera-Calimlim et al. 1978). **Diurnale Rhythmen** und **diätetische Ein-flüsse** verändern ebenfalls das pharmako-kinetische Verhalten. Nach Mahlzeiten ließ sich im Plasmaspiegelverlauf von Halo-

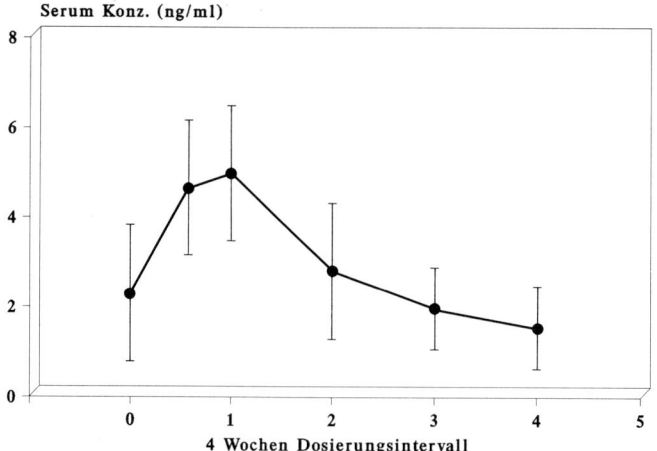

Abb. 2.1.13. Steady-state Serumkonzentrationen von Zuclopenthixol (Mittelwert ± SD) während einer Therapie mit Zuclopenthixoldecanoat in Viscoleo alle 4 Wochen. Die Daten von 24 Patienten mit tatsächlichen Dosen von 50–600 mg wurden auf eine 100 mg Dosis normalisiert (aus Jørgensen und Fredricson Overø 1980)

peridol ein zweites Maximum nachweisen, das mit einer entero-hepatischen Rezirkulation erklärt wurde (FORSMAN und ÖHMAN 1976). In der Nacht wurde die Eliminationshalbwertszeit von Haloperidol um etwa das Doppelte verlängert gefunden (FORSMAN und ÖHMAN 1977), wobei hier möglicherweise diurnale Veränderungen des Urin-pH eine Rolle spielen könnten (SITAR 1989).

Nur wenige Studien untersuchten den **Einfluß des Alters** auf die Pharmakokinetik der Neuroleptika. Bei 7–16 Jährigen war die Halbwertszeit von Haloperidol gegenüber Erwachsenen erniedrigt, was bei gegebener Dosis zu einer Abnahme des Plasmaspiegels führte (MORSELLI et al. 1979). Das Altern ist mit einer Vielzahl physiologischer Veränderungen verknüpft mit möglichen Folgen für die Pharmakokinetik von Medikamenten (LOI und VESTAL 1988). Oral und parenteral zugeführtes Haloperidol führte bei Älteren teilweise zu erhöhten Plasmaspiegeln (FORSMAN und ÖHMAN 1977). In Einzeldosiskinetiken erhöhte sich mit dem Alter bei Patienten der Plasmaspiegel von Thiothixen leicht (YESAVAGE et al. 1981), ebenso von Perazin (BREYER-PFAFF et al. 1988). Positive Korrelationen zwischen Alter und Steady state-Plasmaspiegel fanden sich für Thioridazin (MAR-

TENSSON und ROOS 1973) und Chlorpromazin (WODE-HELGODT und ALFREDSSON 1981). In einer retrospektiven Studie bei Patienten unter Clozapin ergaben sich Hinweise auf eine höhere Plasmaspiegel-Dosis-Relation bei Frauen, Nichtrauchern und Älteren (HARING et al. 1990).

Veränderungen der Plasma-Albuminkonzentration bei **Leber- und Nierenerkrankungen** können sich mitunter erheblich auf den Anteil des freien Pharmakons im Plasma auswirken. Bei entzündlichen Erkrankungen, wie M. Crohn oder rheumatoider Arthritis, die mit einer erhöhten α-sauren Glycoprotein-Konzentration einhergehen, ließ sich ein deutlich erniedrigter Anteil von freiem Chlorpromazin nachweisen (PIAFSKY et al. 1978).

2.1.5 Pharmakokinetische Arzneimittelinteraktionen

Neuroleptika können auf allen Ebenen ihres pharmakokinetischen Verhaltens mit anderen Substanzen interagieren und sich wechselseitig beeinflussen. Besonders häufig sind Interaktionen, sowohl pharmakokinetischer als auch pharmakodynamischer Art,

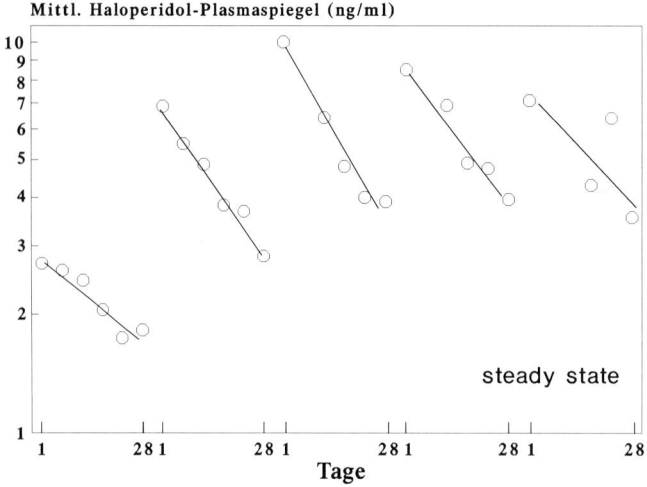

Abb. 2.1.14. Mittlere Plasma-Haloperidolspiegel bei 181 Patienten unter der Behandlung mit Haloperidoldecanoat in Sesamöl alle 4 Wochen (aus REYNTJENS et al. 1982)

Tabelle 2.1.4. Wechselwirkungen der Neuroleptika mit anderen Medikamenten und mit Nahrungsmitteln

Substanz	Wechselwirkungen	Wirkungsmechanismus	Anmerkungen	Publikation
	Interaktion **mit Resorption**			
Fruchtsäfte Tee, Kaffee Milch Cholestyramin Tierkohle Pektin Antazida	Phenothiazine Butyrophenone Thioxanthene	Resorptionsverminderung	Ausfällung in Form sehr schwer löslicher Komplexe Verabreichung in mindestens 2 Std. Abstand	KOPERA (1977, 1986) HURWITZ (1977) MIKKELSEN (1978) BAN (1978) CHEESEMAN et al. (1981) LASSWELL et al. (1984) COHEN et al. (1974) GRAHAM-SMITH (1977)
Anticholinergika	Neuroleptika	Resorptionsverminderung, Senkung der Plasmakonzentration	Wirkungsverminderung	BAMRAH et al. (1986) HOLLISTER (1972) SINGH et al. (1975)
	Interaktion mit **Metabolismus-Induktion**			
Barbiturate Glutethimid Rifampizin Doxycyclin Griseofulvin Phenylbutazon Phenytoin Vitamin C (?) Rauchen	Neuroleptika	Enzyminduktion	Verkürzte HWZ raschere Clearance, abgeschwächte oder fehlende therapeutische Wirkung	BAN (1978) RAWLINS (1978) RIVIERA-CALIMLIM et al. (1978) JANN et al. (1986) GILMAN et al. (1980)
Flupentixol	Valproinsäure	Enzyminduktion (?)	verminderte Plasmakonzentration	DIEHL (1985)
	Interaktion mit **Metabolismus-Inhibition**			
Chloramphenicol Disulfiram Isoniazid Monoaminoxidasehemmer orale Kontrazeptiva Analgetika (Anilinderivate) Sulfiram	Neuroleptika	Verminderung des metabolischen Abbaus, Enzymhemmung, Verlängerung d. EHWZ, Erhöhung d. Plasmakonzentration	Wirkungsverstärkung	BAN (1978) HANSTEN (1975)
Propranolol	Neuroleptika	Hemmung des Metabolismus beider Substanzen	Zunahme der Wirkung v. Neuroleptika und Propranolol	PEET et al. (1981) STANIFORTH et al. (1982)
Haloperidol	Indomethazin		schwere zentrale Effekte (Schlaftrunkenheit, Konfusion)	BIRD et al. (1983)
Phenothiazine	Propranolol Hydantoin	Hemmung des Abbaus	Wirkungsverstärkung P. u. H.	BAN (1978) GRAHAM-SMITH (1977)
Neuroleptika	Alkohol	Verstärkung der Alkoholwirkung	Verlängerung der Alkohol-HWZ	BURROWS et al. (1980)
Butyrophenone Phenothiazine Thioxanthene	trizyklische Antidepressiva	Hemmung des enzymatisch-mikrosomalen Abbaus	Verstärkung der Wirkung der AD	COOPER et al. (1979) LINNOILA et al. (1982) OVERØ et al. (1977) KRAGH-SØRENSEN et al. (1977) SIRIS et al. (1982) COOKE et al. (1986)

(Fortsetzung S. 34)

Tabelle 2.1.4. Fortsetzung

Substanz	Wechselwirkungen	Wirkungsmechanismus	Anmerkungen	Publikation
	Pharmakodynamische Interaktion			
Phenothiazine Thioxanthene Butyrophenone	Sedativa Analgetika Tranquilizer Antihistaminika Alkohol Narkotika Morphium Opioide	Additive oder potenzierende Wirkung	Verstärkung der Sedierung	HOLLISTER (1975) COPER (1979) MEIER (1985)
Phenothiazine	Enfluran Isofluran		Hypotension	GOLD (1974)
Levodopa Amphetamin Methylphenidat Cannabis Cocain Phencyclidin	Neuroleptika	Konkurrierende Wirkung an den Rezeptoren (?)	Verminderung oder Aufhebung der antipsychotischen Wirkung	GAULTIERI et al. (1978) ANGRIST et al. (1973) JANOWSKY et al. (1976) CASAT et al. (1986) KNUDSEN et al. (1984) DAVIS et al. (1973)
Neuroleptika	Anticholinergika	atropinartige Toxizität	Blasenatonie, Darmstörungen (Ileus), Störungen d. Wärmeregulation (Hyperthermie), erhöhtes Risiko tardiver Dyskinesien, verminderte Neuroleptikawirkung	BLAZER et al. (1983) GOOD et al. (1981) TORU et al. (1981) GERLACH et al. (1976) GARDOS et al. (1983) GREIL et al. (1984) EVANS et al. (1979) WESTLAKE et al. (1973)
Neuroleptika	Guanethidin α-Methyldopa Minoxidil Hydralazin Bethanidin Clonidin	a) peripher sympathologisch b) Stimulierung der α-adrenergen Rezeptoren u. a.	a) orthostatischer Blutdruckabfall b) Wirkungsaufhebung	BAN (1979) VAN ZWIETEN (1977) JANOWSKY et al. (1973) STAFFORD et al. (1977) BRIAN et al. (1973)
Phenothiazine	Insulin orale Antidiabethika	Hemmung der Insulinfreisetzung an β-Zellen	zu beachten bei Einstellung von Diabetikern	PROAKIS et al. (1974) GRAHAM-SMITH (1977)
Lithium	Neuroleptika		Neurotoxizität, Nierenfunktionsstörungen (?)	COHEN et al. (1974) LOUDON et al. (1976) HELMCHEN und MÜLLER-OERLINGHAUSEN (1981) SPRING (1981) McGENNIS (1983) COFFEY et al. (1980) SHUKLA (1984) PÜHRINGER et al. (1979) WALLER et al. (1985)

bei durchaus nicht unüblichen Kombinationsbehandlungen verschiedener Psychopharmaka zu erwarten, sowie bei älteren multimorbiden Patienten (SIEBERNS 1990). Aus der Vielzahl möglicher und beschriebener pharmakokinetischer Interaktionen sollen nur die für die klinische Praxis relevan-

testen abgehandelt werden (Tabelle 2.1.4, Übersicht bei SIEBERNS 1990).

Neuroleptika bilden bei gleichzeitiger Einnahme mit Kaffee, Tee, Fruchtsäften, Cola und Milch schwerlösliche Verbindungen oder werden ausgefällt. Ähnliche Komplex- bzw. Chelatbildungen wurden auch mit

Antazida, Cholestyramin, Aktivkohle, Kaolin und Pektin beobachtet. Die Folge ist eine verminderte Resorption. Neuroleptika sollten nicht gleichzeitig mit diesen Stoffen, sondern im Abstand von mindestens 2 Stunden eingenommen werden (RAGHEB 1981). Eine verzögerte Resorption kann auch bei Komedikation mit anticholinerg wirksamen Pharmaka (Biperiden, Promethazin, niederpotente Neuroleptika, trizyklische Antidepressiva) wegen der verminderten Motilität des Magen-Darm-Trakts eintreten (RIVERA-CALIMLIM et al. 1976).

Eine Enzyminduktion, durch die der oxidative Abbau der Neuroleptika beschleunigt wird, wird bewirkt durch: Diphenylhydantoin, Phenobarbital, Carbamazepin, Lithium, Phenylbutazon. Rauchen erhöhte deutlich den Abbau von Fluphenazin, so daß bei Rauchern eine höhere Dosis nötig sein könnte, um die gleichen Plasmaspiegel zu erreichen wie bei Nichtrauchern (ERESHEFSKY et al. 1985). Der enzymatische Abbau der Neuroleptika kann durch verschiedene Pharmaka, wie z. B. Chloramphenicol, Disulfiram, hormonale Kontrazeptiva, Propranolol, Isoniazid und MAO-Hemmer verlangsamt werden (HANSTEN 1981).

Andererseits beeinflussen Neuroleptika den Stoffwechsel anderer Medikamente. Klinisch bedeutsam ist vor allem die Hemmung des mikrosomalen oxidativen Abbaus der trizyklischen Antidepressiva (GRAM und BRØSEN 1989). Die mögliche pharmakodynamische Interaktion von Neuroleptika mit anderen Pharmaka auf Rezeptorebene soll hier nur erwähnt werden (SIEBERNS 1990).

2.1.6 Wirkstoffspiegel und klinische Wirksamkeit

BRODIE (1967) mutmaßte als erster, daß die Neuroleptika-Wirkstoffspiegel mit der klinischen Wirksamkeit in Beziehung stehen. In einer Vielzahl von Arbeiten wurde in der Folge dieser Frage nachgegangen (Über-

sicht bei DAHL 1986, MIDHA et al. 1987, GARVER 1989). Ein einheitliches, valides Bild konnte nicht gewonnen werden, zu unterschiedlich sind diese Untersuchungen hinsichtlich der Bestimmungsmethoden, der Herkunft der Proben, der Studiendesigns und der Interpretation der Daten. Am aussagekräftigsten sind Studien, bei denen die Patienten mit fixen, vorbestimmten Dosen eines Neuroleptikums behandelt wurden. In 15 Studien mit diesem Design bei Chlorpromazin, Thioridazin, Fluphenazin, Haloperidol und Thiothixen konnten im allgemeinen im unteren Plasmaspiegelbereich steigende Plasmaspiegel mit einem verbesserten klinischen Ansprechen korreliert werden. Für den oberen Plasmaspiegelbereich ließ sich aber keine konsistente Korrelation herstellen (GARVER 1989).

WODE-HELGODT et al. (1978) fanden Patienten mit einem Chlorpromazin-Plasmaspiegel von über 40 ng/ml klinisch deutlich besser als Patienten mit niedrigeren Spiegeln.

WISTEDT et al. (1984) beobachteten eine positive lineare Korrelation zwischen Befundbesserung und Haloperidol-Plasmaspiegel von 2–12 ng/ml. In Studien von MAVROIDIS et al. (1983), SMITH et al. (1984a) und POTKIN et al. (1985) ließ sich ein unterer Haloperidol-Plasmaspiegelbereich mit verminderter klinischer Wirksamkeit (ca. unterhalb von 2–4 ng/ml von einem therapeutisch optimalen Bereich (2–5 ng/ml, SMITH; 4–11(-26) ng/ml, MAVROIDIS; POTKIN) und einem oberen Bereich mit vermindertem klinischen Ansprechen abgrenzen. Auch CONTRERAS et al. (1987) fanden bei Haloperidol-Spiegeln über 22 ng/ml erniedrigte Responder-Raten. Demgegenüber sprachen bei LINKOWSKI et al. (1984) und BIGELOW et al. (1985) die Patienten über den gesamten Bereich von 8–25 ng/ml bzw. 10–28 ng/ml Haloperidol gleichermaßen gut auf die Behandlung an. DYSKEN et al. (1981) fanden den optimalen therapeutischen Bereich für Fluphenazin bei 0,2–2,8

ng/ml, darüber und darunter war die Behandlung weniger wirksam. Bei
Mavroidis et al. (1984) zeigten die Patienten mit 0,1–0,7 ng/ml Fluphenazin im Plasma die beste klinische Besserung. Während
Cohen et al. (1980) eine lineare Korrelation
zwischen klinischer Besserung und Thiorid-
azin-Plasmaspiegel berichteten, erhielten
Smith et al. (1984b) bei der gleichen Substanz keine sichere Beziehung zwischen
diesen beiden Variablen.

Das Konzept des "therapeutischen Fensters"
scheint möglicherweise für Haloperidol und
eventuell andere Neuroleptika anwendbar
zu sein. Tabelle 2.1.5 führt 10 klinische Studien bei akut psychotischen Patienten unter
fester Dosierung eines Neuroleptikums auf.
In diesen Untersuchungen befanden sich
120 (49%) von insgesamt 244 Patienten mit
ihrem Plasmaspiegel in einem "optimalen
therapeutischen Bereich", der mit einer relativ guten klinischen Besserung assoziiert

Tabelle 2.1.5. Klinische Studien, die eine U-förmige Neuroleptikaplasmaspiegel-Wirkungs-Korrelation beschreiben

Literatur	Wirkstoff	Dosis mg/d	Neuroleptikaspiegel nmol/ml (ng/ml) gesamter Bereich	optimaler therapeutischer Bereich	Anteil d. Patienten im therap. Bereich (%)
Casper et al (1980)	Butaperazin	10–80	0–298 (0–122)	76–151 (31–62)	12/34 (35)
Dysken et al. (1981)	Fluphenazin	5–20	0–10 (0–4,4)	0,5–6 (0,2–2,8)	17/23 (74)
Hansen et al. (1982)	Perphenazin	24–48	0–11 (0–4,4)	2–5 (0,8–2,0)	10/26 (38)
Smith et al. (1982, 1985)	Haloperidol	10–25	0–29 (0–11)	6,4–14 (2,4–5,4)	13/26 (50)
Mavroidis et al. (1983)	Haloperidol	6–24	5–49 (2–18,5)	11–29 (4,2–11,0)	5/14 (36)
Mavroidis et al. (1984b)	Thiothixen	16–60	1–42 (0,45–18,8)	4–34 (2,0–15,0)	5/19 (26)
Mavroidis et al. (1984a)	Fluphenazin	5–20	0,3–5 (0,13–2,3)	0,3–1,6 (0,13–0,7)	9/19 (47)
Potkin et al. (1985)	Haloperidol	10–25	3–197 (1–74)	11–69 (4–26)	25/43 (58)
Van Putten et al. (1985)	Haloperidol	5–20	0–62 (0,2–3,5)	13–43 (5–16)	24/40 (60)

Tabelle 2.1.6. Varianz des neuroleptischen Therapieerfolgs, die der Neuroleptika-Konzentration im Liquor, in Erythrozyten, im Gesamtplasma sowie der freien, ungebundenen Neuroleptika-Konzentration im Plasmawasser zugeschrieben werden kann (aus Garver 1989)

Substanz	Autor	Test	Liquor	Freies Neuro-leptikum im Plasmawasser	Erythro-zyten	Gesamt-plasma
Chlorpromazin	Wode-Helgodt et al. (1978)	GC/MS	27%	–	–	15%
	Tang et al. (1984)	RR	–	69%	–	49%
Thioridazin	Smith et al. (1984b, 1985)	GC	–	–	3%	2%
	Smith et al. (1985)	SF	–	–	17%	12%
	Smith et al. (1985)	RR	–	–	–	22%
	Cohen et al. (1980b)	RR	–	–	77%	83%
Fluphenazin	Mavroidis et al. (1984c)	GC	–	–	30%	22%
Haloperidol	Smith et al. (1985)	GC	–	–	32%	27%
Butaperazin	Casper et al. (1980)	SF	–	–	52%	1%

GC Gaschromatographie, *GC/MS* Gaschromatographie/Massenspektrometrie,
SF Spektrofluoroskopie, *RR* Radiorezeptortest

war. Bei 64 (26%) Patienten mit niedrigen und 60 (25%) mit einem erhöhten Plasmaspiegel waren die klinischen Besserungen geringer ausgeprägt. Es sollte jedoch nicht übersehen werden, daß die Gesamtvarianz der Plasmaspiegel-Therapieerfolg-Korrelation immer gering bleibt. Dabei ist zu berücksichtigen, daß die übrigen Varianzfaktoren des Therapieerfolges zwar identifiziert und dem persönlichen, psychosozialen Bereich zugeordnet, aber experimentell kaum kontrolliert werden können (MIDHA et al. 1987). In einzelnen Studien wurde versucht, durch Bestimmung des freien Neuroleptikaanteils im Plasma oder Spiegelmessungen aus Erythrozyten bzw. Liquor die Neuroleptikaspiegel-Wirkungs-Korrelation zu optimieren. Dies geschah unter der Vorstellung, damit näher die tatsächlichen Konzentrationsverhältnisse im Hirnparenchym und somit den pharmakodynamisch wirksamen Wirkstoffanteil zu erfassen. Zwar ließ sich eine meist geringfügig engere Beziehung herstellen (Tabelle 2.1.6). Bei Haloperidol z. B. fanden SMITH et al. (1985) eine U-förmige Beziehung zwischen Substanzkonzentration in Erythrozyten und klinischem Ansprechen (Abb. 2.1.15). Die Varianz des Therapieerfolgs war zu 32% auf den Erythrozytenspiegel und zu 27% auf den Plasmaspiegel von Haloperidol zurückzuführen. GARVER (1989) fragte wohl zurecht, ob diese Vorteile den damit verbundenen Aufwand an Zeit und Kosten aufwiegen können.

Nach DAHL (1986, 1990) sind die Werte des Plasmaspiegel-Monitorings weniger zur Kontrolle der antipsychotischen Wirkung als zur Prophylaxe und Überwachung von Nebenwirkungen geeignet. Schon VAN PUTTEN et al. (1981) konnten zeigen, daß sich Responder und Non-Responder einer Chlorpromazin-Behandlung hinsichtlich der Plasmaspiegel nicht unterschieden, daß eine Dosiserhöhung bei den Non-Respondern aber zu einer erheblichen Zunahme der Nebenwirkungen führte. Insgesamt

kann eine routinemäßige Überwachung der Plasmaspiegel derzeit nicht empfohlen werden. Plasmaspiegel-Monitoring erscheint aber sinnvoll zur Compliance-Kontrolle, bei fehlendem Ansprechen auf "normale" Dosen eines Neuroleptikums und bei in Schweregrad und Manifestation unüblichen Nebenwirkungen.

Eine interessante neue Anwendung für Plasmaspiegelbestimmungen könnte sich im Akutbereich eröffnen: Die Höhe des Plasmaspiegels nach einer Testdosis eines Neuroleptikums läßt sich möglicherweise als Prädiktor für ein klinisches Ansprechen heranziehen (LOUZA NETO et al. 1988, GAEBEL et al. 1988).

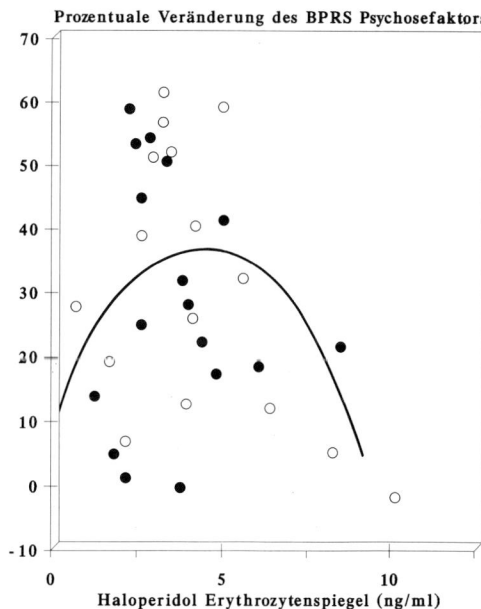

Abb. 2.1.15. Therapieerfolg beurteilt mittels Brief Psychiatric Rating Scale (BPRS)-Psychosefaktor als Funktion des mittleren Steady state-Haloperidolspiegels in Erythrozyten (aus SMITH et al. 1985)

Literatur

AAES-JØRGENSEN T (1981) Serum concentrations of cis(Z)- and trans(E)-clopenthixol after administration of cis(Z)-clopenthixol and clopenthixol to human volunteers. Acta Psychiatr Scand [Suppl] 294: 64–69

AAES-JØRGENSEN T, OVERO KF, BOBESO KP, JØRGENSEN A (1977) Pharmacokinetic studies on clopenthixol decanoate: a comparison with clopenthixol in dogs and rats. Acta Pharmacol Toxicol 41: 103–120

ALFREDSSON G, BJERKENSTEDT L, EDMAN G, HÄRNRYD C, OXENSTIERNA G, SEDVALL G, WIESEL FA (1984) Relationships between drug concentrations in serum and CSF, clinical effects and monoaminergic variables in schizophrenic patients treated with sulpiride or chlorpromazine. Acta Psychiatr Scand 69 [Suppl 311]: 49–74

ALTAMURA AC, MAURI M, CAVALLARO R, REGAZETTI MG, BARBEGGI SR (1989) Hydroxyhaloperidol and clinical outcome in schizophrenia. In: DAHL SG, GRAM LF (eds) Clinical pharmacology in psychiatry. Springer, Berlin Heidelberg New York Tokyo, pp 263–268

AMDISEN A, AES-JØRGENSEN T, THOMSEN NJ, MADSEN VT, NEILSEN MS (1986) Serum concentrations and clinical effect of zuclopenthixol in acutely disturbed, psychotic patients treated with zuclopenthixol acetate in viscoleo. Psychopharmacology 90: 412–416

ANGRIST B, SATHANANTHAN G, GERSHON S (1973) Behavioral effects of L-dopa in schizophrenic patients. Psychopharmacologia 31: 1–12

BAHR VON C, GUENGERICH FP, MOVIN G, NORDIN C (1989) The use of human liver banks in pharmacogenetic research. In: DAHL SG, GRAM LF (eds) Clinical pharmacology in psychiatry. Springer, Berlin Heidelberg New York Tokyo, pp 163–171

BALANT-GORGIA AE, BALANT L (1987) Antipsychotic drugs. Clinical pharmacokinetics of potential candidates for plasma concentration monitoring. Clin Pharmacokin 149: 65–90

BALDESSARINI RJ, COHEN BM, TEICHER MH (1988) Significance of neuroleptic dose and plasma level in the pharmacological treatment of psychoses. Arch Gen Psychiatry 45: 79–91

BAMRAH JS, KUMAR V et al. (1986) Interactions between procyclidine and neuroleptic drugs. Br J Psychiatry 149: 726–733

BAN THA (1987) Drug interactions in psychiatry. Int Pharmacopsychiatry 13: 94–99

BAN THA (1979) Adverse effects in maintenance treatment: practical and theoretical considera-tions. Prog Neuropsychopharmacol 3: 231–244

BEVILACQUA R, BENASSI CA, LARGAJOLLI R, VERONESE FM (1979) Psychoactive butyrophenones: binding to human and bovine serum albumin. Pharmacol Res Commun 11 (5): 447–454

BIGELOW LB, HIRSCH DG, BRAUN T, KORPI ER, WAGNER RL, ZALEMAN S, WYATT RJ (1985) Absence of a relationship of serum haloperidol concentration and clinical response in chronic schizophrenia: a fixed dose study. Psychopharmacol Bull 21: 66–68

BIRD HA, LE GALLEZ P, WRIGHT V (1983) Drowsiness due to haloperidol/indomethacin in combination. Lancet i: 830–831

BLAZER HG, FEDERSPIEL CF, RAY WA et al. (1983) The risk of anticholinergic toxicity in the elderly: a study of prescribing practices in two populations. J Gerontol 38: 31–35

BORGSTRÖM L, LARSSON H, MOLANDER L (1982) Pharmacokinetics of parenteral and oral melperone in man. Eur J Clin Pharmacol 23: 173–176

BREYER-PFAFF U (1980) Antipsychotics: metabolism and kinetics. In: HOFFMEISTER F, STILLE G (eds) Handbook of experimental pharmacology, vol 5. Springer, Berlin Heidelberg New York, pp 287–304

BREYER-PFAFF U, GIEDKE H, NILL K, SCHIED HW (1988) Neuere Befunde zur Pharmakokinetik von Perazin und verwandten Phenothiazinen. In: HELMCHEN H, HIPPIUS H, TÖLLE R (Hrsg) Therapie mit Neuroleptika – Perazin. Thieme, Stuttgart New York, S 18–23

BREYER-PFAFF U, NILL K, SCHIED HW, GAERTNER HJ, GIEDKE H (1988) Single-dose kinetics of the neuroleptic drug perazine in psychotic patients. Psychopharmacology 95: 374–377

BRODIE BB (1967) Psychochemical and biochemical basis of pharmacology. JAMA 202: 600–609

BROWNING JL, SILVERMAN PB, HARRINGTON CA, DAVIS LM (1982) Preliminary behavioural and pharmacological studies on the haloperidol metabolite reduced haloperidol. Soc Neurosci Abstr 8: 470

BURROWS GH, NORMAN TR (1980) Psychotherapeutic drugs: important adverse reactions and interactions. Drugs 20: 485–493

BYLUND DB (1981) Interactions of neuroleptic metabolites with dopaminergic, alpha adrenergic and muscarinic cholinergic receptors. J Pharmacol Exp Ther 217: 81–86

CASAT CD, WILSON DC (1986) Tics with combined thioridazinemethylphenidate therapy: case report. J Clin Psychiatry 47: 44–45

CASPER R, GARVER DL, DEKIRMENJIAN H, CHANG S, DAVIS JM (1980) Phenothiazine levels on plasma and red blood cells. Arch Gen Psychiatry 37: 301–305

CHEESEMAN HJ, NEAL MJ (1981) Interactions of chlorpromazine with tea and coffee. Br J Clin Pharmacol 12: 165–169

COFFEY E, ROSS DR (1980) Treatment of lithium/neuroleptic neurotoxicity during lithium maintenance. Am J Psychiatry 137: 736–737

COHEN SN, ARMSTONE MF (1974) Drug interactions. Williams & Wilkins, Baltimore

COHEN WJ, COHEN NH (1974) Lithium carbonate, haloperidol and irreversible brain damage. J Am Med Assoc 230: 1283–1288

COHEN BM, HERSCHEL M, AOBA A (1979) Neuroleptic, antimuscarinic, and antiadrenergic activity of chlorpromazine, thioridazine, and their metabolites. Psychiatr Res 1: 199–208

COHEN BM, LAPINSKI JF, POPE HG, HARRIS PQ, ALLESMAN RI (1980) Neuroleptic blood levels and therapeutic effect. Psychopharmacology (Berlin) 70: 191–193

CONTRERAS S, ALEXANDER H, FABER R, BOWDEN C (1987) Neuroleptic radioreceptor activity and clinical outcome in schizophrenia. J Clin Psychopharmacol 7: 95–98

COOPER S, LABER JM, DUGAL R et al. (1979) Gas chromatographic determination of amitriptyline and perphenazine in plasma of schizophrenic patients after administration of the combination of amitriptyline with perphenazine. Arzneimittelforschung 29: 158–161

COPER H (1979) Wechselwirkungen von Psychopharmaka mit anderen Medikamenten. Nervenarzt 50: 485–490

CRESSMAN WA, BIANCHINE JR, SLOTNICK VB, JOHNSON PC PLOSTNIEKS J (1974) Plasma level profile of haloperidol in man following intramuscular administration. Eur J Clin Pharmacol 7: 99–103

CRESSMAN WA, PLOSTNIEKS J, JOHNSON PC (1973) Absorption, metabolism and excretion of droperidol by human subjects following intramuscular and intravenous administration. Anesthesiology 38: 363–369

CURRY SH, WHELPTON R, DE SCHEPPER PJ, VRANCKS S, SCHIFF AA (1979) Kinetics of fluphenazine after fluphenazine dihydrochloride, enanthate and decanoate administration to man. Br J Clin Pharmacol 7: 325–331

DAHL SG (1976) Pharmacokinetics of methotrimeprazine after single and multiple doses. Clin Pharmacol Ther 19: 435–442

DAHL SG, STRANDJORD RE (1977) Pharmacokinetics of chlorpromazine after single and chronic dosage. Clin Pharmacol Ther 21: 437–448

DAHL SG (1986) Plasma level monitoring of antipsychotic drugs. Clinical utility. Clin Pharmacokinet 11: 36–61

DAHL SG (1990) Pharmakokinetik der Neuroleptika. In: MÜLLER-OERLINGHAUSEN, MÖLLER HJ, RÜTHER E (Hrsg) Thioxanthene in der neuroleptischen Behandlung. Springer, Berlin Heidelberg New York Tokyo, S 25–33

DAVIS JM, JANOWSKI DS et al. (1973) The psychopharmacology of methylphenidate in man. In: BAN TA et al. (eds) New psychopharmacology. Sexual disorders and drug abuse. Elsevier Amsterdam, pp 675–681

DIEHL LW (1985) Die Bedeutung der Blutspiegeluntersuchungen für die Therapie epileptischer Verstimmungen und Psychosen. Nervenarzt 56: 383–387

DYSKEN NW, JAVAID JI, CHANG SS, SHAFFER C, SHAHID A, DAVIS JM (1981) Fluphenazine pharmacokinetics and therapeutic response. Psychopharmacology (Berlin) 73: 205–210

EL-ASSRA A, EL-SOBKY A, KAYE N, BLAIN PG, WILES DH, HAJIOFF J, GOULD SE (1983) The change from oral to depot neuroleptics in chronic schizophrenia. Clinical response and plasma levels after treatment with bromperidol or fluphenazine decanoate. Janssen Res Rep

ERESHEFSKY L, SAKLAD SR, JANN MW, DAVIS CM, RICHARDS A, SEIDEL DR (1984) Future of depot neuroleptic therapy: pharmacokinetic and pharmacodynamic approaches. J Clin Psychiatry (Sec 2) 45: 50–59

ERESHEFSKY L, JANN MW, SAKLAD SR, DAVIS CM, RICHARDS AL et al. (1985) Effects of smoking on fluphenazine clearance in psychiatric inpatients. Biol Psychiatry 20: 329–332

EVANS D, ROGERS J, PEIPER S (1979) Intestinal dilation associated with phenothiazine therapy: a case report and literature review. Am J Psychiatry 136: 970–972

FARDE L, WIESEL FA, NILSSON L, SEDVALL G (1989) The potential of positron-emission tomography for pharmacokinetic and pharmacodynamic studies of neuroleptics. In: DAHL SG, GRAM LF (eds) Clinical pharmacology in psychiatry. Springer, Berlin Heidelberg New York Tokyo, pp 32–39

FORSMAN A, ÖHMAN R (1976) Pharmacokinetic studies on haloperidol in man. Curr Ther Res 20: 319–336

FORSMAN A, ÖHMAN R (1977) Applied pharmacokinetics of haloperidol in man. Curr Ther Res 21: 396–411

FURLANUT M, BENETELLO P, PEROSA A, COLOMBO G, GALLO F, FORGIONE A (1988) Pharmacokinetics of benperidol in volunteers after oral administration. Int J Clin Pharm Res 8: 13–16

Gaebel W, Pietzcker A, Ulrich G, Schley J, Müller-Oerlinghausen B (1988) Predictors of neuroleptic treatment response in acute schizophrenia: results of a treatment study with perazine. Pharmacopsychiatry 21: 384–386

Gardos G, Cole JO (1983) Tardive dyskinesia and anticholinergic drugs. Am J Psychiatry 140: 200–202

Garver DL (1989) Neuroleptic drug levels in erythrocytes and in plasma: implications for therapeutic drug monitoring. In: Dahl SG, Gram LF (eds) Clinical pharmacology in psychiatry. From molecular studies to clinical reality. Springer, Berlin Heidelberg New York Tokyo, pp 244–256

Gaultieri CT, Powell SF (1978) Psychoactive drug interactions. J Clin Psychiatry 39: 720–729

Georgotas A, Serra MT, Green DE, Perel JM, Gershon S, Forrest IS (1979) Chlorpromazine excretion. 3. Fecal excretion of 14C-chlorpromazine in chronically dosed patients. Commun Psychopharmacol 3: 197–202

Gerlach J, Thorsten K (1976) The movement pattern of oral tardive dyskinesia in relation to anticholinergic and antidopaminergic treatment. Int Pharmacopsychiatry 11: 1–7

Gilman AG, Goodman LS, Rall TW, Murad F (1980) The pharmacological basis of therapeutics, 7th ed. Macmillan, New York

Girard M, Granter F, Schmitt L, Cotonat J, Escande M, Blanc M (1984) Premiers résultats d'une étude pharmacocinétique de la pipothiazine dt de son ester palmitique (Piportil L4) dans une population de schizophrenes. Encephale 10: 171–176

Gold MI (1974) Profound hypotension associated with preoperative use of phenothiazines anaesthesia and analgesia. Curr Res 53: 844–848

Goldstein SA, Van-Vunakis H (1981) Determination of fluphenazine, related phenothiazine drugs and metabolites by combined high-performance liquid chromatography and radioimmunoassay. J Pharmacol Exp Ther 217: 36–43

Good M (1981) Reversibility of longterm tardive dyskinesia associated with antiparkinsonian medication: a case report. Am J Psychiatry 138: 1112–1113

Graham-Smith DG (ed) (1977) Drug interactions. University Park Press, Baltimore

Gram LF, Brøsen K (1989) Inhibitors of the microsomal oxidation of psychotropic drugs: selectivity and clinical significance. In: Dahl SG, Gram LF (eds) Clinical pharmacology in psychiatry. From molecular studies to clinical reality.

Springer, Berlin Heidelberg New York Tokyo, pp 172–180

Greil W, Haag H, Rossnagl G, Rüther E (1984) Effect of anticholinergics on tardive dyskinesia. A controlled discontinuation study. Br J Psychiatry 145: 304–310

Hansen CB, Larsen NE, Gulmann N (1982) Dose-response relationship of perphenazine in the treatment of acute psychoses. Psychopharmacology 27: 112–115

Hansten PD (1975) Arzneimittelinteraktionen. Hippokrates, Stuttgart

Hansten PD (1981) Arzneimittel-Interaktionen: wie wirken Medikamente auf andere Medikamente, auf Labordaten, auf klinische Befunde. Hippokrates, Stuttgart

Haring C, Fleischhacker WW, Schett P, Humpel C, Barnas C, Saria A (1990) Influence of patient-related variable on clozapine plasma levels. Am J Psychiatry 147: 1471–1475

Helmchen H, Müller-Oerlinghausen B (1981) Die Kombination von Antidepressiva mit anderen Medikamenten. Fortschr Neurol Psychiat 49: 371–379

Hobbs DC, Welch WM, Short MJ, Moody WA, van der Velde CD (1974) Pharmacokinetics of thiothixene in man. Clin Pharmacol Ther 16: 473–478

Hollister LE (1972) Clinic of psychotherapeutic drugs. I. Antipsychotic and antimanic drugs. Drugs 4: 321–360

Hollister LE (1975) Hydroxyzine hydrochlorid. Possible adverse cardiac interactions. Psychopharmacol Commun 1: 61–65

Hurwitz A (1977) Antacid therapy and drug kinetics. Clin Pharmacokinet 2: 269–280

Imondi AR, Alam AS, Brennan JJ, Hagerman LM (1978) Metabolism of sulpiride in man and rhesus monkeys. Arch Int Pharmacodyn 232: 79–91

Jann MW, Ereshefsky L, Saklad SR (1985) Clinical pharmacokinetics of the depot antipsychotics. Clin Pharmacokinet 10: 315–333

Jann MW, Saklad StR et al. (1986) Effects of smoking on haloperidol and reduced haloperidol plasma concentration and haloperidol clearance. Psychopharmacology 90: 468–470

Janowsky DS, El-Youssef MK, Davis JM et al. (1973) Antagonism of guanethedine by chlorpromazine. Am J Psychiatry 130: 808–812

Janowsky DS, Davis JB (1976) Methylphenidate, dextroamphetamine, levamphetamine effects in schizophrenic symptoms. Arch Gen Psychiatry 33: 304–388

Jørgensen A, Andersen J, Bjørndal N, Dencker SJ, Lundin L, Malm U (1982) Serum concentrations of cis(Z)-flupenthixol and prolactin in chronic schizophrenic patients treated with flupenthixol and cis(Z)-flupenthixol decanoate. Psychopharmacology 77: 58–65

JØRGENSEN A, GOTTFRIES CG (1972) Pharmacokinetic studies on flupenthixol and flupenthixol decanoate in man using tritium labelled compounds. Psychopharmacology 27: 1-10

JØRGENSEN A (1986) Metabolism and pharmacokinetics of antipsychotic drugs. In: BRIDGES JW, CHASSEAUD LF (eds) Progress in drug metabolism, vol 9. Taylor & Francis, London, pp 111–174

JØRGENSEN A, AES-JØRGENSEN T (1988) Pharmacokinetic variations of zuclopenthixol and flupentixol administered orally or intramuscularly as retard or depot formulations. Nord Psychiatr Tidsskr 42: 501–502

JOHNSTONE EC, CROW TJ, FRITH CD, CARNEY MWP, PRICE JS (1978) Mechanisms of the antipsychotic effect in the treatment of acute schizophrenia. Lancet i: 848–851

KAPFHAMMER HP (1990) Umstellungsregime von Kurzzeit- auf Depotneuroleptika. In: MÜLLER-OERLINGHAUSEN, MÖLLER HJ, RÜTHER E (Hrsg) Thioxanthene in der neuroleptischen Behandlung. Springer, Berlin Heidelberg New York Tokyo, S 173–196

KHAN AR (1969) Some aspects of clopenthixol metabolism in rats and humans. Acta Pharmacol Toxicol 27: 202–212

KNUDSEN P, VILMAR T (1984) Cannabis and neuroleptic agents in schizophrenia. Acta Psychiatr Scand 69: 162–174

KNUDSEN P (1985) Chemotherapy with neuroleptics. Clinical and pharmacokinetic aspects with a particular view to depot preparations. Acta Psychiatr Scand [Suppl 322] 72: 51–75

KNUDSEN P, HANSEN LB, LARSEN AE (1985) Depot neuroleptic treatment: clinical and pharmacokinetic studies of perphenazine decanoate. Acta Psychiatr Scand [Suppl 322]: 5–50

KOPERA H (1977) Wechselwirkungen von Arzneimitteln. Pharm Acta Helv 52: 79–88

KOPERA H (1986) Interferenzen und Störwirkungen von Psychopharmaka und anderen Medikamenten. In: HINTERHUBER H, SCHUBERT N, KULHANEK F (Hrsg) Seiteneffekte und Störwirkungen der Psychopharmaka. Schattauer, Stuttgart New York, S 29–42

KORPI ER, WYATT RJ (1984) Reduced haloperidol: effects on striatal dopamine metabolism and conversion to haloperidol in the rat. Psychopharmacology (Berlin) 83: 34–37

KORPI ER, KLEINMAN JE, COSTAKOS DT, LINNOILA M, WYATT RJ (1984) Reduced haloperidol in the post mortem brains of haloperidol treated patients. Psychiatry Res 11: 259–269

KRAGH-SØRENSEN P, BORGÅ O, GASLE N et al. (1977) Effect of simultaneous treatment with low dose of perphenazine on plasma and urine concentrations of nortriptyline and 10-hydroxynortriptyline. Eur J Clin Pharmacol 11: 479–483

LASSWELL WJ, WEBER StS, WILKINS JM (1984) In vitro interaction of neuroleptics and tricyclic antidepressants with coffee, tea and gallotaunic acid. J Pharm Sci 73: 1056–1058

LINKOWSKI P, HUBAIN P, VON FRENCKELL R, MENDLEWICZ J (1984) Haloperidol plasma levels and clinical response in paranoid schizophrenics. Eur Arch Psychiatry Neurol Sci 234: 231–236

LINNOILA M, GEORGE L, GUTHISIE S (1982) Interaction between antidepressants and phenothiazine in psychiatric inpatients. Am J Psychiatry 138: 1329–1331

LOI CM, VESTAL RE (1988) Drug metabolism in the elderly. Pharmacol Ther 36: 131–149

LOUDON JB, WARING H (1976) Toxic reactions to lithium and haloperidol. Lancet ii: 1088

LOUZA NETO MR, MÜLLER-SPAHN F, RÜTHER E, SCHERER J (1988) Haloperidol plasma level after a test dose as predictor for the clinical response to treatment in acute schizophrenic patients. Pharmacopsychiatry 21: 226–231

MARDER SR, PUTTEN VAN T, ARAVAGIRI M (1989) Plasma level monitoring for maintenance neuroleptic therapy. In: DAHL SG, GRAM LF (eds) Clinical pharmacology in psychiatry. Springer, Berlin Heidelberg New York Tokyo, pp 269–279

MÅRTENSSON E, ROOS BE (1973) Serum levels of thioridazine in psychiatric patients and healthy volunteers. Eur JClinPharmacol 6: 181–186

MÅRTENSSON E, NYBERG G (1989) Active metabolites of neuroleptics in plasma and CSF: implications for therapeutic drug monitoring. In: DAHL SG, GRAM LF (eds) Clinical pharmacology in psychiatry. From molecular studies to clinical reality. Springer, Berlin Heidelberg New York Tokyo, pp 257–262

MAVROIDIS ML, KANTER DR, HIRSCHOWITZ J, GARVER DL (1983) Clinical response and plasma haloperidol levels in schizophrenia. Psychopharmacology (Berlin) 81: 354–356

MAVROIDIS ML, GARVER DL, KANTER DR, HIRSCHOWITZ J (1984a) Fluphenazine plasma levels and clinical response. J Clin Psychiatry 45: 370–373

MAVROIDIS ML, KANTER DR, HIRSCHOWITZ J, GARVER DL (1984b) Clinical relevance of thiothixene plasma levels. J Clin Psychopharmacol 4: 155–157

MAVROIDIS ML, KANTER DR, HIRSCHOWITZ J, GARVER DL (1984c) Therapeutic blood levels of fluphenazine: plasma or RBC determinations? Psychopharmacol Bull 20: 168–170

McGennis AJ (1983) Hazards of lithium and neuroleptics in schizo-affective disorders. Br J Psychiatry 142: 99–100

Meier PJ (1985) Alkohol, Alkoholismus und Arzneimittel. Schweiz Med Wochenschr 115: 1792

Midha KK, Hawes EM, Hubbard JW, Korchinski ED, McKay G (1987) The search for correlations between neuroleptic plasma levels and clinical outcome: a critical review. In: Meltzer HY (ed) Psychopharmacology: the third generation of progress. Raven Press, New York, pp 1341–1351

Migdalof BH, Grindel JM, Heykants JJP, Janssen PAJ (1979) Penfluridol: a neuroleptic drug designed for long duration of action. Drug Metabol Rev 9: 281–299

Mikkelsen EJ (1979) Caffeine and schizophrenia. J Clin Psychiatry 39: 732–735

Morselli PL, Bianchetti G, Durand G, Le Henzey MF, Zarifian E et al. (1979) Haloperidol plasma levels monitoring in pediatric patients. Ther Drug Monit 1: 35–46

Overø KF, Gram LF, Hansen V (1977) Interaction of perphenazine with kinetics of nortriptyline. Acta Pharmacol Toxicol 40: 97–105

Peet M, Middlemiss DN, Yates RH (1981) Propranolol in schizophrenia. II. Clinical and biochemical aspects of combining propranolol with chlorpromazine. Br J Psychiatry 139: 112–117

Piafsky KM, Borga O, Odar-Cederlof I, Johansson C, Sjoqvist F (1978) Increased plasma protein binding of propranolol and chlorpromazine mediated by disease-induced elevations of plasma alphasub 1 acid glycoprotein. N Engl J Med 299: 1435–1439

Potkin SG, Shen Y, Zhou D, Pardes H, Shu L, Phelps B, Poland R (1985) Does a therapeutic window for plasma haloperidol exist? Preliminary chinese data. Psychopharmacol Bull 21: 59–61

Proakis AG, Borowitz JL (1974) Blockage of insulin release by certain phenothiazines. Biochem Pharmacol 23: 1693–1700

Pühringer W, Kocher R, Gastpar M (1979) Zur Frage der Inkompatibilität einer Lithium-Neuroleptika-Kombinationstherapie. Nervenarzt 50 (2): 124–127

Putten T van, May PRA, Jenden DJ (1981) Does a plasma level of chlorpromazine help? Psychol Med 11: 729–734

Putten T van, Marder SR, May PRA, Poland RE, O'Brien RP (1985) Plasma levels of haloperidol and clinical response. Psychopharmacol Bull 21: 69–72

Raaflaub J (1975) On the pharmacokinetics of

chlorprothixene in man. Experimentia 31: 557–558

Ragheb M (1981) Drug interactions in psychiatric practice. Int Pharmacopsychiatry 16: 92–118

Rawlins MD (1978) Drug interactions and anaesthesia. Br J Anaesth 50: 689–693

Rivera-Calimlin L (1976) Impaired absorption of chlorpromazin in rats given trihexyphenidyl. Br J Pharmacol 56: 301–305

Rivera-Calimlin L, Kerzner B, Karch FE (1978) Effects of lithium on plasma chlorpromazine levels. Clin Pharmacol Ther 23: 451–455

Rivera-Calimlin L, Nasrallah H, Strauss J et al. (1976) Clinical response and plasma levels: effect of dose, dosage schedules, and drug interactions on plasma chlorpromazine levels. Am J Psychiatry 133: 646–652

Rivera-Calimlim L, Gift T, Nasrallah H, Wyatt RJ, Lasagna L (1978) Low plasma levels of CPZ in patients chronically treated with neuroleptics. Comm Psychopharmacol 2: 113–121

Sayers AC, Amsler HA (1977) Clozapine. In: Goldberg ME (ed) Pharmacological and biochemical properties of drug substances, vol 1. Am Pharmaceut Ass, Acad Pharmaceut Sciences, pp 1–31

Schwinghammer TL, Juhl RP, Dittert LW, Melethil SK, Kroboth FJ, Chungi VS (1984) Comparison of the bioavailability of oral, rectal and intramuscular promethazine. Biopharm Drug Dispos 5: 185-l94

Shukla S, Gogwin ChD, Long LEB, Miller MG (1984) Lithium-carbamazepine neurotoxicity and risk factors. Am J Psychiatry 141: 1604–1606

Shvartsburd A, Nowkeafor V, Smith RC (1984) Red blood cell and plasma levels of thioridazine and mesoridazine in schizophrenic patients. Psychopharmacology 82: 55–61

Sieberns S (1990) Neuroleptika – Interaktionen mit anderen Arzneimitteln. In: Müller-Oerlinghausen B, Möller HJ, Rüther E (Hrsg) Thioxanthene in der neuroleptischen Behandlung. Springer, Berlin Heidelberg New York Toyko, S 37–45

Singh MM, Kay SR (1975) Therapeutic reversal with benzotropine in schizophrenic. J Nerv Ment Dis 160: 258–305

Siris SG, Copper TB, Rifkin AE et al. (1982) Plasma imipramine concentrations in patients receiving concomitant fluphenazine decanoate. Am J Psychiatry 139: 104–106

Sitar DS (1989) Human drug metabolism in vivo. Pharmacol Ther 43: 363–375

Smith RC, Baumgartner R, Misra CH, Mauldin M, Shvartsburd A, Ho BT, DeJohn C (1984a) Haloperidol plasma levels and prolactin response as predictors of clinical improvement in schizophrenia: chemical versus radioreceptor plasma level assays. Arch Gen Psychiatry 41: 1044–1049

SMITH RC, BAUMGARTNER R, RAVAJONDRON GK, SHVARTSBURD A, SCHOOLAR JC, ALLEN R, JOHNSON R (1984b) Plasma and red cell levels of thioridazine and clinical response in schizophrenia. Psychiatry Res 12: 287–296

SMITH RC, BAUMGARTNER R, BURD A, RAVICHANDRAN GK, MAULDIN M (1985) Haloperidol and thioridazine drug levels and clinical response in schizophrenia: comparison of gas-liquid chromatography and radioreceptor drug level assays. Psychopharmacol Bull 21: 52–59

SMITH RC, BAUMGARTNER R, SHVARTSBURD A, RAVICHANDRAN GK, VROULIS G, MAULDIN M (1985) Comparative efficacy of red cell and plasma haloperidol as predictors of clinical response in schizophrenia. Psychopharmacology 85: 449–455

SPRING G, FRANKEL M (1981) New data in lithium and haloperidol incompatibility. Am J Psychiatry 138: 818–821

STAFFORD JR, FANN WE (1977) Drug interactions with guanidinium antihypertensives. Drugs 13: 57–65

STANIFORTH DH, YORKSTON NJ, ZAKI SA (1982) Dose dependent changes in propranolol half life when used as an adjunct to neuroleptic treatment. Psychopharmacology 76: 62–65

STROLIN-BENEDETTI M, DONATH A, FRIGERIO A, MORGAN KT, LAVILLE C, MALNOE A (1978) Absorption, elimination et metablisme du tiapride (FLO 1317), medicament neuroleptique, chez le rat, le chien et l'homme. Ann Pharm Fr 36: 279–288

SUNDERLAND T, COHEN BM (1987) Blood to brain distribution of neuroleptics. Psychiatr Res 20: 299–305

TANG SW, GLAISTER J, DAVIDSON L, TOTH R, JEFFRIES JJ, SEEMAN P (1984) Total and free plasma neuroleptic levels in schizophrenic patients. Psychiatr Res 13: 285–293

TISCHIO J, CHAIKIN P, ABRAMS L, HETYEI N, PATRICK J, WEINTRAUB H, COLLINS D, CHASIN M, WESSON D, ABUZZAHAB F (1982) Comparative bioavailability and pharmacokinetics of bromperidol in schizophrenic patients following oral administration. J Clin Pharmacol 22: 16a

TORU M, METRUDA O et al. (1981) Neuroleptic malignant syndrome-like state following a withdrawal of antiparkinsonian drugs. J Nerv Ment Dis 169: 324–327

TURANO P, TURNER WJ, MANIAN AA (1973) Thin-layer chromatography of chlorpromazine metabolites. Attempt to identify each of the metabolites appearing in blood, urine and feces of chronically medicated schizophrenics. J Chrom 75: 277–293

USDIN E (1971) The assay of chlorpromazine and metabolites in blood, urine, and other tissues. CRC Crit Rev Lab Sci 2: 347–391

VRANCKX-HAENEN J, MUNTER DE W, HEYKANTS J (1979) Fluspirilen administered in a biweekly dose for the prevention of relapses in chronic schizophrenics. Acta Psychiatr Belg 79: 459–474

WALLER DG, EDWARDS JG, POLEK A (1985) Neuroleptics, lithium and renal function. Br J Psychiatry 146: 510–514

WESTLAKE R, RASTEGARD A (1973) Hyperpyrexia from drug combinations. JAMA 225: 1250

WIESEL FA, ALFREDSSON G, EHRNEBO M, SEDVALL G (1980) The pharmacokinetics of intravenous and oral sulpiride in healthy human subjects. Eur J Clin Pharmacology 17: 385–391

WILES DH, GELDER MG (1979) Plasma fluphenazine levels by radioimmunoassay in schizophrenic patients treated with depot injections of fluphenazine decanoate. Br J Clin Pharmacol 8: 565–570

WILES D (1981) Preliminary assessment of a calf caudate radioreceptor assay for the estimation of neuroleptic drugs in plasma: comparison with other techniques. In: USDIN EJ et al. (ed) Clinical pharmacology in psychiatry: neuroleptic and antidepressant research. Macmillan, London, pp 111–121

WILES DH, McCREADIE RG, WHITEHEAD A (1990) Pharmacokinetics of haloperidol and fluphenazine decanoates in chronic schizophrenia. Psychopharmacology 101: 274–281

WISTEDT B, JØRGENSEN A, WILES DH (1982) A depot neuroleptic withdrawal and relapse frequency. Psychopharmacology 78: 301–304

WISTEDT B, JOHANIVESZ G, OMERHODZIC M, ARTHUR H, BERTILSSON L, PETTERS I (1984) Plasma haloperidol levels and clinical response in acute schizophrenia. Nord Psykiat Tidsskr 9: 13

WODE-HELGODT B, ALFREDSSON G (1981) Concentrations of chlorpromazine and two of its active metabolites in plasma and cerebrospinal fluid of psychotic patients treated with fixed doses. Psychopharmacology 73: 55–62

WODE-HELGODT B, BORG S, FRYO B, SEDVALL G (1978) Clinical effects and drug concentrations in plasma and cerebrospinal fluid in psychiatric patients treated with fixed doses of chlorpromazine. Acta Psychiatr Scand 58: 149–173

YESAVAGE JA, HOLMAN CA, COHN R (1981) Correlation of thiothixene serum levels and age. Psychopharmacology 27: 170–172

VAN ZWIETEN PA (1977) Wechselwirkungen zwischen Antihypertensiva und Psychopharmaka. Pharmakopsychiatry 10: 232–238

Neuro-Psychopharmaka, Bd. 4
Riederer P. / Laux G. / Pöldinger W. (Hrsg.)
© Springer-Verlag Wien 1992

2.2 Experimentelle und klinische Pharmakologie

W. Gaebel

2.2.1 Einleitung

Die Geschichte des Chlorpromazin und die mit ihr verbundene konzeptuelle Entwicklung des Begriffs "Neuroleptikum" sind beispielhaft für die Bedeutung eines klinischen Empirismus, der, ausgehend von Zufallsbefunden, durch systematische Beobachtung und klinische Analogiebildung zur praktischen Einführung wirksamer Therapieprinzipien führt (DENIKER 1988). Im Verlauf dieser Entwicklung wurden im Tier- und Humanexperiment neue Substanzen evaluiert und wissenschaftliche Hypothesen über Wirk- und Krankheitsmechanismen mit Hilfe von neuroethologischen, neurophysiologischen und neurobiochemischen Methoden präzisiert. Auf diesem Wege sind eine Fülle weiterer Neuroleptika entwickelt worden (vgl. Kap. 1), deren Wirkungsspezifität durch ihre **antipsychotische Wirksamkeit** gekennzeichnet ist. Sie sind in der psychiatrischen Pharmakotherapie unentbehrlich geworden.

2.2.2 Experimentelle Pharmakologie der Neuroleptika

Tierexperimentelle Befunde

Ein valides Tiermodell setzt voraus, daß tierpharmakologische und klinisch-therapeutische Wirkung in einer übergreifenden (z. B. ethologischen) Terminologie beschrieben und auf gleiche neurobiologische Prozesse bezogen werden können. Tiermodelle sind allerdings selten **homolog** zu den entsprechenden psychiatrischen Syndromen.

Dies gilt insbesondere für schizophrene Psychosen, deren operationale Diagnostik stärker auf Erlebens- als auf Verhaltensstörungen abhebt. Auch wenn hier die Verhaltensforschung Wege zu einem stärker verhaltensbezogenen Konzept aufgezeigt hat, kann die experimentelle Pharmakologie nicht auf die Erlebnisdimension im Humanexperiment verzichten, wenn es um die Charakterisierung psychotroper Effekte geht. Ähnliche Probleme wie beim Interspezies-Vergleich stellen sich allerdings auch beim Vergleich von präklinischer und klinischer Wirkung: Viele der diagnostisch relevanten psychiatrischen Symptome sind **heteronom**, d. h. sie liegen außerhalb der normalen Regelbreite psychischer Funktionen, so daß aus deren pharmakologischer Beeinflussung beim Gesunden nicht ohne weiteres auf gleiche Effekte beim Kranken geschlossen werden kann und umgekehrt. Ergebnisse tierexperimenteller, humanexperimenteller und klinischer Pharmakologie sind demnach nicht aufeinander reduzierbar, sondern komplementär.

Beeinflussung von Verhaltensparametern
Die verhaltenspharmakologische Wirkung von Neuroleptika ist sowohl am spontanen wie durch verschiedene Techniken induzierten Tierverhalten untersucht worden. Neuroleptika zeigen neben muskelrelaxierenden, erregbarkeitsmindernden und antiaggressiven Eigenschaften einschränkende Wirkungen auf Lokomotion und exploratives Verhalten, die als tierpharmakologisches Korrelat klinisch sedierender Wirkungen gelten (KREISKOTT 1980). Eine **katalepto-**

gene Wirkung, die durch Fehlen von Spontanbewegungen, abnorme kataleptische Haltungen bei gesteigertem Muskeltonus, Passivität gegenüber äußeren Reizen sowie gehemmte Flucht und Verteidigungsreaktionen gekennzeichnet ist, stellt eine der drei typischen Wirkqualitäten klassischer Neuroleptika dar (STILLE und HIPPIUS 1971). Zu den weiteren typischen Verhaltenseffekten rechnen der Antagonismus gegenüber durch direkte und indirekte Dopamimetika (Apmorphin bzw. Amphetamin) ausgelöste **Stereotypien** (z. B. Schnüffeln, Lecken, Kauen, Nagen) sowie die hemmende Wirkung auf den **bedingten Fluchtreflex** (STILLE und HIPPIUS 1971, KREISKOTT 1980, LEHR 1980).

Nach einseitiger Ausschaltung dopaminerger Bahnen (z. B. mit 6-Hydroxydopamin) kann durch Dopamimetika ein **Rotationsverhalten** ausgelöst werden (UNGERSTEDT 1971), das ein weiteres Untersuchungsmodell für Neuroleptika darstellt. Neuroleptika antagonisieren dieses Rotationsverhalten. Interessanterweise zeigen auch unmedizierte Schizophrene ein (linksgerichtetes) Rotationsverhalten, das als Ausdruck einer relativen dopaminergen Überaktivität rechtshirniger subcortikaler Strukturen interpretiert wird (BRACHA 1987).

Die einzelnen Verhaltensindikatoren korrelieren hoch untereinander sowie mit der neuroleptischen Potenz und der in vitro bestimmten Affinität der Neuroleptika zu mit 3H-Spiroperidol markierten Dopaminrezeptoren des Rattencaudatum (FIBIGER und PHILLIPS 1985). Diese Zusammenhänge sprechen dafür, daß wesentliche Neuroleptikaeffekte Folge eines **Dopaminantagonismus** durch Dopaminrezeptorblockade sind (vgl. Kap. 3).

Das Auftreten einer kataleptischen Wirkung, Indikator extrapyramidalmotorischer Nebenwirkungen beim Menschen, wurde zunächst für das Auftreten einer antipsychotischen Wirkung als erforderlich angesehen. **Clozapin** hat keine kataleptogene Wirkung, keinen nennenswerten Einfluß auf pharmakogene Stereotypien, führt erst in

höheren Dosen zur Hemmung des Fluchtreflexes und ist trotz fehlender extrapyramidalmotorischer Nebenwirkungen eine antipsychotisch wirksame Substanz. Der klinisch geprägte Begriff "Neuroleptikum", der antipsychotische und extrapyramidalmotorische Wirkqualitäten vereint, ist somit im Hinblick auf die Dissoziierbarkeit dieser Wirkqualitäten revisionsbedürftig (STILLE und HIPPIUS 1971).

Durch Dopamimetika wie Apomorphin und Amphetamin läßt sich am Menschen eine Modellpsychose mit Verhaltensstereotypien auslösen. Klassische Neuroleptika blockieren diese Erscheinungen und sind antipsychotisch wirksam. Auch Clozapin blockiert unter modifizierten Untersuchungsbedingungen Amphetamin-Stereotypien, möglicherweise aber aufgrund seiner non-dopaminergen Wirkqualitäten, die seine Verhaltenseffekte mitbestimmen (RANDRUP et al. 1980).

Tierexperimentelle Befunde haben weiteren Aufschluß über die funktionelle Heterogenität und topische Differenzierung des dopaminergen Systems erbracht und damit zum Verständnis der differentiellen Wirkqualität verschiedener Neuroleptika beigetragen. Während klassische Neuroleptika wie Haloperidol bei chronischer Anwendung im Tierversuch zu einer Inaktivierung **nigrostriataler** (A9) sowie **mesolimbischer und mesokortikaler** (A10) dopaminerger Neuronen der Mittelhirnhaube führen, inaktivieren atypische Neuroleptika wie Clozapin ausschließlich A10-Neuronen (BUNNEY et al. 1987). Nach heutigem Kenntnisstand stellt das mesotelenzephale dopaminerge System (ROTH et al. 1987) das funktionell-anatomische Substrat aller antipsychotisch wirksamen Dopaminantagonisten dar.

Bezüglich komplexerer Verhaltenseffekte unterdrücken Neuroleptika beispielsweise die elektrische intracerebrale Selbststimulation im dopaminerg innervierten medialen Vorderhirnbündel, d. h. ihr Belohnungscharakter geht verloren (WISE 1978). Die diesbezüglich aufgestellte Anhedonie-Hypothese der Neuroleptikawirkung (WISE 1982) kann klinisch wenig überzeugen und läßt sich eher als Reduktion motivationalen Arousals reformulieren (KORNETSKY 1985).

Unkonditionierte Fluchtreaktionen bleiben unbeeinflußt. Die Hemmung des bedingten Fluchtreflexes durch Neuroleptika beruht weniger auf einer Beeinflussung assoziativer Lernvorgänge (die allerdings ihrerseits beeinträchtigt werden [HARVEY 1987]), als auf einer selektiven Blockade des Explorationsverhaltens, wodurch die Ausbildung eines automatisierten Verhaltensprogramms beeinträchtigt wird (FIBIGER und PHILLIPS 1985). Analog soll beim schizophren Kranken die neuroleptisch vermittelte dopaminerge Blockade zu einer Reduktion der Handlungsbereitschaft führen, so daß krankheitsspezifische Störungen der Handlungskontrolle ausgeglichen werden (FRITH 1987).

Beeinflussung neurophysiologischer Funktionen

An dopaminergen Neuronen der Mittelhirnhaube (A9- und A10-Zellgruppen) führt die akute Gabe klassischer Neuroleptika zunächst zu einer Aktivitätssteigerung durch erhöhte Entladungsrate und verändertes Entladungsmuster, die mit dem Auftreten dyskinetischer Syndrome in Verbindung gebracht wird. Bei chronischer Anwendung (mindestens zwei Wochen) kommt es zu einer Desaktivierung aufgrund eines **Depolarisationsblocks**, der vor allem bei A10-Neuronen über Autorezeptoren vermittelt wird (BUNNEY et al. 1987). Diese erst nach längerer Anwendung auftretende (reversible) elektrophysiologische Veränderung wird mit der Wirkungslatenz der Neuroleptika in Verbindung gebracht.

Auf Hirnstammebene wird die durch Apomorphin im Bereich der Area postrema der Medulla oblongata hervorgerufene Emesis (beim Hund) durch Neuroleptika blockiert. Auch Körpertemperatur, Blutdruck und Muskeltonus als nicht dopaminerg vermittelte physiologische Funktionen werden durch Neuroleptika beeinflußt. Auf Hypothalamusniveau reduzierte Wärmeregulati-

onskapazität mit umgebungsabhängiger Hypo- oder Hyperthermie, anti-alphaadrenerg induzierte Hypotonie und zentral vermittelte Muskelrelaxation sind die Folge. Ein direkt analgetischer bzw. potenzierender Effekt auf die Morphinanalgesie kommt dadurch zustande, daß verschiedene Neuroleptika die über das nigrostriatale System vermittelte nozizeptive Reflexaktivität dämpfen (JURNA 1980).

Elektroenzephalographisch hemmen Neuroleptika die Weckreaktion bei elektrischer Reizung der Formatio reticularis, und zwar steht diese arousal-hemmende Wirkung in reziproker Beziehung zur kataleptogenen Wirksamkeit. Reizung im striothalamokortikalen Funktionskreis führt zu charakteristischer Spindelbildung, deren Dauer unter kataleptogenen Neuroleptika als Ausdruck einer gesteigerten Erregbarkeit des Neostriatums verlängert ist (STILLE 1971). In der polaren Beeinflussung erregender retikulärer und dämpfender striärer Impulse auf die Hirnrinde spiegelt sich das klinische Wirkprofil einzelner neuroleptischer Substanzen.

Humanexperimentelle Befunde

Am gesunden Probanden wird der Einfluß der Neuroleptika auf subjektiv-verbale, motorisch-verhaltensmäßige und physiologische Zielvariablen unter Berücksichtigung intervenierender Persönlichkeitsmerkmale, situativer Rahmenbedingungen und Besonderheiten der Substanzapplikation (oral/parenteral, Einzel-/Mehrfachdosierung, Dosishöhe) untersucht.

Beeinflussung psychologischer Funktionen

JANKE (1980) hat die wesentlichen Befunde von Einzeldosisstudien für verschiedene psychologische Funktionen zusammengestellt. Hiernach wirken niedrigdosierte Neuroleptika bei emotional labilen (ängstlichen) und introvertierten Probanden stabilisierend, während emotional stabile und extravertierte Probanden eher destabilisiert werden.

Dieser Befund liefert eine Erklärung für die interindividuelle Reaktionsvarianz auf Neuroleptika.

Sedierende, stabilisierende und angstlösende Effekte der Neuroleptika in Niedrigdosierung begründen ihre Einsatzmöglichkeit als Tranquilizer (vgl. Bd. 2), wobei aber mit paradoxen Reaktionen gerechnet werden muß, die auf individuell unterschiedliche psychobiologische Ausgangslagen und Reaktionsbereitschaften zurückzuführen sind.

Wahrnehmungsfunktionen werden durch Neuroleptika verschiedener Substanzklassen erst nach Einzeldosen über l00 mg Chlorpromazinäquivalent (CPZ) sicher beeinflußt. Ein spezifischer neuroleptischer Effekt auf sensorische Inputprozesse läßt sich nicht nachweisen. **Kognitive Funktionen** (Denken, Intelligenz) werden bei Dosen unter 200 mg CPZ nicht signifikant beeinflußt. **Lernprozesse**, wie verbales Lernen und klassisches (verbales) Konditionieren werden durch höhere Neuroleptika-Dosen (über l00 mg CPZ) negativ beeinflußt. Für operante Konditionierungsprozesse liegen humanexperimentelle Befunde kaum vor.

Eine spezifische Beeinträchtigung von **Gedächtnisfunktionen** (Kurz- und Langzeitgedächtnis) durch Neuroleptika ist nicht nachgewiesen. **Vigilanz**minderungen lassen sich hingegen bereits ab Einzeldosen von 50 mg Chlorpromazin nachweisen. Mit verschiedenen Methoden erfaßte **Konzentrationsleistungen** werden erst bei höheren Dosierungen nachteilig beeinflußt. **Psychomotorische Leistungen** schließlich werden dosisabhängig unterschiedlich beeinträchtigt. Während niedrige Dosen motorische Halteparameter günstig beeinflussen können, werden bei höheren Dosen vor allem geschwindigkeitsabhängige komplexere Leistungen nachteilig beeinflußt.

Quasiexperimentelle Untersuchungen an schizophrenen Patienten haben bei chronischer Neuroleptikaapplikation keine nachteiligen Effekte auf kognitive und Wahrnehmungfunktionen nachgewiesen (KILLIAN et al. 1984).

Unbefriedigend ist die mangelhafte neurobiologische Hypothesenbildung bei der Auswahl psychologischer Testverfahren. Ausnahme sind hier Untersuchungen zur kognitiven Umstellfähigkeit als Indikator intakter Basalganglien- und Frontalhirnfunktionen, die durch Neuroleptika wie Haloperidol selektiv beeinträchtigt wird (BERGER et al. 1989).

Beeinflussung psychophysiologischer Funktionen

Psychophysiologische Indikatoren **zentraler** (EEG, evozierte Potentiale) und **peripherer** (vegetativer) Aktivität des Nervensystems (elektrodermale, kardiovaskuläre, pupilläre Aktivität) sind bei schizophrenen Erkrankungen verändert und werden durch Neuroleptika z. T. in charakteristischer Weise beeinflußt (SALETU 1980, VENABLES 1980).

Frühere **elektroenzephalographische Untersuchungen** haben gezeigt, daß dem neuroleptisch induzierten "akinetisch-abulischen" Syndrom bei Schizophrenen eine Synchronisierungs- und Rhythmisierungstendenz mit leichter Verlangsamung im Grundrhythmus korrespondiert, die durch LSD wieder aufgehoben werden kann (FLÜGEL und BENTE 1956). Unter der Behandlung mit Neuroleptika verschiedener Substanzklassen kommt es zur Zunahme des Alpha-Index bei leichter Frequenzabnahme, Spannungszunahme und vermehrter Regularität (ITIL et al. 1974). Dieser Effekt wird auch bei gesunden Probanden beobachtet (LAURIAN et al. 1981).

Clozapin weist hier ebenfalls ein besonderes Profil auf: Neben Alpha-Verlangsamung, Theta- und Delta-Aktivitätszunahme wird auch eine Zunahme im Beta-Frequenzband (20–25 Hz) beobachtet, was das Profil in die Nähe der Thymoleptika, speziell des Imipramin rückt (ROUBICEK 1980).

Mit Hilfe von Mehrkanalableitungen (mindestens 19) und quantitativen Analysemethoden (EEG-Mapping) werden zusätzlich auch topographische Veränderungen spektraler Leistungsparameter beurteilbar. Dabei zeigt sich beispielsweise unter Chlorprothixen eine Zunahme der absoluten Delta-

Theta-Leistung über frontalen Regionen, eine Verlangsamung der Schwerpunktfrequenz fast über dem gesamten Gehirn, eine Zunahme der relativen Delta-Theta-Power über allen Regionen, eine Alphaabnahme rechts okzipito-temporal sowie eine Abnahme der Betaaktivität über den vorderen bis mittleren Hirnregionen (SALETU und ANDERER 1989). Demgegenüber wird die Beobachtung einer Zunahme von Beta-Frequenzen über frontozentralen Regionen neben einer okzipitalen Alpha-Verlangsamung unter Chlorpromazin als Nebeneinander von Indikatoren inhibitorischer und exzitatorischer Wirkqualitäten mit der klinischen Wirksamkeit der Neuroleptika auch bei defektuösen Zustandsbildern in Beziehung gebracht (COPPOLA und HERRMANN 1987).

Schizophrene Patienten mit relativ niedergespannter, spärlich ausgeprägter Alpha-Aktivität und vermehrt rascheren Frequenzen lassen eine Therapieresponse auf Neuroleptika erwarten (ITIL et al. 1975) und weisen nach einer oralen neuroleptischen Testdosis typische elektroenzephalographische Veränderungen auf (ITIL et al. 1981). Demnach haben elektroenzephalographische Indikatoren hirnfunktionaler Veränderungen bereits nach einer neuroleptischen Einzeldosis responseprädiktive Bedeutung (GAEBEL et al. 1988).

Evozierte Potentiale, z. B. bei somatosensorischer Auslösung, erfahren durch Neuroleptika eine dosisabhängige Latenzverlängerung und Amplitudenreduktion (SALETU 1980). Die Verlängerung der Latenzen kann als Arousal-dämpfender Effekt der Neuroleptika verstanden werden.

Von den peripheren Indikatoren wird die tonische Aktivität der **Hautleitfähigkeit** durch Neuroleptika reduziert, während die phasische Aktivität weitgehend unbeeinflußt bleibt (VENABLES 1980). Am **kardiovaskulären** System zeigen Neuroleptika neben selteneren direkten Effekten (arrhythmogene und antiarrhythmische) vor allem indirekte (antialphaadrenerg vermittelte) Effekte auf die tonische Aktivität (ELKAYAM und FRISHMAN 1980), indem sie die Herzrate erhö-

hen (Reflextachykardie) und in ihrer Variabilität reduzieren (VENABLES 1980). Demnach sind Neuroleptikawirkungen auf periphere Arousalindikatoren nicht eindeutig interpretierbar. Entsprechend sind auch die experimentellen Befunde zur neuroleptischen Beeinflussung der **Pupillenaktivität** einzuordnen.

Aufgrund der Doppelinnervation der Irismuskulatur (Dilatator sympathisch, Sphinkter parasympathisch) ergeben die statische und dynamische Messung der Pupillenweite Aufschluß über das periphere vegetative Gleichgewicht, das allerdings durch supranukleäre hemmende Einflüsse des Nucleus Edinger Westphal auf den Sphinkter-Kern mitbestimmt wird.

Unter Neuroleptika verschiedener Substanzklassen kommt es zu einer Pupillenverengung (LAUBER 1967, GRÜNBERGER et al. 1986), die durch Anticholinergika aufgehoben wird (LOGA et al. 1975). Inwieweit der sich an der Pupille manifestierende "trophotrope" (sympathikolytische) Nettoeffekt der Neuroleptika (LAUBER 1967) mit ihrer zentralen und therapeutischen Wirkung zusammenhängt, ist allerdings ebenso offen wie die neurophysiologische Bedeutung der gestörten statischen und dynamischen (reflektorischen) Pupillenaktivität bei Schizophrenen (VENABLES 1980).

2.2.3 Klinische Pharmakologie der Neuroleptika

Allgemeine Wirkcharakteristika
Neuroleptika sind eine strukturchemisch heterogene Gruppe von Psychopharmaka (vgl. Kap. 1), deren Wirkungsspezifität vor allem in ihrer **antipsychotischen Wirksamkeit** besteht.

Hierzu rechnet die Beeinflussung von wahnhaften Denk- und Wahrnehmungsstörungen, inkohärenten Denkabläufen, Ich-Störungen, katatonen Verhaltensstörungen, affektiv gespannten Zuständen und aggressiv getönten psychomotorischen Erregungszuständen bei relativer Nichtbeeinflussung der Bewußtseinslage.

Zur klinischen Charakterisierung des Wirkprofils verschiedener Neuroleptika können außerdem auch **ataraktische**, **antimanische**, **antiautistische**, **extrapyramidale** und **adrenolytische** Wirkqualitäten herangezogen werden (COLLARD 1974). Allgemein richtet sich die Therapie mit Neuroleptika auf nosologisch unspezifische Zielsyndrome (Tabelle 2.2.1).

Tabelle 2.2.1. Hauptindikationen für Neuroleptika

- Symptomatische Beruhigung pathologischer Erregungszustände jeglicher Genese
- Behandlung akuter psychotischer Störungen
- Langzeittherapie chronischer schizophrener Zustände (Symptomsuppression, Verschlechterungsprophylaxe)
- Langzeittherapie bei remittierten schizophrenen Patienten (Rezidivprophylaxe)

(mod. nach LEHMANN 1975)

Obwohl Neuroleptika aufgrund ihrer z. T. sedierenden, vegetativ-dämpfenden, antiallergischen und schmerzdistanzierenden Wirkung breite Anwendung in der gesamten Medizin finden, ist ihre Domäne der Einsatz in der Behandlung schizophrener Erkrankungen. Neuroleptika beeinflussen allerdings weniger schizophrene Grund- oder Defizienzsymptome, als akzessorische Symptomatik.

Bei einer groben Dreiteilung der Phänomenologie schizophrener Erkrankungen in Positiv-, Negativ- und soziale Symptomatik (STRAUSS et al. 1974), bildet **Positivsymptomatik** das Zielsyndrom neuroleptischer Behandlung. Aber auch **Negativsymptomatik** ist nicht völlig unresponsiv (GOLDBERG 1985). Häufig verbessert sich mit Symptomreduktion und Verhinderung von Rückfällen sekundär auch die **soziale Anpassung** der Patienten.

Wirkprofile der Neuroleptika
Antipsychotische Wirkung
Allen heute bekannten Neuroleptika ist die postsynaptische Blockade zentraler Dopamin-Rezeptoren gemeinsam, die neurobiochemisch aufgrund der Art ihrer Kopplung mit einer Adenylatzyklase weiter in **D1- und D2- Rezeptoren** differenziert werden können (CREESE 1985). Während für die antipsychotische Wirksamkeit eine Blockade mesotelenzephaler Bahnsysteme eine Rolle spielt, ist die Blockade nigrostrialer und tuberoinfundibulärer Bahnen für das Auftreten von extrapyramidalmotorischen bzw. endokrinologischen Nebenwirkungen (Prolaktinerhöhung) verantwortlich (vgl. Kap. 3).

Neuroleptika zeigen unterschiedliche Affinität auch zu anderen Neurotransmitter-Systemen. Während z. B. Haloperidol und Pimozid als spezifische Dopaminantagonisten gelten, rechnen Chlorpromazin, Chlorprothixen, Pipamperon und Clozapin zu den unspezifischen Dopaminantagonisten, da ihre Affinität zu verschiedenen Transmittersystemen in etwa der gleichen Größenordnung liegt (NIEMEGEERS 1984).

Möglicherweise spielt auch die Blockade anderer, z. B. noradrenerger und serotoninerger Transmittersysteme eine Rolle für die Entfaltung antipsychotischer Effekte. Das antidopaminerge, antiserotoninerge, antihistaminerge und antinoradrenerge Profil einer Substanz im Tierversuch erlaubt jedenfalls eine gewisse Vorhersage ihres klinischen Wirkungs bzw. Nebenwirkungsprofils (vgl. Kap. 4.3).

Ungeachtet offener Fragen bezüglich des Wirkmechanismus bestehen in der antipsychotischen Wirksamkeit keine wesentlichen klinischen Unterschiede (adäquate Dosierung vorausgesetzt) zwischen den verschiedenen Neuroleptika (LEHMANN 1975).

Die heute verfügbaren **Langzeit- bzw. Depot-Präparate** (vgl. Kap. 4.6) entstammen den Gruppen der mittel- bis hochpotenten Neuroleptika. Nach den Ergebnissen verschiedener Studien kann davon ausgegangen werden, daß hinsichtlich der antipsychotischen und rezidivprophylaktischen Wirksamkeit gängiger Langzeitpräparate keine klinisch relevanten Unterschiede bestehen (KAPFHAMMER und RÜTHER 1988).

Neuroleptische Potenz
Erhebliche quantitative Unterschiede bestehen zwischen verschiedenen Neuroleptika
hinsichtlich ihrer antipsychotischen Wirk-
potenz. Gemeint ist hiermit die auf Milli-
gramm-Basis verglichene mittlere klinische
Dosierung, mit der gleiche antipsychotische
Effekte erreicht werden. Zwischen der der-
art definierten klinischen Potenz eines Neuroleptikums und seiner in vitro bestimmten
Affinität zu mit 3H-Spiroperidol markierten
Dopaminrezeptoren am Rattencaudatum
besteht eine sehr enge Korrelation (PEROUTKA
und SNYDER 1980). Unter Bezug auf die Refe-
renzsubstanz Chlorpromazin wurden entsprechende Dosisäquivalenz-Tabellen für
Neuroleptika erstellt (Tabelle 2.2.2).
Die angegebenen Werte können allerdings
nur als grobe Vergleichszahlen gelten, sie
schwanken von Autor zu Autor nicht uner-
heblich (WYATT 1976, HAASE 1977).

Für Depotneuroleptika errechnen sich unter Berücksichtigung des Applikationsintervalls Tages-
dosen, die aufgrund des wegfallenden First-pass-
Effekts etwa ein Drittel bis ein Viertel der entsprechenden oralen Dosis betragen. Da verbindliche
Konversionsregeln fehlen und der Aufbau eines

Steadystate etwa 3–4 Monate dauert, sollte über-
lappend von oraler auf Depot-Behandlung um-
gestellt werden (YADALAM und SIMPSON 1988,
MARDER et al. 1986).

Für die meisten Neuroleptika besteht eine
Parallelität zwischen ihrer Milligramm-Potenz und dem Auftreten extrapyramidalmotorischer Nebenwirkungen. Dies ist einerseits mit ihrer Affinität zu nigrostriatalen
Dopaminrezeptoren, andererseits mit ihren
anticholinergen Eigenschaften in Zusammenhang gebracht worden, die eine re-
ziproke Beziehung zur Milligramm-Potenz
aufweisen (SOVNER und DIMASCIO 1978).

Von HAASE (1977) ist unter dem Begriff der "**neuroleptischen Schwelle**" eine Dosierung im
Auftretensbereich feinmotorischer extrapyramidaler Bewegungsstörungen als sine qua non der
antipsychotischen Wirkung von Neuroleptika
vertreten worden. Die für einzelne Neuroleptika
unterschiedlichen "Schwellendosen" wurden
von HAASE zur Definition der in seinem Sinn
verstandenen "neuroleptischen Potenz" beigezo-
gen. Diese Einteilung liefert aber nur eine sehr
allgemeine Orientierung, wenn man die ausgeprägte interindividuelle Variabilität berücksichtigt. Da die Auslösung antipsychotischer und extrapyramidalmotorischer Effekte an unterschied-

Tabelle 2.2.2. Äquivalenzdosen (mgCPZ) und Umrechnungsfaktoren (relative Potenz) für einige
ausgewählte Neuroleptika entsprechend 100 mg Chlorpromazin (mod. nach WYATT 1976, HAASE 1977).
NOTA: siehe aber auch unterschiedliche Literaturangaben bzw. Dosisbereiche auf S. 95 und 132

	mgCPZ (n. HAASE)	Relative Potenz	mgCPZ (n. WYATT)	Relative Potenz
Chlorpromazin	100	1	100	1
Thioridazin	150–300	0,3–0,5	108	0,9
Perazin	"	"		
Clozapin	–	"	79	
Sulpirid	"	"		
Chlorprothixen	125–150	0,6–0,8	35	3
Clopenthixol	30–50	2-3	22	4,5
Perphenazin	10	10	8,8	11
Fluphenazin	<2	<50	1,2	83
Flupentixol	"	"	1,2	83
Haloperidol	"	"	2,4	42
Pimozid	"	"	1,2	83
Benperidol	>0,25	>400	1,2	83

liche dopaminerge Systeme gebunden ist und beide Effekte, wie beim Clozapin, dissoziiert auftreten können, ist die Kopplung zwischen antipsychotischer und extrapyramidalmotorischer Wirkung nicht obligat.

Der in diesem Zusammenhang postulierte antagonisierende Effekt von Anticholinergika gegenüber der antipsychotischen Neuroleptikawirkung ist nicht gesichert. SIMPSON et al. (1980) konnten keine neuroleptische Plasmaspiegel-Erniedrigung oder klinische Wirksamkeitsminderung unter Anticholinergika feststellen.

Klinische Wirksamkeit
Die antipsychotische Wirksamkeit der Neuroleptika in der **Akutbehandlung** schizophrener Psychosen ist durch kontrollierte Studien gut belegt. Besserungsraten einer sechs-wöchigen Akutbehandlung liegen bei 75% unter Verum gegenüber 25% unter Plazebo (DAVIS et al. 1980).

Für die **Langzeitbehandlung** schizophrener Psychosen ergab eine Übersicht über 29 doppelblind kontrollierte, postakute Behandlungsstudien von ca. 6monatiger Dauer eine Rückfallquote von 19% unter Verum gegenüber 55% unter Plazebo (DAVIS et al. 1980). DAVIS (1985) kalkuliert eine monatliche Rückfallrate von 10% unter Plazebo und 2–3% unter Verum. Längerfristig angelegte Studien zeigen dementsprechend, daß vom 1. zum 2. Behandlungsjahr die Rückfallquoten unter Plazebo von 68% auf 80%, die unter Neuroleptika von 31% auf 48% ansteigen (HOGARTY et al. 1974).

Diese noch relativ hohe Rückfallziffer unter der neuroleptischen Behandlung liegt in einigen Studien an vollremittierten schizophrenen Patienten deutlich niedriger. Dies zeigt das besonders gute Behandlungsansprechen bei günstiger prognostischer Ausgangssituation. Diese Beobachtung trifft auch auf depotneuroleptische Langzeitbehandlungen zu, die sich im kontrollierten Vergleich zur oralen Behandlung bis zu zwei Jahren nur bedingt überlegen erwiesen haben (KANE 1984).

Bezüglich des Zusammenhangs zwischen Dauer und überdauerndem Erfolg einer Langzeitbehandlung zeigen Absetzstudien mehrjährig unter Neuroleptika rezidivfrei gebliebener Patienten, daß beim Absetzen auch nach dem 5. Behandlungsjahr noch Rezidivquoten über 60% auftreten (CHEUNG 1981). Klinische Indikationsregeln empfehlen deshalb bei rezidivierendem Verlauf eine jahre- bzw. lebenslange Erhaltungsmedikation (LEHMANN 1975).

Klinische Wirkunterschiede
Unter dem Postulat "the right drug for the right patient" wurde die differentielle Response psychopathologisch definierter Patientengruppen gegenüber verschiedenen Neuroleptika untersucht. Zunächst nachgewiesene Unterschiede und damit scheinbar differentielle Indikationen konnten allerdings nicht repliziert werden. So teilen MAY und GOLDBERG (1978) mit anderen Autoren die Überzeugung, daß es eine valide klinische Subtypologie mit selektiver Response auf bestimmte Neuroleptika nicht gibt.

Trotz dieser negativen Ergebnisse werden immer wieder substanzspezifische Wirkungen beschrieben, z. B. ein eher stimmungsaufhellender und anxiolytischer Effekt der Thioxanthene in sog. "Tranquilizerdosierung". Dieses Beispiel unterstreicht die mögliche Bedeutung unterschiedlicher Dosierungsbereiche für das Neuauftreten oder Zurücktreten bestimmter Wirkqualitäten.

Das Fehlen substanzspezifischer Zielsyndrome bedeutet, daß die Auswahl eines Neuroleptikums "empirisch" nach Dosiskriterien, Nebenwirkungskriterien und früherem Therapieansprechen zu erfolgen hat. Dabei stehen die neuroleptische Potenz und das zu erwartende Ausmaß sedierender Nebenwirkungen im Mittelpunkt differenzierender Überlegungen. Klinisch besteht allerdings kein Zweifel daran, daß verschiedene Neuroleptika nicht einfach "austauschbar" sind, sondern daß für jeden Patienten im Behandlungsverlauf das optimale Präparat gefunden werden muß, auf das er dann eingestellt bleiben sollte (GARDOS 1974).

Nebenwirkungsprofil

Neuroleptika können grundsätzlich als sichere Medikamentengruppe mit großer therapeutischer Breite gelten. Toxische Effekte werden seltener unter Butyrophenonen als unter trizyklischen Neuroleptika beobachtet. Intoxikation mit Phenothiazinen führt dosisabhängig zu Benommenheit bis Koma, Tremor und Konvulsionen, führende Symptome sind Hypotension, Hypothermie, extrapyramidale und respiratorische Störungen sowie Tachykardie. Vergiftungen mit Dosen bis zu mehreren Gramm sind überlebt worden (Erwachsene), die Letalität liegt bei 4–5% (LEUSCHNER et al. 1989).

Ein sicherer Nachweis teratogener Effekte der Neuroleptika am Menschen ist insbesondere für Phenothiazine bisher nicht erbracht worden (LEUSCHNER et al. 1980, THIELS et al. 1983).

Das klinische Nebenwirkungsprofil zeigt Beziehungen zu den einzelnen Substanzklassen, sowie strukturübergreifend zur antipsychotischen Potenz und zum Rezeptorbindungsprofil. So nimmt die neuroleptische Potenz etwa parallel zum Ausmaß an extrapyramidalmotorischen Nebenwirkungen von den aliphatischen über die Piperidin- zu den Piperazin-substituierten Phenothiazinen und Butyrophenonen zu, während sich Sedation und vegetative Begleitwirkungen reziprok verhalten (Abb. 2.2.1). Aus den substanzspezifischen Nebenwirkungen leiten sich die Auswahl- und Dosierkriterien für Risikopopulationen ab (OYEWUMI 1983). Hinsichtlich spezieller Nebenwirkungen vgl. Kap. 4.3.

Prädiktoren der Neuroleptikaresponse

Die interindividuelle Variabilität unbehandelter und behandelter Krankheitsverläufe begründet die Suche nach prognostisch relevanten Einflußgrößen. Bei einer Besserung kann es sich um eine Spontanremission, um eine Placebo- oder spezifische therapeutische Response, bei ausbleibender Besserung hingegen entweder um inadäquate Behandlung (z. B. Unterdosierung) oder behandlungsresistente Nonresponse handeln (WOGGON und BAUMANN 1983). Potentielle Einflüsse auf den Verlaufsausgang können in Charakteristika des Patienten, seiner Erkrankung, seiner Umwelt, in Behandlung und Behandler gesucht werden.

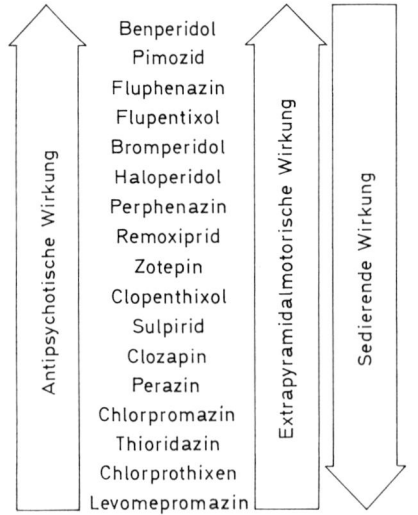

Abb. 2.2.1. Wirkungs-Nebenwirkungs-Relation verschiedener Neuroleptika

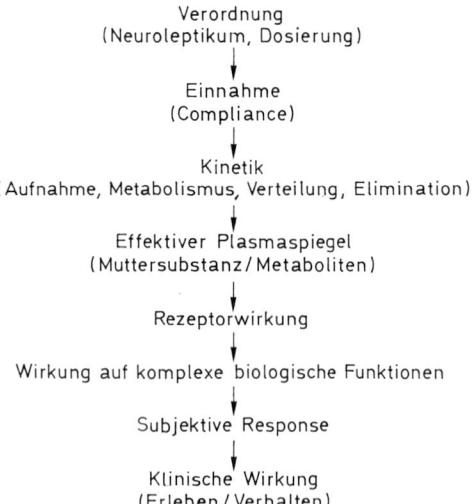

Abb. 2.2.2. Einflußebenen zur Erklärung der interindividuellen Variabilität von Neuroleptikawirkungen (mod. nach MURPHY et al. 1978)

Zur Erklärung interindividueller Reaktionsunterschiede sei auf das modifizierte Schema von Murphy et al. (1978) verwiesen (Abb. 2.2.2). In dem Prozeß von der Verordnung eines Neuroleptikums bis zur beobachteten Wirkung im Erleben und Verhalten des Patienten sind eine Reihe von Wirkebenen abgrenzbar, auf denen die Wirkung modifiziert werden kann. So beeinflussen bereits auf der komplexen Ebene der Interaktion zwischen Therapeut und Patient "Therapeutenvariablen" den Medikamenteneffekt (Tuma et al. 1978). In diesem Kontext entwickelt sich die Behandlungsakzeptanz und "Compliance" des Patienten. Auf der Patientenseite bestimmen unspezifische Faktoren wie z. B. Alter, Geschlecht, Zivilstand, prämorbide Persönlichkeit und (kulturspezifische) Umgebungseinflüsse den spontanen Krankheitsverlauf, Therapieverhalten und Therapieansprechbarkeit mit (May und Goldberg 1978). Im Biologischen bestehen interindividuelle Variationsmöglichkeiten beispielsweise aufgrund unter genetischer Kontrolle stehender pharmakokinetischer Differenzen (Sakurai et al. 1980) sowie unterschiedlicher pharmakodynamischer Sensibilität (Galdi et al. 1981). Schließlich zeigen EEG-Studien, daß der "Ausgangszustand" des komplexen biologischen Systems für die Therapieansprechbarkeit bedeutsam ist (Itil et al. 1975).

Vor dem Hintergrund begrenzter Vorhersagemöglichkeiten des Therapieansprechens mit Hilfe vor Behandlungsbeginn erhobener "statischer" Variablen stellt das sog. **"Testdosismodell"** ein Verfahren zur Optimierung der Responseprädiktion einer neuroleptischen Akutbehandlung dar (May et al. 1976). Bei diesem Ansatz wird z. B. anhand klinischer, pharmakokinetischer, neuroendokrinologischer und psychophysiologischer Parameter die Reaktion des Organismus auf eine neuroleptische "Testdosis" oder kurzfristige Probebehandlung geprüft. In regeltheoretischer Sicht wird das psychobiologische System "Patient" einem definierten therapeutischen Eingriff unterzogen und aus der Dynamik interventionsbezogener Parameter auf seine potentielle Veränderungsbereitschaft geschlossen.

So haben z. B. Untersuchungen zum Zeitverlauf der antipsychotischen Wirkung von Neuroleptika gezeigt, daß das Ausmaß der klinischen Besserung in den ersten Behandlungstagen eine relativ zuverlässige Vorhersage des weiteren Behandlungsverlaufs zuläßt (z. B. Nedopil und Rüther 1981, Möller et al. 1983, Gaebel et al. 1988).

Unter pharmakokinetischem Aspekt ist allerdings vorrangig der Zusammenhang zwischen neuroleptischen Steadystate-Plasmaspiegeln und klinischer Response untersucht worden (vgl. Kap. 2.1). Aufgrund der vorliegenden Befunde kann von einem eng begrenzten therapeutisch wirksamen Plasmaspiegel im Sinne eines therapeutischen Fensters nicht ausgegangen werden (Simpson und Yadalam 1985). Die klinische Praxis, im Falle einer ausbleibenden Besserung die Dosis zu erhöhen, entbehrt demnach bei behandlungsresistenter Nonresponse eines therapeutischen Rationals (Van Putten et al. 1981).

Neben Studien, die keinen Zusammenhang zwischen Plasmaspiegel und neuroleptischer Response finden, berichten einige über lineare, andere über kurvilineare Beziehungen (vgl. Simpson und Yadalam 1985). Das Erythrozyten-Modell stellt möglicherweise ein besseres peripheres Korrelat der Hirngewebskonzentration dar, da nur die freie Fraktion nicht an Plasmaproteine gebundener Substanz Zugang zum ZNS hat. Schließlich spielt die Zahl aktiver und inaktiver Metaboliten für derartige Untersuchungen eine zusätzliche Rolle. Mit der Methode des Radiorezeptor-Assays, der sowohl Muttersubstanz wie aktive Metaboliten erfaßt, fand sich eine lineare Beziehung zwischen Plasmaspiegel und klinischer Response (Cohen et al. 1980).

Der prädiktive Ansatz mit dem Testdosismodell versucht demgegenüber aus der Einzeldosiskinetik auf die Steady state-Plasmaspiegel und die therapeutische Response zu schließen.

Einige Studien zeigen eine hochsignifikante Korrelation zwischen Peakplasmaspiegel nach einer Testdosis und Steadystate-Plasmaspiegel nach mehreren Wochen (Davis et al. 1974, Marder et al. 1986, Gaebel et al. 1988). Dies weist daraufhin, daß die Einzeldosiskinetik als Indikator für Absorption, First-pass-Metabolismus, Verteilung, Plasmabindung, Metabolisierung und Exkretion das weitere "Schicksal" eines Neuroleptikums unabhängig von der gewählten Dosierung vorhersagt. Gegenüber der hohen interindividu-ellen Querschnittsvariabilität spricht dies für eine hohe intraindividuelle Längsschnittstabilität pharmakokinetischer Parameter.

Nach einer oralen Testdosis Chlorpromazin korrelierte der Plasmaspiegel der Mutter-substanz nach 24 Stunden mit der klinischen Besserung in der BPRS nach 28 Tagen (MAY et al. 1981) bzw. die zur Muttersub-stanz relativen Plasmaspiegel (inaktiver) Metaboliten nach drei Stunden mit der klini-schen Verschlechterung in der BPRS nach drei Monaten (SAKURAI et al. 1980). Ande-rerseits zeigen Befunde niedrigerer Plas-maspiegel nach Testdosis bei späteren Re-spondern im Vergleich zu Nonrespondern, daß das Therapieansprechen möglicherwei-se eher einem Alles-oder-Nichts-Gesetz als einer definierten Dosis-Wirkungs-Kurve folgt (GAEBEL et al. 1988).

Trotz vereinzelter Hinweise auf einen Zu-sammenhang zwischen Prolaktinanstieg – als Indikator einer Blockade im tuberoin-fundibulären DA-System – und klinischer Response haben die meisten Studien einen derartigen Zusammenhang nicht bestätigen können (z. B. MELTZER et al. 1983).

Durch Variablenkombination "statischer" und "dynamischer" Prädiktoren, z. B. EEG-Variablen, läßt sich eine Optimierung der Responseprädiktion erreichen, deren klini-sche Nutzbarmachung allerdings noch aus-steht (GAEBEL et al. 1988).

2.2.4 Ausblick

Neuroleptika haben in entscheidendem Maße zur Deinstitutionalisierung schizo-phrener Patienten beigetragen, indem sie psychotische Rezidive mildern, verkürzen oder verhindern und damit die Vorausset-zung halbstationärer und ambulanter Be-handlung schaffen. Die Einführung atypi-scher Neuroleptika wie Clozapin hat das Behandlungsspektrum auf Patienten erwei-tert, die unter konventioneller neurolepti-scher Behandlung als therapieresistent gal-ten (KANE et al. 1988). Die Entwicklung neuer Substanzen mit komplexeren Wir-kungsmechanismen am dopaminergen Sy-stem (CARLSSON 1987), aber auch an anderen Transmittersystemen, läßt in Zukunft eine spezifischere Wirkung auf Zielsyndrome wie Negativsymptomatik bei gleichzeitig reduziertem Nebenwirkungsprofil erwar-ten. Die Entwicklung bildgebender Verfah-ren schließlich macht es möglich, bereits heute Ort und Ausmaß der Rezeptorbin-dung in vivo abzuschätzen (FARDE et al. 1988) und damit zukünftig die Therapie auch hinsichtlich der Dosierung rationaler zu steuern.

Literatur

BERGER HJC, HOOF VAN JJM, SPAENDONCK VAN KPM, HORSTINK MWI, BERCKEN VAN DEN JHL, JASPERS R, COOLS AR (1989) Haloperidol and cognitive shifting. Neuropsychologia 27: 629–639

BRACHA HS (1987) Asymmetric rotational (circ-ling) behavior, a dopamine-related asymme-try; preliminary findings in unmedicated and never-medicated schizophrenic patients. Biol Psychiatry 22: 995–1003

BUNNEY BS, SESACK SR, SILVA NL (1987) Midbrain dopaminergic systems: neurophysiology and electrophysiological pharmacology. In: MELT-ZER HY (ed) Psychopharmacology. The third generation of progress. Raven Press, New York, pp 113–126

CARLSSON A (1987) Overview of dopamine mecha-nism: neurochemical and pharmacological evidence. In: HELMCHEN H, HENN H (eds) Biolo-gical perspectives of schizophrenia. Wiley, Chichester New York, pp 283–297

CHEUNG H (1981) Schizophrenics fully remitted on neuroleptics for 3 to 5 years – to stop or continue drugs? Br J Psychiatry 138: 490–494

COHEN BM, LIPINKSI JF, POPE HG, HARRIS PQ, ALTESMAN RI (1980) Neuroleptic blood levels and therapeutic effect. Psychopharmacology 70: 191–193

COLLARD J (1974) The main clinical classifications of neuroleptics. Acta Psychiatr Scand 74: 447–461

COPPOLA R, HERRMANN WM (1987) Psychotropic drug profiles: comparisons by topographic maps of absolute power. Neuropsychobiology 97–104

CREESE I (1985) Binding interactions of neuroleptic drugs with dopamine receptors and their implications. In: SEIDEN LS, BALSTER RL (eds) Behavioral pharmacology. The current status. Liss, New York, pp 221–241

DAVIS JM (1985) Maintenance therapy and the natural course of schizophrenia. J Clin Psychiatry 46: 18–21

DAVIS JM, JANOWSKY DS, SEKERKE HJ, MANIER H, EL-YOUSEFF MK (1974) The pharmacokinetics of butaperazine in serum. In: FORREST IS, CARR CJ, USDIN E (eds) Phenothiazines and structurally related drugs. Raven Press, New York, pp 433–443

DAVIS JM, SCHAFFER CB, KILLIAN GA, KINARD C, CHAN C (1980) Important issues in the drug treatment of schizophrenia. Schizophr Bull 6: 70–87

DENIKER P (1988) Die Geschichte der Neuroleptika. In: LINDE OK (Hrsg) Pharmakopsychiatrie im Wandel der Zeit. Tilia, Nürnberg, S 119–133

ELKAYAM U, FRISHMAN W (1980) Cardiovascular effects of phenothiazines. Am Heart J 100: 397–401

FARDE L (1988) Central d2-dopamine receptor occupancy in schizophrenic patients treated with antipsychotic drugs. Arch Gen Psychiatry 45: 71–76

FIBIGER HC, PHILLIPS AG (1985) Behavioral pharmacology of neuroleptic drugs: possible mechanism of action. In: SEIDEN LS, BALSTER RL (eds) Behavioral pharmacology. The current status. Liss, New York, pp 243–259

FLÜGEL F, BENTE D (1956) Das akinetisch-abulische Syndrom und seine Bedeutung für die pharmakologisch-psychiatrische Forschung. Dtsch Med Wochenschr 81: 2071–2074

FRITH CD (1987) The positive and negative symptoms of schizophrenia reflect impairments in the perception and initiation of action. Psychol Med 17: 631–648

GAEBEL W, PIETZCKER A, ULRICH G, SCHLEY J, MÜLLER-OERLINGHAUSEN B (1988) Möglichkeiten der Voraussage des Erfolges einer Akutbehandlung mit Perazin anhand der Reaktion auf eine Perazintestdosis . In: HELMCHEN H, HIPPIUS H, TÖLLE R (Hrsg) Therapie mit Neuroleptika – Perazin. Thieme, Stuttgart New York, S 159–172

GALDI J, RIEDER RO, SILBER D, BONATO RR (1981) Genetic factors in the response to neuroleptics in schizophrenia: a pharmacogenetic study. Psychol Med 11: 713–728

GARDOS G (1974) Are antipsychotic drugs interchangeable? J Nerv Ment Dis 5: 343–348

GOLDBERG SC (1985) Negative and deficit symptoms in schizophrenia do respond to neuroleptics. Schizophr Bull 11: 453–456

GRÜNBERGER J, LINZMAYER L, CEPKO H, SALETU B (1986) Pupillometrie im psychopharmakologischen Experiment. Arzneimittelforschung 36: 141–146

HAASE HJ (1977) Therapie mit Psychopharmaka und anderen seelisches Befinden beeinflussenden Medikamenten, 4. Aufl. Schattauer, Stuttgart New York

HARVEY JA (1987) Effects of drugs on associative learning. In: MELTZER HY (ed) Psychopharmacology. The third generation of progress. Raven Press, New York, pp 1485–1491

HOGARTY GE, GOLDBERG SC, SCHOOLER NR, ULRICH RF (1974) Drug and sociotherapy in the aftercare of schizophrenic patients. II. Two-year relapse rates. Arch Gen Psychiatry 31: 603–608

ITIL TM, PATTERSON CD, KESKINER A, HOLDEN JM (1974) Comparison of phenothiazine and non-phenothiazine neuroleptics according to psychopathology, side effects and computerized EEG. In: FORREST IS, CARR CJ, USDIN E (eds) The phenothiazines and structurally related drugs. Raven Press, New York, pp 499–509

ITIL TM, MARASA J, SALETU B, DAVIS S, MUCCIARDI AN (1975) Computerized EEG: predictor of outcome in schizophrenia. J Nerv Ment Dis 160: 188–203

ITIL TM, SHAPIRO D, SCHNEIDER SJ, FRANCIS IB (1981) Computerized EEG as a predictor of drug response in treatment resistant schizophrenics. J Nerv Ment Dis 169: 629–637

JANKE W (1980) Psychometric and psychophysiological actions of antipsychotics in men. In: HOFFMEISTER F, STILLE G (eds) Psychotropic agents. Springer, Berlin Heidelberg New York, pp 305–336

JURNA I (1980) Neurophysiological properties of neuroleptic agents in animals. In: HOFFMEISTER F, STILLE G (eds) Psychotropic agents. Springer, Berlin Heidelberg New York, pp 111–175

KANE JM (1984) The use of depot neuroleptics: clinical experience in the United States. J Clin

Psychiatry 45: 5–12

KANE J, HONIGFELD G, SINGER J, MELTZER H (1988) Clozapine for the treatment-resistant schizophrenic. Arch Gen Psychiatry 45: 789–796

KAPFHAMMER H-P, RÜTHER E (1988) Depot-Neuroleptika. Springer, Berlin Heidelberg New York Tokyo

KILLIAN GA, HOLZMAN PS, DAVIS JM, GIBBONS R (1984) Effects of psychotropic medication on selected cognitive and perceptual measures. J Abnorm Psychol 93: 58–70

KORNETSKY C (1985) Neuroleptic drugs may attenuate pleasure in the operant chamber, but in the schizophrenic's head they may simply reduce motivational arousal. Behav Brain Sci 8: 173–192

KREISKOTT H (1980) Behavioral pharmacology of antipsychotics. In: HOFFMEISTER F, STILLE G (eds) Psychotropic agents. Springer, Berlin Heidelberg New York, pp 59–88

LAUBER HL (1967) Pupillometrische Versuche bei Anwendung von Psychopharmaka. Med Welt 18: 572–576

LAURIAN S, LE PK, BAUMANN P, PEREY M, GAILLARD J-M (1981) Relationship between plasma-levels of chlorpromazine and effects on EEG and evoked potentials in healthy volunteers. Pharmacopsychiatry 14: 199–204

LEHMANN HE (1975) Psychopharmacological treatment of schizophrenia. Schizophr Bull 13: 27–45

LEHR E (1980) Testing antipsychotic drug effects with operant behavioral techniques. In: HOFFMEISTER F, STILLE G (eds) Psychotropic agents. Springer, Berlin Heidelberg New York, pp 89–95

LEUSCHNER F, NEUMANN W, HEMPEL R (1980) Toxicology of antipsychotic agents. In: HOFFMEISTER F, STILLE G (eds) Psychotropic agents. Springer, Berlin Heidelberg New York, pp 225–265

LOGA S, CURRY S, LADER M (1975) Interactions of orphenadrine and phenobarbitone with chlorpromazine: plasma concentrations and effects in man. Br J Clin Pharmacol 2: 197–208

MARDER SR, HAWES EM, PUTTEN VAN T, HUBBARD JW, McKAY G, MINTZ J, MAY PRA, MIDHA KK (1986) Fluphenazine plasma levels in patients receiving low and conventional doses of fluphenazine decanoate. Psychopharmacology 88: 480–483

MAY PRA, GOLDBERG SC (1978) Prediction of schizophrenic patients' response to pharmacopsychiatry. In: LIPTON MA, DIMASCIO A, KILLAM KF (eds) Psychopharmacology: a generation of progress. Raven Press, New York, pp 1139–1153

MAY PRA, PUTTEN VAN T, YALE C, POTEPAN P, JENDEN DJ, FAIRCHILD MD, GOLDSTEIN MJ, DIXON WJ (1976) Predicting individual responses to drug treatment in schizophrenia: a test dose model. J Nerv Ment Dis 162: 177–183

MAY PRA, PUTTEN VAN T, JENDEN DJ, YALE,C, DIXON WJ, GOLDSTEIN MJ (1981) Prognosis in schizophrenia: individual differences in psychological response to a test dose of antipsychotic drug and their relationship to blood and saliva levels and treatment. Compr Psychiatry 22: 147–152

MELTZER HY, BUSCH DA, FANG VS (1983) Serum neuroleptic and prolactin levels in schizophrenic patients and clinical response. Psychiatr Res 9: 271–283

MÖLLER HJ, KISSLING W, ZERSSEN VON D (1983) Die prognostische Bedeutung des frühen Ansprechens schizophrener Patienten auf Neuroleptika für den weiteren stationären Behandlungsverlauf. Pharmacopsychiatry 16: 46–49

MURPHY DL, SHILING DJ, MURRAY RM (1978) Psychoactive drug responder subgroups: possible contributions to psychiatric classification. In: LIPTON MA, DIMASCIO A, KILLAM KF (eds) Psychopharmacology: a generation of progress. Raven Press, New York, pp 807–820

NEDOPIL N, RÜTHER E (1981) Initial improvement as predictor of outcome of neuroleptic treatment. Pharmacopsychiatry 14: 205–207

NIEMEGEERS CJE (1984) Zur Pharmakologie der Antidepressiva und Neuroleptika. Nervenheilkunde 3: 28–32

OYEWUMI LK (1983) Neuroleptics under high risk conditions. Can J Psychiatry 38: 398–402

PEROUTKA SJ, SNYDER SH (1980) Relationship of neuroleptic drug effects at brain dopamine, serotonin, alpha-adrenergic, and histamine receptors to clinical potency. Am J Psychiatry 137: 1518–1522

RANDRUP A, KJELLBERG B, SCHIÖRRING E, SCHELL-KRÜGER J, FOG R, MUNKVAD I (1980) Stereotyped behavior and its relevance for testing neuroleptics. In: HOFFMEISTER F, STILLE G (eds) Psychotropic agents. Springer, Berlin Heidelberg New York, pp 97–110

ROUBICEK J (1980) Antipsychotics: neurophysiological properties (in man). In: HOFFMEISTER F, STILLE G (eds) Psychotropic agents. Springer, Berlin Heidelberg New York, pp 178–192

ROTH RH, WOLF ME, DEUTSCH AY (1987) Neurochemistry of midbrain dopamine systems. In: MELTZER HY (ed) Psychopharmacology. The third generation of progress. Raven Press, New York, pp 81–94

SAKURAI Y, TAKAHASHI R, NAKAHARA T, IKENAGA H

(1980) Prediction of response to and actual outcome of chlorpromazine treatment in schizophrenic patients. Arch Gen Psychiatry 37: 1057–1061

SALETU B (1980) Central measures in schizophrenia. In: PRAAG VAN,HM, LADER MH, RAFAELSEN OJ, SACHAR EJ (eds) Handbook of biological psychiatry. Part II. Brain mechanisms and abnormal behavior – psychophysiology. Dekker, New York Basel, pp 97–144

SALETU B, ANDERER P (1989) EEG-Mapping in der psychiatrischen Diagnose- und Therapieforschung. In: SALETU B (Hrsg) Biologische Psychiatrie. Thieme, Stuttgart New York, S 31–51

SIMPSON GM, YADALAM K (1985) Blood levels of neuroleptics: state of the art. J Clin Psychiatry 46: 22–28

SIMPSON GM, COOPER TB, BARK N, SUD I, LEE JH (1980) Effect of antiparkinsonian medication on plasma levels of chlorpromazine. Arch Gen Psychiatry 37: 205–208

SOVNER R, DI MASCIO A (1978) Extrapyramidal syndromes and other neurological side effects of psychotropic drugs. In: LIPTON MA, DiMASCIO A, KILLAM KF (eds) Psychopharmacology: a generation of progress. Raven Press, New York, pp 1021–1032

STILLE G (1971) Zur Pharmakologie katatonigener Stoffe. Arzneimittelforschung 6: 800–808

STILLE G, HIPPIUS H (1971) Kritische Stellungnahme zum Begriff der Neuroleptika. In: COPER H, ENGELMEIER MP, HEINRICH K, HERZ A, HIPPIUS H, KIELHOLZ P (Hrsg) Pharmakopsychiatrie. Neuro-Psychopharmakologie. Thieme, Stuttgart, S 182–191

STRAUSS JS, CARPENTER WT, BARTKO JJ (1977) The diagnosis and understanding of schizophrenia. Part III. Speculations on the processes that underlie schizophrenic symptoms and signs.

Schizophr Bull 11: 61–69

THIELS C, LEEDS A, RESCH F, GOESSENS L (1983) Wirkungen psychotroper Substanzen auf Embryo und Fetus. In: LANGER G, HEIMANN H (Hrsg) Psychopharmaka. Grundlagen und Therapie. Springer, Wien New York, S 559–573

TUMA AH, MAY PRA, YALE C, FORSTHYE AB (1978) Therapist characteristics and the outcome of treatment in schizophrenia. Arch Gen Psychiatry 35: 81–85

UNGERSTEDT U (1971) Postsynaptic supersensitivity after 6-hydroxydopamine induced degeneration of the nigrostriatal dopamine system. Acta Physiol Scand [Suppl] 367: 69–93

VAN PUTTEN T, MAY PRA, JENDEN DJ (1971) Does a plasma level of chlorpromazine help? Psychol Med 11: 729–734

VENABLES PH (1980) Peripheral measures of schizophrenia. In: PRAAG VAN HM, LADER MH, RAFAELSEN OJ, SACHAR EJ (eds) Handbook of biological psychiatry, part 3. Dekker, New York Basel, pp 79–95

WISE RA (1978) Catecholamine theories of reward: a critical review. Brain Res 152: 215–247

WISE RA (1982) Neuroleptics and operant behavior: the anhedonia hypothesis. Behav Brain Sci 5: 39–87

WOGGON B, BAUMANN U (1983) Multimethodological approach in psychiatric predictor research. Pharmacopsychiatry 16: 175–178

WYATT RJ (1976) Biochemistry and schizophrenia. Part IV. The neuroleptics – their mechanism of action: a review of the biochemical literature. Psychopharmacol Bull 12: 5–50

YADALAM KG, SIMPSON GM (1988) Changing from oral to depot fluphenazine. J Clin Psychiatry 49: 346–348

Neuro-Psychopharmaka, Bd. 4
Riederer P. / Laux G. / Pöldinger W. (Hrsg.)
© Springer-Verlag Wien 1992

3
Neurobiochemie, Wirkungsmechanismen

3.1 Historisches

J. Fritze

Aus der indischen Volksmedizin hervorgehend wurde als erstes antipsychotisches Medikament Reserpin durch SEN und BOSE im Jahre 1931 entdeckt und 1954 durch KLINE auch der westlichen Medizin bekannt gemacht (Ref. bei HORNYKIEWICZ 1986). DELAY und DENIKER erkannten 1952 die antipsychotischen Wirkungen von Chlorpromazin, das eigentlich aus anästhesiologischem Interesse aus dem Antihistaminikum Promethazin für die Erzeugung eines künstlichen Winterschlafs entwickelt worden war. Sie prägten 1955 den Begriff "Neuroleptikum". Als motorische Effekte beider Substanzen wurden bei der Ratte Katalepsie und beim Menschen von Forschern wie HAASE im Jahre 1954 und DEGWITZ im Jahre 1960 Parkinsonoide beobachtet (Ref. bei HORNYKIEWICZ 1986). Reserpin blockiert die Speicherung von Dopamin, Noradrenalin, Serotonin und auch Histamin in den synaptischen Vesikeln (Übersicht: SHORE und GIACHETTI 1978). Auf der Suche nach neuen morphinartigen Analgetika beobachtete JANSSEN im Jahre 1961, daß bestimmte Butyrophenone wie Haloperidol beim Tier in der kataleptischen Wirkung dem Chlorpromazin ähneln. CARLSSON et al. entdeckten im Jahre 1957, daß sich die Reserpin-induzierte Katalepsie durch 3,4-Dihydroxyphenylalanin (DOPA) antagonisieren lässt. BARBEAU und SOURKES sowie EHRINGER und HORNYKIEWICZ bestätigten im Jahre 1960 die daraus abgeleitete Hypothese CARLSSON'S eines Dopaminmangels bei Morbus Parkinson. Entsprechend konnten BIRKMAYER und HORNYKIEWICZ 1961 die Wirksamkeit der Substitutionstherapie mit L-DOPA nachweisen (Ref. bei HORNYKIEWICZ 1986). CARLSSON und LINDQUIST beobachteten 1963 unter Chlorpromazin und Haloperidol einen Anstieg des Dopaminmetaboliten Methoxytyramin als Ausdruck einer erhöhten Aktivität dopaminerger Neuronen; daraus leiteten sie die Hypothese ab, daß Neuroleptika Dopaminrezeptoren blockieren. In Verbindung mit den psychotogenen Wirkungen chronisch konsumierten Amphetamins, das u. a. die dopaminerge Neurotransmission fördert,

führte die Blockade dopaminerger Rezeptoren durch Neuroleptika zur Formulierung

der Dopaminhypothese der Schizophrenien
(CARLSSON 1978, SNYDER et al. 1974).

3.2 Die sogenannten atypischen Neuroleptika

Einige antipsychotisch wirksame Substanzen werden als atypische Neuroleptika bezeichnet, da entweder wie bei Clozapin
(MELTZER 1990) beim Tier die Katalepsie und
beim Menschen extrapyramidal-motorische
Nebenwirkungen fehlen oder wie bei Thioridazin, Melperon (CHRISTENSSON 1989) und
Benzamiden (Sulpirid, Remoxiprid, Racloprid) (JENNER und MARSDEN 1984) sowie neuen

Butyrophenonen mit antiserotoninerger
Wirkkomponente wie Risperidon (MESOTTEN
et al. 1989) seltener und weniger ausgeprägt sind. Insofern fragt sich, welchen
pharmakologischen Eigenschaften dieses
atypische Verhalten zu verdanken ist, was
die Dissoziation zwischen antipsychotischer und extrapyramidaler Wirkung erklären mag.

3.3 Anatomie dopaminerger Bahnen

Histochemische und immunhistochemi-
sche Untersuchungen erlaubten die Differenzierung von vier dopaminergen Bahnsy-
stemen. Die **tuberoinfundibulären** Bahnen (③ in Abb. 3.1) ziehen vom Nucleus
arcuatus hypothalami zur Eminentia media-
lis; von dort gelangt Dopamin über die Por-
talvenen zur Hypophyse, wo es über D_2-
Rezeptoren die Prolaktin-Sekretion hemmt.
Die drei anderen Bahnen nehmen ihren
Ursprung im Mesencephalon. Der **nigrostriatale** Trakt (① in Abb. 3.1) zieht von der
Zona compacta der Substantia nigra (Area
A9 nach DAHLSTRÖM und FUXE) zum Striatum,
der **mesolimbische** Trakt (②ᵇ in Abb. 3.1)
von Kernen des ventralen mesencephalen
Tegmentums (A10) zum limbischen System
wie Nucleus accumbens, Tuberculum olfactorium, laterales Septum und Nucleus
amygdalae, der **mesocorticale** Trakt (②ᵃ in
Abb. 3.1) von der Regio A10 zum anterome-
dialen Frontalcortex, Gyrus cinguli, Nucleus
piriformis und Regio entorhinalis (Abb.3.1).
BISCHOFF (1986) lieferte Evidenzen auch für

einen mesohippocampalen Trakt. Der nigrostriatale Trakt wird mit den extrapyramidalmotorischen Wirkungen von Neuroleptika in Zusammenhang gebracht, der mesolimbische mit der Regulation von Stimmung
und Antrieb, der mesocorticale mit Auf-
merksamkeitsfokussierung und einschließlich des mesohippocampalen mit Lernen
und Gedächtnis.

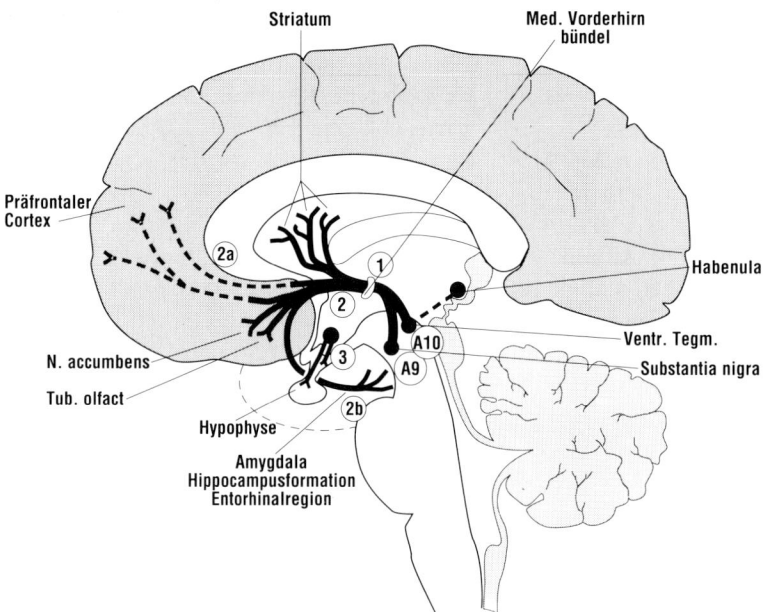

Abb. 3.1. Wichtige dopaminerge Bahnsysteme (nach Nieuwenhuys 1986). "A8, A11, A13/14" = dopaminerge Ursprungskernareale in der Nomenklatur von Dahlström und Fuxe

3.4 Biochemische Effekte

3.4.1 Interaktion mit Rezeptoren und Adenylatzyklase

Clement-Cormier et al. (Ref. in Kebabian 1984) entdeckten 1974 eine dopamin-stimulierbare Adenylatzyklase in Hirngewebe und damit zyklisches Adenosinmonophosphat (cAMP) als second messenger auch für Dopamin. Der stimulierende Effekt von Dopamin ließ sich durch Neuroleptika blockieren, wobei aber deren Potenz nicht mit der klinisch antipsychotischen Dosis korrelierte. In Studien der Bindung radioaktiv markierter Liganden (Creese et al. 1976, Seeman et al. 1978) fanden sich aber enge Korrelationen zwischen klinischer Dosis und Affinität zum Rezeptor (Abb. 3.2 und 3.3). Entsprechend postulierten Kebabian und Calne 1979 (Ref. bei Kebabian 1984) die

Existenz zweier Rezeptortypen für Dopamin, wobei D_1-Rezeptoren an die Zyklasse gekoppelt wären, D_2-Rezeptoren aber unabhängig davon. Die antipsychotische Wirkung wird auf die Blockade der D_2-Rezeptoren zurückgeführt. Dabei unterscheiden sich die Bindungseigenschaften (Dissoziations-Konstante unter Gleichgewichtsbedingungen K_D. Affinität $K_A = 1 / K_D$. Inhibitionskonstante K_i) nicht zwischen verschiedenen Hirnregionen. Die klinisch antipsychotische Dosis korreliert nicht mit der Affinität zu D_1-Rezeptoren.

Neuroleptika binden auch an Rezeptoren für zahlreiche andere Neurotransmitter (Abb. 3.4). Dabei fanden sich keine Korrelationen mit der klinisch wirksamen Dosis für noradrenerge, serotoninerge, muskarinergcholinerge und histaminerge Rezeptoren (Peroutka und Snyder 1980), auch nicht für

Metaboliten von Neuroleptika. Deshalb wurden diese Rezeptorinteraktionen als für die antipsychotische Wirkung unwesentlich erachtet. Ausgehend vom in der psychosomatischen Medizin schon bekannten Metoclopramid wurden Neuroleptika vom Typ der Benzamide entwickelt, die selektiv nur an D_2-Rezeptoren binden. Die Affinität zu nicht-dopaminergen Rezeptoren scheint mit delirogenen, vegetativen und kardiovaskulären Nebenwirkungen zu korrelieren (RICHELSON 1984). Die anticholinergen Wirkungen könnten die Häufigkeit und Ausprägung extrapyramidal-motorischer Effekte mindern. Die Bedeutung der Bindung zumindest einzelner Neuroleptika wie Clozapin an Glutamatrezeptoren (JANOWSKY und BERGER 1989) muß offen bleiben.

Dopaminrezeptor-Agonisten und -Antagonisten binden nicht an identische Bindungsorte: Agonisten verdrängen Antagonisten nur schlecht aus ihrer Bindung und umgekehrt. Um dies zu erklären, wurden vier verschiedene Rezeptortypen für Dopamin vorgeschlagen. Die Abhängigkeit der Bindung von Agonisten von der Gegenwart von Guanosintriphosphat (GTP) einerseits und die Untersuchung der Bindungscharakteristika an Geweben mit nur einem Rezeptortyp, nämlich D_1-Rezeptoren in den Epithelkörperchen und D_2-Rezeptoren in der Adenohypophyse, erlaubte inzwischen die Formulierung eines allgemein akzeptierten Modells (KEBABIAN 1984, SEEMAN et al. 1986). Danach werden zwei Rezeptoren angenommen, die je in einem hochaffinen und niederaffinen Zustand vorliegen können (Abb. 3.5). In Gegenwart von GTP konvertieren sie vom hochaffinen in einen für Agonisten niederaffinen Zustand. Die Bindung von Antagonisten wird von GTP nicht beeinflußt.

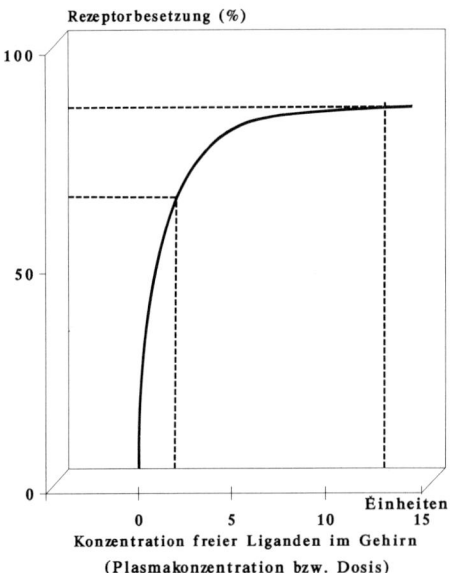

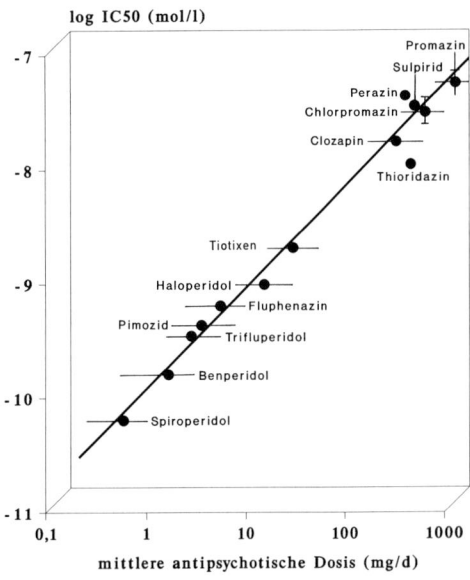

Abb. 3.2. Theoretische Beziehung zwischen Ligandenkonzentration im Hirn und Ausmaß der Rezeptorbesetzung. In klinisch relevanten Dosen führt eine Änderung der freien Ligandenkonzentration (Dosiserhöhung) ab einer bestimmten Dosishöhe nur zu einer geringfügigen Änderung der Rezeptorblockade (nach WIESEL et al. 1990)

Abb. 3.3. Neuroleptika hemmen die Bindung von 3H-Haloperidol an D_2-Dopaminrezeptoren mit direkter Beziehung zur mittleren klinisch-antipsychotischen Dosis (SEEMAN et al. 1978)

Nachdem kodierende DNA-Sequenzen für D_1- und D_2-Rezeptoren verfügbar waren, identifizierten SOKOLOFF et al. mit Hilfe von Methoden der rekombinanten DNA-Technologie einen neuen D_3-Rezeptor. In pharmakologischen Rezeptorbindungsstudien zeigen typische Neuroleptika eine 10–20fach höhere Affinität zum D_2- als zum D_3-Rezeptor, atypische Neuroleptika wie Clozapin aber nur eine 2–3fach höhere.

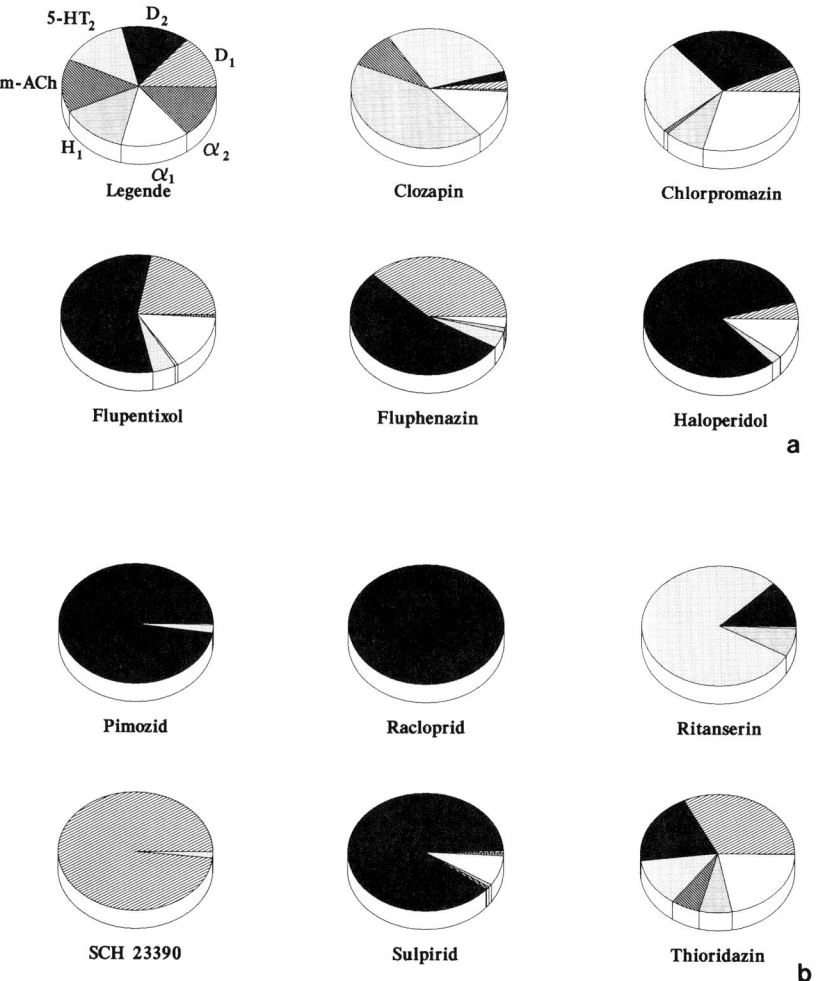

Abb. 3.4. Rezeptor-Bindungsprofile einiger Neuroleptika, berechnet aus Dissoziationskonstanten (K_D) der Bindung in Homogenaten von postmortalem Frontalcortex des Menschen (RICHELSON 1984) an muskarinerg-cholinerge (Caudatum), H_1- histaminerge, $\alpha 1$- und $\alpha 2$-adrenerge Rezeptoren bzw. Inhibitionskonstanten (KI; HYTTEL et al. 1989) für die Bindung an D_1 bzw. D_2-dopaminerge Rezeptoren (Corpus striatum der Ratte) und $5HT_2$-serotoninerge Rezeptoren (Frontalcortex der Ratte).
Als radioaktiv markierte Liganden dienten für cholinerge Rezeptoren 3H-QNB (Quinuclidinylbenzilat), für histaminerge 3H-Doxepin, für $\alpha 1$-adrenerge 3H-Prazosin, für $\alpha 2$-adrenerge 3H-Rauwolscin, für $5HT_2$-Rezeptoren 3H-Ketanserin, für D_1-Dopaminrezeptoren 3H-SCH-23390 und für D_2-Dopaminrezeptoren 3H-Spiperon.
Berechnung als $1/K_D D_1 + 1/K_D D_2 + 1/K_D 5HT_2 + 1/KimACh + 1/K_i H_1 + 1/K_i \alpha_1 + 1/K_i \alpha_2 = 100\%$

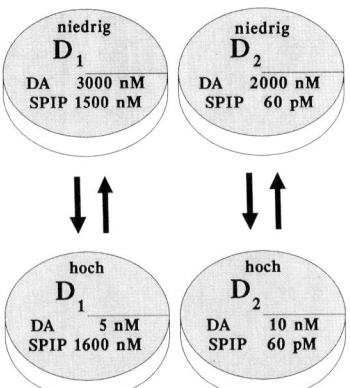

Abb. 3.5. Nomenklatur der Dopaminrezeptoren. Dopaminrezeptoren vom D_1- und D_2-Typ können für Agonisten beide in einem hochaffinen (K_D nM) und niederaffinen (K_D μM) Zustand vorliegen. Guanylnukleotide konvertieren den Rezeptor in den niederaffinen Zustand (SEEMAN et al. 1986)

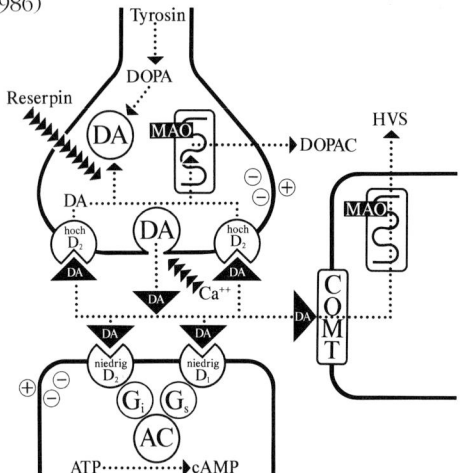

Abb. 3.6. Modell einer dopaminergen Synapse mit benachbarter Gliazelle und den Angriffspunkten einiger Pharmaka.
DA Dopamin, *Tyr* Tyrosin, *DOPA* 3,4-Dihydroxyphenylalanin, *DOPAC* 3,4-Dihydroxyphenylessigsäure, *HVS* Homovanillinsäure, *COMT* Catechol-O-Methyltransferase, *MAO* Monoaminoxidase, *AC* Adenylatzyklase, *Gi/Gs* inhibitorisches bzw. stimulierendes G-Protein (Guanosin Triphosphat bindendes Protein), *D1/D2* Dopaminrezeptoren mit hoher ("hoch") oder niedriger Affinität für Dopaminagonisten, *ATP* Adenosin Triphophat, *cAMP* zyklisches Adenosin Monophosphat, --/+ Hyperpolarisation der Zellmembran

Analog identifizierten VAN TOL et al. (1991) einen D_4-Rezeptor, zu dem Clozapin eine 10fach höhere Affinität als zum D_2-Rezeptor aufweist. Wegen der im Vergleich zu typischen Neuroleptika selektiven antipsychotischen Wirkung von Clozapin ist dieser D_4-Rezeptor vermutlich für die antipsychotische Wirkung von besonderem Interesse. Schließlich identifizierten SUNAHARA et al. einen D_5-Rezeptor, der wie der D_1-Rezeptor die Adenylatzyklasse stimuliert, zu dem aber der endogene Ligand Dopamin eine besonders hohe Affinität zeigt (Ref. bei SUNAHARA et al. 1991)

Für D_1-Rezeptoren stellt das Benzazepin SCH-23390 einen hochselektiven Antagonisten dar. Für D_2-Rezeptoren sind Benzamide wie Sulpirid und besonders Raclorid

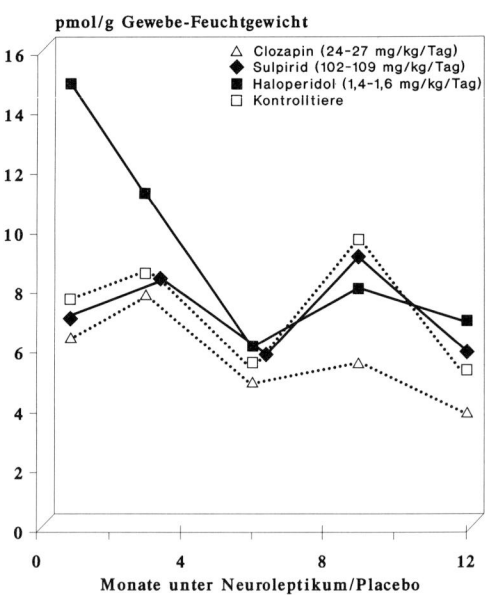

Abb. 3.7. Dichte (pmol/g) von mit 3H-Spiperon markierten D_2-Dopaminrezeptoren (Bmax) in mesolimbischem Gewebe (Nucleus accumbens mit Tuberculum olfactorium) der Ratte unter kontinuierlicher oraler Gabe von Clozapin, Sulpirid, Haloperidol oder Placebo bis zu 12 Monate. Nur unter Haloperidol entwickelt sich eine initiale Rezeptor-Supersensitivität, die sich aber im weiteren Verlauf zurückbildet (RUPNIAK et al. l985)

(Abb. 3.4) selektive Antagonisten. Diese selektiven Liganden erlaubten inzwischen zu bestätigen, daß ein Teil auch der D_2-Rezeptoren über GTP-bindende Proteine an Adenylatzyklasse gekoppelt sind, worüber die Zyklase jedoch dopaminerg gehemmt wird (Abb. 3.6). Thioxanthene wie Flupentixol und Pifluthixol sind Antagonisten an beiden Rezeptortypen (HYTTEL et al. 1989), während Apomorphin unselektiv beide Rezeptortypen, D_1-Rezeptoren als Partialagonist, stimuliert (Tabelle 3.1).

Die Stimulation von D_1-Rezeptoren mit konsekutiver Erhöhung der Konzentration von zyklischem AMP aktiviert die cAMP-abhängige Proteinkinase. Als ein spezifisches Substrat der Kinase wurde DARPP-32 (Dopamin- und cAMP-reguliertes Phosphoprotein, MG=32 kD) identifiziert. Die regionale Verteilung von DARPP-32 korreliert hoch mit der von D_1-Rezeptoren, also dopaminerg innervierten Neuronen. Phosphoryliertes DARPP-32 hemmt potent die Proteinphosphatase-1 . DARPP-32 ist in Neuronen des striatonigralen Trakts angereichert. Die funktionellen Konsequenzen dieser Hemmung bedürfen weiterer Klärung. Unter chronischer Blockade von D_1- wie auch D_2-Rezeptoren ändert sich die Konzentration von DARPP-32 nicht (Übersicht: GREBB et al. 1990). Es ist unklar, inwieweit DARPP-32 an den chronischen Wirkungen von Neuroleptika beteiligt ist.

3.4.2 Lokalisation der Rezeptoren für Dopamin

Die anatomische Verteilung der Dopaminrezeptoren folgt weitgehend der von Dopamin. Die größte Dichte von D_2-Rezeptoren findet sich im Striatum. Außerhalb des Striatums ist die Dichte von D_2-Rezeptoren gering und kleiner als die von D_1-Rezeptoren. Selektive Zerstörung dopaminerger Neuronen mit dem Toxin 6-Hydroxydopamin (6-OHDA) führt zu einem partiellen Verlust von D_2-Rezeptoren im Striatum, also terminalen

Tabelle 3.1. Funktionelle Klassifikation der Dopaminrezeptoren

	D1	D2
Prototypisches Gewebe	Parathyreoidea	Adenohypophyse
Adenylatzyklase-Kopplung	stimulatorisch	inhibitorisch
Agonisten		
Dopamin	voller Agonist	voller Agonist
	(µmolare Potenz)	(nmolare Potenz)
Apomorphin	Partialagonist	voller Agonist
	(µmolare Potenz)	(nmolare Potenz)
Antagonisten		
Phenothiazine	nmolare Potenz	nmolare Potenz
Thioxanthene	nmolare Potenz	nmolare Potenz
Butyrophenone	µmolare Potenz	nmolare Potenz
Benzamide	inaktiv	n-µmolare Potenz
Dopaminerge	Antagonisten oder	volle Agonisten
Ergot-Alkaloide	Partialagonisten	(nmolare Potenz)
	(µmolare Potenz)	

Autorezeptoren, und in der Substantia nigra, also somatodendritischen Autorezeptoren. Bei stereotaktischer Injektion der Exzitotoxine Ibotensäure oder Kainsäure in das Striatum gehen nahezu alle D_1-Rezeptoren und ca 50% der D_2-Rezeptoren verloren, die also postsynaptisch an dopaminerg innervierten (CROSS und WADDINGTON 1981), GABAergen (GABA= Gamma-Aminobuttersäure) Neuronen lokalisiert waren. Eine mechanische Unterbrechung kortikostriataler Afferenzen vermindert die D_2-Rezeptoren im Striatum um weitere ca 30%; diese D_2-Rezeptoren werden deshalb auf präsynaptisch glutamatergen Endigungen kortikostriataler Bahnen lokalisiert (SCHWARCZ et al. 1978). Bei Durchtrennung strionigraler Bahnen gehen in der Substantia nigra D_1-Rezeptoren verloren; sie werden vermutlich durch dendritische Freisetzung von Dopamin erregt. Hierbei scheinen besonders Bahnen von der Pars compacta zur Pars reticularis bedeutsam. In der Pars reticularis dominieren D_1-Rezeptoren.

3.4.3 Adaptative Veränderungen von Dopaminrezeptoren

Bei chronischer Applikation von Neuroleptika nimmt die Zahl der Dopamin-Rezeptoren im Striatum zu, ihre Affinität bleibt konstant (BURT et al. 1977). Dies entspricht der Entwicklung einer Denervierungs-Supersensitivität als Versuch der Aufrechterhaltung der Homöostase, wie sie sich auch bei Verarmung an Dopamin unter Reserpin oder unter Hemmung der Tyrosinhydroxylase mittels α-Methyl-p-Tyrosin oder nach experimentell-toxischer Degeneration dopaminerger Neuronen mit Hilfe von 6-Hydroxydopamin (6-OHDA) entwickelt. Sie erklärt zumindest teilweise die partielle Toleranz gegen die kataleptogenen Wirkungen der Neuroleptika (EZRIN-WATERS und SEEMAN 1977). Welcher der Dopaminrezeptoren

supersensitiv wird, hängt von der Selektivität des Neuroleptikums ab. Unter SCH-23390 nehmen selektiv D_1-Rezeptoren zu (HESS et al. 1986), unter Haloperidol D_2-Rezeptoren. Thioxanthene blockieren beide Rezeptortypen. Das scheint zu bewirken, daß nur und in geringerem Ausmaß die D_2-Rezeptoren heraufreguliert werden (PARASHOS et al. 1987). Im Striatum bleibt bei kontinuierlicher Gabe typischer Neuroleptika wie Haloperidol über Monate die Supersensitivität bestehen, während sie sich im Nucleus accumbens zurückbildet (Abb. 3.7) (RUPNIAK et al. 1985). Atypische Neuroleptika wie Clozapin und Sulpirid erhöhen weder die Dichte von D_1- noch D_2-Rezeptoren, weder im Striatum noch im Nucleus accumbens (RUPNIAK et al. 1985).

Demgegenüber nahm im Striatum die Zahl der D_2-Rezeptoren unter dem antipsychotisch unwirksamen, jedoch extrapyramidale Nebenwirkungen verursachenden Metoclopramid zu (WAZER et al. 1982). Unter Haloperidol nahm die Dichte von D_2-Rezeptoren nur im Striatum und nicht im frontalen Cortex zu (LISKOWSKY und POTTER 1987). Differentielle Wirkungen typischer gegenüber atypischen Neuroleptika auf die Dichte frontalkortikaler Dopaminrezeptoren wurden bisher wohl nicht untersucht.

Im postmortalen Hirngewebe schizophren Kranker wurde die Dichte von D_2-Rezeptoren im Striatum wie auch in mesolimbischen Strukturen gegenüber Kontrollen erhöht gefunden (SEEMAN et al. 1984). Dieser Befund wird zur Zeit zwar überwiegend als dem Krankheitsprozeß zugehörig interpretiert. KORNHUBER et al. (1989) fanden aber eine Korrelation mit der prämortalen Neuroleptikatherapie, so daß der postmortem Befund vermehrter D_2-Rezeptoren vielleicht eher einer Hochregulation durch chronische Rezeptorblockade zuzuschreiben ist. Die Dichte von D_1-Rezeptoren wurde übereinstimmend normal gefunden (z. B. PIMOULE et al. 1985).

3.4.4 Dopaminrezeptoren in der Positronen-Emissionstomographie

Mit Positronenstrahlern markierte Neuroleptika erlaubten in vivo mittels Positronen-Emissionstomographie (PET) die topographische Darstellung der regionalen Verteilung von D_2-Rezeptoren. Unter Verwendung von [11C]Racloprid wiesen FARDE et al. (1988) nach, daß unter klinischen Standarddosierungen typische und atypische Neuroleptika unterschiedlicher chemischer Struktur einschließlich Clozapin 60–90% der D_2-Rezeptoren blockieren (Tabelle 3.2). Diese Blockade wird kurze Zeit nach Applikation erreicht und persistiert nach Neuroleptikaentzug für ca. 27 Stunden, obwohl die Plasmaspiegel in dieser Zeit dramatisch sinken. 3 bis 12 Tage nach Entzug des Neuroleptikums sind die D_2-Rezeptoren wieder frei. Unter Verwendung von [76Br]Bromospiperon fanden BARON et al. (1989) auch unter klinischer Dosierung von Depot-Neuroleptika eine über mindestens vier Wochen stabile Besetzung der D_2-Rezeptoren um 50–80%. Einerseits erfolgt die Blockade der Rezeptoren also deutlich schneller als die antipsychotische Wirkung (KECK et al. 1989), andererseits überdauert die eingetretene

Tabelle 3.2. Besetzung (%) von D_2-Dopaminrezeptoren bei schizophrenen Kranken unter neuroleptischer Therapie (FARDE et al. 1988). Die Rezeptorbesetzung wurde als prozentuale Minderung der spezifischen Bindung von 11C-Racloprid in der Positronen-Emissionstomographie gegenüber der erwarteten Bindung in Abwesenheit neuroleptischer Therapie definiert. Alle Neuroleptika wurden zweimal täglich appliziert, nur Melperon dreimal

Neuroleptikum	Dosis (mg)	Rezeptorbesetzung (%)
Phenothiazine		
Chlorpromazin	100	80
Thioridazin	100	75
Trifluoperazin	5	80
Perphenazin	4	79
Thioxanthene		
Flupentixol	5	74
Butyrophenone		
Haloperidol	4	84
Melperon	100	70
Diphenylbutylpiperidine		
Pimozid	4	77
Dibenzodiazepine		
Clozapin	300	65
Substituierte Benzamide		
Sulpirid	400	82
	400	73
	400	68
Racloprid	4	72
	3	65

antipsychotische Wirkung die Rezeptorblockade. Das Ausmaß der Besetzung der
D_2-Dopaminrezeptoren korreliert nicht mit
dem Therapieeffekt (WOLKIN et al. 1989).
Diese Befunde widersprechen der Hypothese einer einfachen Überaktivität der dopaminergen Transmission bei schizophrenen Psychosen. Die akute Blockade der
postsynaptischen Wirkung von Dopamin
reicht für die antipsychotische Wirkung
nicht aus. Dies schließt nicht die Möglichkeit
eines solchen Mechanismus bei einzelnen
Kranken mit "Hypersensitivitätspsychosen"
aus (CHOUINARD und JONES 1980). Diese könnten als Subgruppe am ehesten Amphetamin-
psychosen gleichen, bei denen Neuroleptika
anscheinend schneller als bei schizophrenen Psychosen wirken (ESPELIN und
DONE 1968).

Auch [11C]Clozapin hat die meisten, durch
Haloperidol blockierbaren Bindungsstellen
im Striatum (LUNDBERG et al. 1989). Im Frontalcortex bindet es auch an Serotonin-
(5HT$_2$) Rezeptoren. Im Gegensatz zu anderen Neuroleptika scheint [11C]Clozapin
schnell und parallel zum Abfall der Plasmaspiegel von den Rezeptoren zu dissoziieren.

Der D_1-Antagonist [11C]SCH-23390 bindet
intensiv im Striatum, abweichend von dem
D_2-Antagonisten [11C]Racloprid aber auch
im Neocortex. Bei einzelnen Kranken konnten FARDE et al. die Rezeptorspezifität be-
weisen, indem Sulpirid nur [11C]Racloprid
und nicht [11C]SCH-23390 aus seiner Bindung verdrängte. Umgekehrt blockierte cis-
(Z)-Flupentixol die Bindung beider
[11C]Liganden, [11C]-23390 jedoch nur in
geringem Ausmaß (Ref. bei FARDE et al.
1988).

Die Befunde bei unbehandelten schizophrenen Kranken sind bisher widersprüchlich: WONG et al. (1986) fanden die Dichte
der D_2-Rezeptoren mit [11C]Methyl-Spipe-
ron erhöht, was FARDE et al. (1987) mit
[11C]Racloprid nicht replizieren konnten.

3.4.5 Autorezeptoren für Dopamin

Dopaminerge Neuronen besitzen an Perika-
rien, Dendriten und synaptischen Nerven-
endigungen Rezeptoren für Dopamin, die
deshalb Autorezeptoren heißen (Abb. 3.6)
(MELTZER 1980). Sie entsprechen pharmakologisch dem D_2-Typ; ob sie sich proteinche-
misch von anderen D_2-Rezeptoren unterscheiden ist nicht bekannt. Über diese Autorezeptoren hemmt Dopamin seine eigene
synaptische Freisetzung, seine Synthese
über die Tyrosinhydroxylase und die elektrische Aktivität des dopaminergen Neurons. Diese Funktionen der Autorezeptoren
sind an den verschiedenen Lokalisationen
nicht immer gleich. Somatodentritische Autorezeptoren hemmen die elektrische Aktivität und die Synthese, aber nicht die dendritische Freisetzung von Dopamin. Terminale
Autorezeptoren an der synaptischen Endigung bewirken wohl durch Schließen Re-
zeptor-gesteuerter Calcium-Kanäle eine Hyperpolarisation und damit eine Minderung
der Calcium-abhängigen Freisetzung von
Dopamin. Autorezeptoren zeigen gegenüber Agonisten eine bis zu 10fach höhere
Sensität als postsynaptische Rezeptoren.
Auch Autorezeptoren entwickeln unter
chronischer Gabe von Neuroleptika eine
Supersensitivität, unter Dopaminagonisten
eine Subsensitivität.

Elekrophysiologische Untersuchungen mit
antidromer Reizung (BANNON et al. 1987)
zur Identifikation dopaminerger Neuronen
zeigten, daß im mesocorticalen System so-
matodendritische Autorezeptoren zur Regulation der elektrischen Aktivität und der Do-
paminsynthese fehlen oder in geringerer
Anzahl vorhanden sind, während terminale
Autorezeptoren zur Regulation der Dopa-
minfreisetzung vorhanden sind. Darauf
wird der größere Dopaminumsatz mesocortikal im Vergleich zu den anderen dopaminergen Bahnen zurückgeführt (Abb. 3.8). Der
Anstieg der mesocorticalen Dopaminkon-

zentration bei Hemmung der elektrischen Aktivität mittels gamma-Butyrolacton läßt sich im Gegensatz zu den anderen Bahnen durch Dopaminagonisten wie Apomorphin nicht verhindern (Abb. 3.8). Unter typischen Neuroleptika ist die Steigerung des Dopaminumsatzes mesocortikal deutlich geringer als nigrostriatal und mesolimbisch ausgeprägt (Abb. 3.8).

Zu diesen Besonderheiten mesocortikaler Neuronen kann passen, daß sie sich häufiger in Salven entladen (Details s. Kap. 2.2). Akut applizierte Neuroleptika erhöhen sowohl die Entladungsfrequenz als auch die Zahl aktiver Neuronen durch Blockade der Autorezeptoren. Dabei unterscheiden sich typische von atypischen Neuroleptika (Ta-

belle 3.3). Typische wie Haloperidol erhöhen die Entladungsrate von A9- und A10-Neuronen, das nicht-antipsychotische Benzamid Metoclopramid nur von A9-Neuronen, Clozapin erhöht nur die von A10-Neuronen (Übersicht: Bannon et al. 1987).

Unter chronisch neuroleptischer Behandlung sistiert die Entladung als Folge eines Depolarisationsblocks: Die dopaminergen Neuronen können nicht mehr durch die exzitatorische Aminosäure Glutamat erregt werden, bei lokaler Gabe des inhibitorischen Transmitters GABA entladen sie sich wieder. Dies betrifft bei typischen Neuroleptika wieder beide Neuronenpopulationen, bei Clozapin aber nur die A10-Neuronen. Auch unter chronischer Behandlung mit

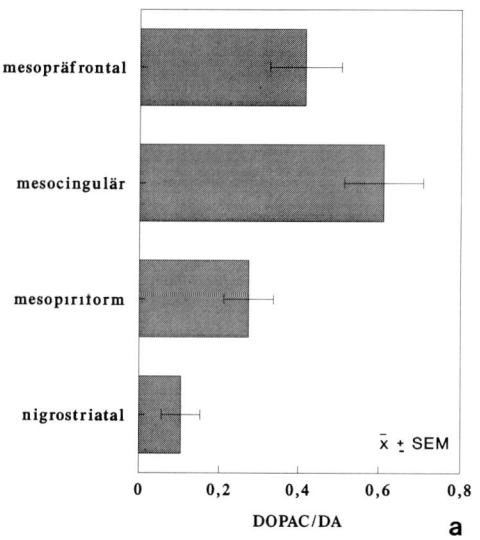
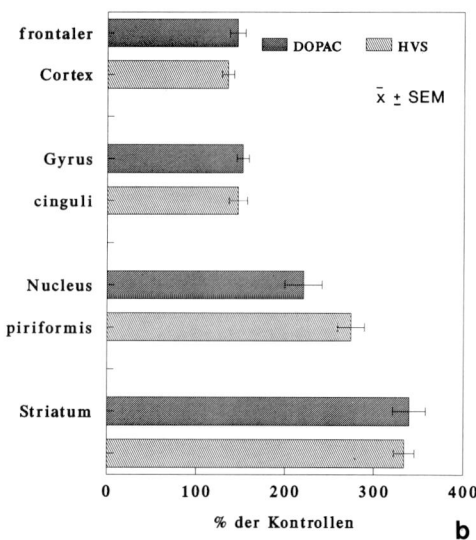

Abb. 3.8. Besonderheiten mesocortikaler gegenüber nigrostriatalen Hirnregionen: **(a)** Höherer Dopaminumsatz (DOPAC/DA) in mesocortikalen als in nigrostrialen Hirnregionen der Ratte. *DOPAC* 3,4-Dihydroxyphenylessigsäure, *DA* Dopamin. **(b)** Akute Wirkungen von Haloperidol (1 mg/kg, i.p.) im Vergleich zu Placebo auf die Konzentration von 3,4-Dihydroxyphenylessigsäure (DOPAC) und Homovanillinsäure (HVS) als Maß für den Dopaminumsatz. Geringere Anstiege in mesocortikalen als nigrostriatalen und mesolimbischen Regionen der Ratte (Bannon et al. 1987)

Tabelle 3.3. Synopsis der akuten und chronischen Wirkungen einiger Medikamente auf die elektrische Aktivität dopaminerger Neuronen in der Substantia nigra (A9) gegenüber dem ventralen Tegmentum (A10)   ▲=Zunahme, ▼=Abnahme, ○=unverändert

| Substanz | Anzahl elektrisch aktiver dopaminerger Neuronen | | | |
| | A9 | | A10 | |
	akut	chronisch	akut	chronisch
Haloperidol	▲	▼	▲	▼
Chlorpromazin	▲	▼	▲	▼
l-Sulpirid	▲	▼	▲	▼
d-Sulpirid	○	○	○	○
dl-Sulpirid	○	○	▲	▼
Clozapin	○	○	▲	▼
Thioridazin	○	○	▲	▼
Promethazin	○	○	○	○
Metoclopramid	▲	▼	○	○
Trihexyphenidyl	○	○	○	○
Prazosin	▲	○	○	○
Haloperidol + Trihexyphenidyl	▲	▲	▲	▼
Haloperidol + Prazosin	▲	▲	▲	▼

dem D_1-Antagonisten SCH-23390 entwickeln beide Neuronengruppen den Depolarisationsblock (SKARSFELD 1988). Die Selektivität von Clozapin für den Depolarisationsblock in A10-Neuronen konnte durch kombinierte Applikation von Haloperidol mit dem Anticholinergikum Trihexyphenidyl oder mit dem α_1-adrenergen Antagonisten Prazosin imitiert werden. Dies spricht dafür, daß den anticholinergen und antiadrenergen Eigenschaften von Clozapin Bedeutung für das Fehlen extrapyramidal-motorischer Effekte zukommt. Insofern ist der Depolarisationsblock nigrostriataler dopaminerger Neuronen bedeutsam für Katalepsie beim Tier bzw. Parkinsonoid beim Menschen. Der selektive Depolarisationsblock nur dopaminerger A10-Neuronen ließ sich auch mit den Serotonin- ($5HT_2$) Antagonisten ICI-169369 und Ritanserin induzieren (GOLDSTEIN et al. 1989), was auf die Bedeutung antiserotoninerger Wirkkomponenten hinweist. Die Latenz bis zum Eintreten des Depolarisationsblocks könnte mit dem klinisch verzögerten Einsetzen der antipsychotischen Wirkung zusammenhängen.

Die Hypothese einer bei Schizophrenien erhöhten Aktivität der dopaminergen Neurotransmission einerseits und die Hemmung der Aktivität dopaminerger Neuronen durch Stimulation ihrer Autorezeptoren initiierte klinische Therapieversuche (NILSSON und CARLSSON 1982). Unter Ausnutzung der höheren Empfindlichkeit von Autorezeptoren im Vergleich zu postsynaptischen Rezeptoren wurde Apomorphin in niedriger Dosis eingesetzt. Zunächst beschriebene antipsychotische Effekte wurden aber zum Beispiel von FERRIER et al. (1984) nicht repliziert. Dennoch führte dieses Konzept zur Entwicklung hochselektiver Agonisten am Autorezeptor wie Roxindol (EMD-49980) und BHT-920. Bisherige erste Erfahrungen belegen allenfalls eine schwache antipsychotische Wirkung (z. B. WIEDEMANN et al. 1990). Sofern weitere Studien negative Resultate finden, stünde das in Einklang mit der These der Relevanz besonders mesokortikaler Bahnen für die antipsychotische Wirkung von Neuroleptika. Negative Resultate würden auch gegen die These einer globalen Überaktivität dopaminerger Neurotransmission bei schizophrenen Psychosen sprechen.

3.4.6 Neuroleptika-Wirkungen auf den Metabolismus von Dopamin

Dopamin wird zu ca 80% durch Wiederaufnahme (reuptake) (s. Abb. 3.6) aus dem synaptischen Spalt in die präsynaptische Endigung inaktiviert. Intraneuronal wird Dopamin überwiegend durch Monoaminoxidase (MAO) zu 3,4-Dihydroxyphenylessigsäure (DOPAC) metabolisiert (Abb. 3.9). Homovanillinsäure (HVS) entsteht vermutlich überwiegend extraneuronal durch Methylierung über Catechol-O-Methyltransferase (COMT) und oxidative Desaminierung über Monoaminoxidase (MAO). HVS und DOPAC bleiben beim Menschen weitgehend unkonjugiert. Der Dopaminumsatz und die Akkumulation von HVS korreliert mit der elektrischen Aktivität der dopaminergen Neuronen. Beide lassen sich durch gamma-Hydroxybutyrat oder gamma-Hy-

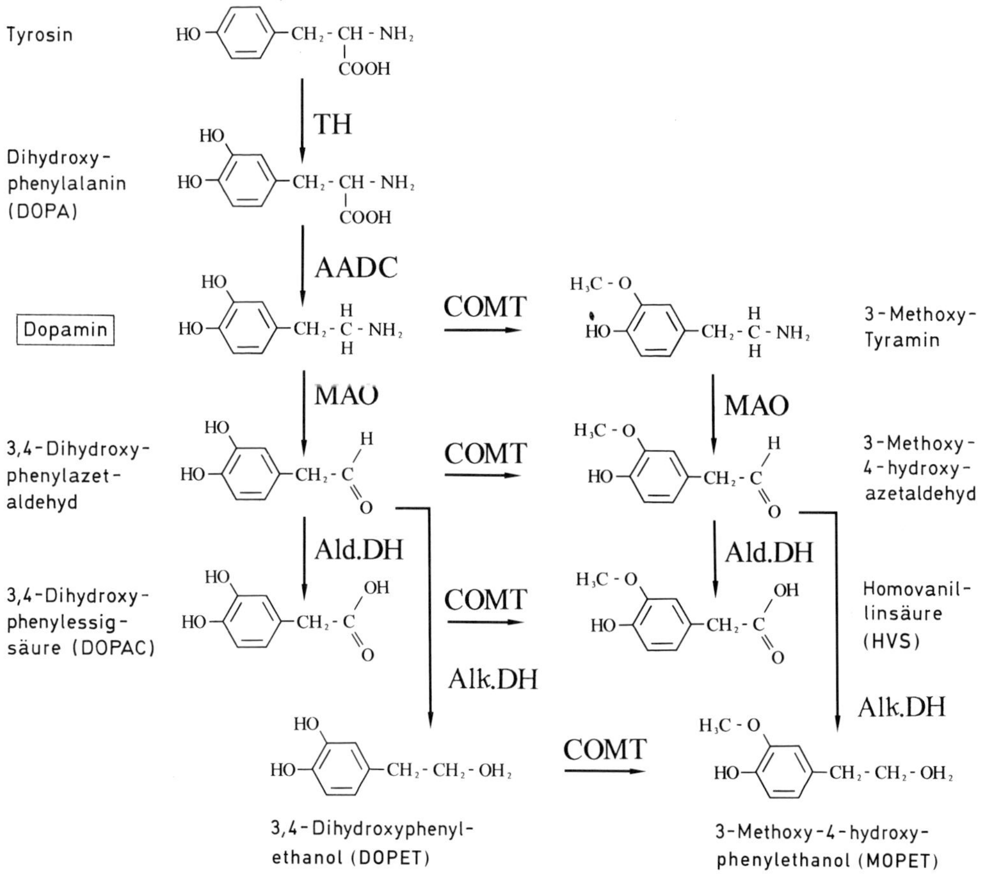

Abb. 3.9. Synthese und Abbau von Dopamin sowie die daran beteiligten Enzyme: *TH* Tyrosinhydroxylase, *AADC* aromatische-Aminosäure-Decarboxylase, *COMT* Catechol-O-Methyltransferase, *MAO* Monoaminoxidase, *Ald.DH* Aldehyddehydrogenase, *Alk.DH* Alkoholdehydrogenase

droxybutyrolacton hemmen, was mit einer Akkumulation von Dopamin einhergeht. Diese läßt sich durch Agonisten am Autorezeptor hemmen.

Neuroleptika erhöhen akut den Umsatz von Dopamin, was sich in einer Akkumulation des Hauptmetaboliten Homovanillinsäure (HVS) zeigt. Dabei wurde von ANDEN und STOCK 1973 für Clozapin eine selektive Umsatzsteigerung im mesolimbischen System (N. accumbens) beschrieben, die Selektivität aber von anderen Autoren nicht immer bestätigt (Übersicht: MELTZER 1990). Bei Kombination eines typischen Neuroleptikums mit einem Anticholinergikum stieg der Dopaminumsatz im Striatum weniger als im Nucleus accumbens an; Cholinomimetika allein stimulierten den Dopaminumsatz in beiden Regionen. Auch Benzamide steigerten den Dopaminumsatz in mesolimbischen Strukturen stärker (KÖHLER et al. 1984). Unter typischen Neuroleptika wie Haloperidol ist die Umsatzsteigerung in mesokortikalen Re-

gionen geringer als im nigrostriatalen System (BANNON et al. 1987). Für die Bedeutung von Autorezeptoren spricht, daß die Umsatzsteigerung nach Zerstörung intrinsischer Neuronen, die zur polysynaptischen Rückkoppelungsschleife gehören, fortbesteht. Zur Umsatzsteigerung trägt aber auch die Blockade postsynaptischer Rezeptoren bei, also eine Enthemmung stimulatorischer Interneuronen. Unter chronischer Einwirkung von Neurolepitka bildet sich die Umsatzsteigerung zurück, es entwickelt sich Toleranz, die möglicherweise wieder auf das nigrostriatale System begrenzt ist.

Auch bei schizophrenen Kranken wurde unter neuroleptischer Therapie ein initialer Anstieg von HVS im Liquor (z. B. HÄRNRYD et al. 1984) und bei Blockade der peripheren Entstehung von HVS mittels Debrisoquin auch im Plasma (PICKAR et al. 1986) gefunden. Im Verlauf von Wochen entwickelt sich dagegen Toleranz (Abb. 3.10). Dies bestätigte sich auch für Clozapin (RÜTHER

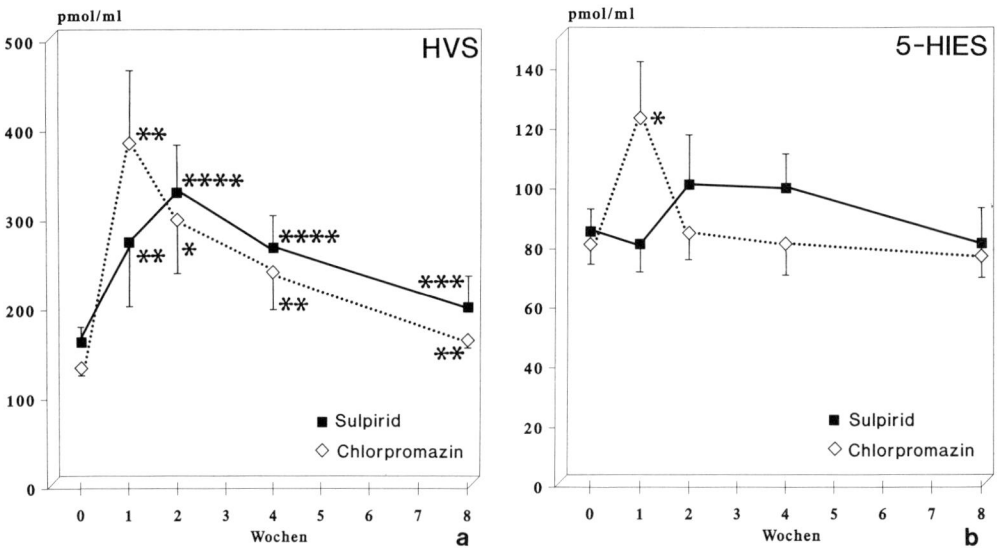

Abb. 3.10. Konzentration (Mittel±SEM) von Homovanillinsäure (HVS, a) bzw. 5-Hydroxyindolessigsäure (5-HIES, b) im Liquor schizophren Kranker vor (n=23/26) und unter der Therapie mit dem typischen Neuroleptikum Chlorpromazin (n=7-12) bzw. dem atypischen Sulpirid (n=7-14). Nach initialem Anstieg von HVS unter beiden Neuroleptika entwickelt sich Toleranz. Nur unter Chlorpromazin initialer Anstieg auch von 5-HIES mit späterer Toleranz (HÄRNRYD et al. 1984)

1978). Im Gegensatz zum initialen Anstieg von HVS entwickelt sich die spätere Toleranz möglicherweise parallel zu und in Abhängigkeit von der antipsychotischen Wirkung (BOWERS und HENINGER 1981). Wohl abhängig von der Rezeptorselektivität des Neuroleptikums kann sich der Umsatz auch anderer Transmitter wie Serotonin vorübergehend ändern (Abb. 3.10).

3.5 Interaktion dopaminerger mit anderen Transmittersystemen

Die Interaktionen dopaminerger mit cholinergen, GABAergen und glutamatergen Neuronen werden bisher nur im nigrostriatalen System begrenzt verstanden (GRAYBIEL 1990) (siehe auch Band 1, Kap. 10).

Pharmakobiochemisch hemmt Dopamin die Freisetzung von Azetylcholin aus cholinergen Interneuronen im Striatum, aber nicht im mesolimbischen System, obwohl in beiden Regionen hohe Konzentrationen von Azetylcholin gefunden werden. Über D_1-Rezeptoren stimuliert Dopamin die Freisetzung von Azetylcholin im Striatum (FRIEDMAN et al. 1990). Entsprechend führen Neuroleptika an D_2-Rezeptoren im Striatum zu einer Enthemmung der cholinergen Neuronen mit vermehrter Freisetzung von Azetylcholin. Hiergegen entwickelt sich Toleranz, aber nicht gegen die durch Neuroleptika erhöhte, Kaliuminduzierte Freisetzung von Azetylcholin (FRIEDMAN et al. 1990). Umgekehrt stimuliert Azetylcholin im Striatum die Freisetzung von Dopamin, was zur Umsatzsteigerung von Dopamin unter Neuroleptika beitragen mag. Die cholinergen Interneuronen werden von kortikalen, glutamatergen Projektionsneuronen stimuliert. Dies erklärt, warum Decortizierung oder Glutamat-Antagonisten die Katalepsie unter Neuroleptika abschwächen, umgekehrt Neuroleptika durch Glutamat-Antagonisten induzierte Stereotypien antagonisieren (TIEDTKE et al. 1990). Dazu trägt auch die Blockade präsynaptischer D_2-Rezeptoren an glutamatergen Endigungen bei, über die Dopamin die Freisetzung von Glutamat hemmen würde. Hier fördern also Neuroleptika die glutamaterge Stimulation cholinerger Interneuronen.

Die wesentlichste Zielzelle dopaminerger Neuronen im Striatum wie auch im mesolimbischen und wohl auch mesokortikalen System ist GABAerg. GABAmimetika verstärken die neuroleptische Katalepsie. Auch diese GABAergen Neuronen werden von kortikalen glutamatergen Afferenzen stimuliert. Auch hier fördert die Blockade präsynaptischer D_2-Rezeptoren die glutamaterge Stimulation der GABAergen Neuronen. Diese GABAergen Neuronen projizieren zurück in die Pars reticularis bzw. das ventrale Tegmentum (A10). Hier hemmt GABA wohl ein ebenfalls GABAerges Interneuron, das zu dopaminergen Neuronen in der Pars compacta projiziert. Dadurch enthemmt in diesem Regelkreis unter Neuroleptika das striäre GABAerge Neuron das nigrale dopaminerge Neuron. Ein ähnlicher Regelkreis besteht auch im mesolimbischen System. Die GABAergen Neuronen enthalten Neuropeptide als Co-Transmitter, wobei Enkephalin inhibitorisch und das Tachykinin Substanz-P stimulierend wirkt. Möglicherweise wirken die Peptide modulatorisch und werden unter anderen elektrischen Entladungsmustern als GABA selbst freigesetzt.

Vom Striatum projizieren inhibitorische GABAerge Neuronen, die wieder eines von verschiedenen Neuropeptiden als Co-Transmittern enthalten, zum Pallidum. Analog projizieren GABAerge inhibitorische Neuronen vom Nucleus accumbens zum ventralen Pallidum. Unter Neuroleptika dominiert die GABAerge Hemmung des Pallidum. Unter Neuroleptika fällt damit die pallidäre, GABAerge Hemmung glutamaterger thalamischer Neuronen weg, wodurch der glutamaterge kortiko-thalamo-kortikale Regelkreis enthemmt ist. Bei Berücksichtigung des Nucleus subthalamicus könnte daraus aber auch eine Bremsung des kortiko-thalamo-kortikalen Kreises resultieren (Carlsson und Carlsson 1990).

Serotoninerge Neuronen der dorsalen Raphe scheinen mittelbar oder unmittelbar GABAerge Neuronen des Striatum zu stimulieren. Zerstörung serotoninerger Neuronen oder Serotonin-Antagonisten mindern Neuroleptika-induzierte Katalepsie. Waldmeier und Delini-Stula zeigten 1979, daß Serotonin-Aufnahmehemmer die Katalepsie verstärken (Ref. bei Bannon et al. 1987). Insofern kann der antiserotoninergen Komponente atypischer Neuroleptika wie Clozapin oder Risperidon eine Bedeutung für deren geringere extrapyramidalen Wirkungen zukommen.

Die beschriebenen Regelkreise lassen an die Möglichkeit denken, antipsychotische Wirkungen könnten durch Interferenz mit anderen der beteiligten Transmitter herbeigeführt werden. Versuche mit GABAergen Substanzen wie Baclophen (GABA$_B$-Agonist), Progabid (GABA$_{A/B}$-Agonist) und Muszimol (GABA$_A$-Agonist) blieben erfolglos; Muszimol wirkt im Gegenteil selbst psychotogen. Ob Benzodiazepine, die die GABAerge Neurotransmission am GABA$_A$-Rezeptor fördern, antipsychotisch wirken oder die antipsychotische Wirkung von Neuroleptika fördern, ist umstritten (Arana et al. 1986). Cholinomimetika wie Physostigmin verstärken die Katalepsie ohne aber antipsychotisch zu wirken. Glutamat-Antagonisten am N-Methyl-D-Aspartat-(NMDA)-Rezeptor wie Phencyclidin (PCP) wirken psychotogen; Glutamat-Agonisten stehen noch nicht für die Prüfung auf antipsychotische Wirkungen zur Verfügung (Carlsson und Carlsson 1990). Die Möglichkeiten einer Interferenz mit den beteiligten Neuropeptiden sind noch völlig ungeklärt. Antipsychotische Wirkungen von Analoga des Cholecystokinins (CCK) wurden nicht bestätigt (z. B. Peselow et al. 1987).

3.6 Neuroendokrine Wirkungen

Dopamin übt über den tuberoinfundibulären Trakt und das Portalvenensystem einen tonisch hemmenden Einfluß auf die hypophysäre Prolaktinsekretion aus (Gunnet und Moore 1988). Unter typischen Neuroleptika wird entsprechend durch Blockade hypophysärer D$_2$-Rezeptoren die Prolaktinsekretion enthemmt. Dieser Anstieg ist unter Clozapin gering und hält so kurz an, daß er der Erfassung entgehen kann. Nach Absetzen von Neuroleptika normalisiert sich Prolaktin innerhalb von 2 bis 3 Tagen. Obwohl auch andere Hormone wie das Wachstums-

hormon dopaminerg moduliert werden, entfalten hier Neuroleptika keine eindeutigen Einflüsse.

Die Frage, inwieweit sich unter chronisch neuroleptischer Therapie Toleranz entwickelt und sich Prolaktin normalisiert, ist umstritten. Zum Beispiel Brown und Laughren (1981) fanden eine zumindest partielle Toleranz (Abb.3.11), andere Autoren nicht (z. B. Härnryd et al. 1984). Trotz vermutlich partieller Toleranz und trotz fehlender Korrelation zu den Plasmaspiegeln von Neuroleptika mag aber ein Absinken von

Prolaktin unter neuroleptischer Prophylaxe das Risiko einer Exazerbation voraussagen (WILKINS et al. 1987). Das bedeutet aber keinesfalls einen Kausalzusammenhang, sondern spiegelt den Zusammenhang zwischen geringer Plasmakonzentration des Neuroleptikums und erhöhtem Rezidivrisiko wider (BROWN et al. 1982).

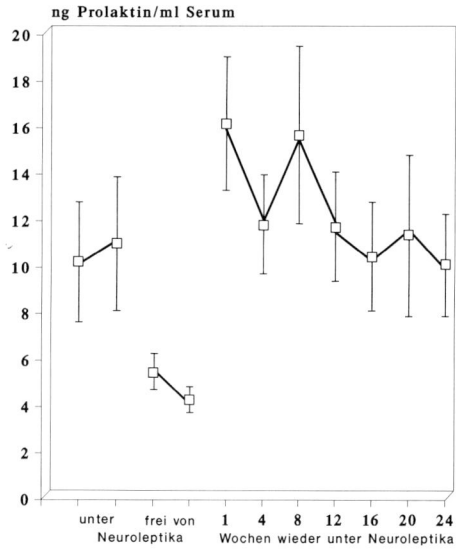

Abb. 3.11. Konzentration (Mittel ± SEM) von Prolaktin im Serum schizophren Kranker unter jahrelanger neuroleptischer Erhaltungstherapie, 2-18 Wochen nach Absetzen der (typischen) Neuroleptika, sowie unter erneuter neuroleptischer Therapie (n=6, p<0,005) (BROWN und LAUGHREN 1981)

3.7 Verhaltenseffekte

Die tierpharmakologischen Verhaltenseffekte von Neuroleptika (Katalepsie, Antagonismus von Lokomotionssteigerung und Stereotypien sowie des Rotationsverhaltens unter Dopaminagonisten, Unterdrückung konditionierten Vermeidungsverhaltens) sind in Kap. 2.2 beschrieben. Hier sollen nur zum Verständnis der antipsychotischen Wirkmechanismen beitragende Befunde erwähnt werden.

Alle akuten Verhaltenseffekte korrelieren bei typischen Neuroleptika mit deren klinisch wirksamer Dosis und Affinität zum D_2-Rezeptor (CREESE et al. 1976). Atypischen Neuroleptika fehlt die kataleptische Wirkung (JENNER und MARSDEN 1984). Im Gegensatz zur antipsychotischen Wirkung entwickelt sich gegen die Katalepsie eine partielle Toleranz (EZRIN-WATERS und SEEMAN 1977).

Auch der selektive D_1-Antagonist SCH-23390 induziert Katalepsie, wofür sich aber keine Toleranz entwickelt (HESS et al. 1986). Muskarinische Anticholinergika antagonisieren die Katalepsie bei typischen Neuroleptika akut, weniger nach SCH-23390, während sie die antipsychotische Wirkung nicht oder allenfalls gering beeinflussen (SINGH et al. 1987). Durch stereotaktische Injektion von Neuroleptika ließen sich lokomotorische von kataleptischen Effekten dissoziieren: Blockade der dopaminergen Transmission im Striatum erzeugt Katalepsie, im Nucleus accumbens verminderte Lokomotion. Umgekehrt führen nach stereotaktischer Läsion des Nucleus accumbens systemische dopaminerge Agonisten nur noch zu Stereotypien, die nach Läsionen des Striatums fehlen bei erhaltener Lokomotionssteigerung (Makanjuola und Ashcroft 1982). Typische Neuroleptika antagonisieren akut sowohl die durch Agonisten induzierte Lokomotionssteigerung als auch die Stereotypien, atypische Neuroleptika aber nur die Lokomotionssteigerung (Ljungberg und Ungerstedt 1978). Dieser differentielle Effekt läßt sich nicht durch die Kombination eines typischen Neuroleptikums mit einem Anticholinergikum imitieren, so daß die anticholinerge Komponente von atypischen Neuroleptika wie Thioridazin oder Clozapin nicht dafür verantwortlich ist. Die Befunde weisen auf die Bedeutung mesolimbischer Hirnregionen für die antipsychotische Wirkung hin.

Auffälligerweise blockiert der selektive D_1-Antagonist SCH-23390 potent die Stereotypien nicht nur nach unselektiven D_1/D_2-Agonisten, sondern auch nach selektiven D_2-Agonisten (O'Boyle et al. 1984). Unter chronischem SCH-23390 entwickelt sich eine Supersensitivität gegen sowohl D_1- als auch D_2-Agonisten (Hess et al. 1986). Beide Rezeptortypen für Dopamin scheinen also funktionell eng zu interagieren, die Wirksamkeit an dopaminozeptiven Neuronen scheint die Stimulation beider Rezeptoren vorauszusetzen (Walters et al. 1987). Dies kann die akute kataleptische Wirkung von SCH-23390 in den Tiermodellen erklären. Klinisch-antipsychotische Wirkungen selektiver D_1-Antagonisten wurden bisher nicht untersucht.

Neuroleptika unterdrücken konditioniertes Vermeidungsverhalten mit guter Korrelation zur klinischen Dosis einschließlich Clozapin. Auch positiv verstärktes Lernen wird beeinträchtigt (Beninger 1983). Dabei handelt es sich aber nicht um eine globale Lernstörung. Die Neuroleptika-induzierte Lernstörung läßt sich im Gegensatz zur antipsychotischen Wirkung durch Anticholinergika mindern.

Neuroleptika einschließlich Clozapin hemmen akut die elektrische Selbststimulation im medialen Vorderhirnbündel mit enger Korrelation zur Affinität zu D_2-Rezeptoren und zur klinischen Dosis. Allerdings wird diese Hemmung wieder durch Anticholinergika antagonisiert. Da Psychostimulanzien wie Amphetamin assoziatives, operantes Lernen fördern und andererseits Neuroleptika dieses Lernen unabhängig von motorischen Wirkungen behindern, schlug Wise (1982) das Anhedonie-Konzept der Neurolepika-Wirkung vor. Danach würden Neuroleptika konditionierten Signalen ihren Belohnungscharakter nehmen, was einer Extinktion gleichkäme. Diese Hypothese konnte nicht bestätigt werden (Morley et al. 1984). Miller (1984) schlug vor, Neuroleptika interferierten mit dem assoziativen Prozess des Lernens. Auch diese Hypothese hat sich nicht verifizieren lassen. Derzeit wird am ehesten eine Interferenz mit der Motivation angenommen (Salamone 1986). Alle diese Lernexperimente berücksichtigen nur akute Effekte von Neuroleptika, werden also der klinischen "Wirklatenz" nicht gerecht.

3.8 Schlußfolgerung

Zweifelsfrei haben derzeit verfügbare, antipsychotische, vornehmlich gegen produktive Symptome wirksame (Angrist et al. 1980) Medikamente gemeinsam, D_2-Dopaminrezeptoren zu blockieren. Möglicherweise sind dabei bestimmte Hirnregionen wie das mesolimbische und mesokortikale System entscheidend, in denen sich keine Toleranz entwickelt. Es besteht aber kein Anlaß zur Gewißheit, dies wäre der einzige und einzig mögliche Wirkungsmechanismus. Unverändert kann man aus den überwiegend an gesunden Tieren oder Tiermodellen gewonnenen Befunden eher nur auf Wirkungen als auf pathophysiologische Wirkmechanismen rückschließen. Die Beobachtung vielfältiger, nämlich kognitiver, affektiver und motorischer Störungen bei schizophrenen Psychosen legt nahe, daß mehr als ein umschriebenes anatomisches System involviert ist.

Die Rezeptorblockade ist im Positronen-Emissionstomogramm gleichermaßen bei respondierenden und nicht respondierenden Kranken nachweisbar, also eine zwar notwendige aber nicht hinreichende Bedingung. Möglicherweise kann auch die Blockade von Serotonin (5HT$_2$) Rezeptoren antipsychotisch wirken. Vielleicht also ist nicht die Blockade bestimmter Rezeptoren als vielmehr die Blockade überhaupt entscheidend. Allerdings waren Therapieversuche

mit Propranolol, das neben ß-Adrenozeptoren auch Serotonin-Rezeptoren (5-HT$_{1A}$) blockiert, recht enttäuschend (MANCHANDA und HIRSCH 1986). Der Grund könnte darin liegen, daß die zentralnervös notwendige Dosis wegen der peripheren kardiovaskulären Effekte nicht erreicht werden kann.

Die akute Blockade von Dopaminrezeptoren erklärt nicht die nur allmählich einsetzende antipsychotische Wirkung ("Wirklatenz"). Dazu würde eher die Heraufregulation der D$_2$-Rezeptoren sowie Renormalisierung des Dopaminumsatzes passen. Diese Toleranz scheint sich aber auf das Striatum zu beschränken. Gegen den Depolarisierungsblock mesolimbischer dopaminerger Neuronen entwickelt sich keine Toleranz. Der Mechanismus dafür ist bisher ebenso unbekannt wie die Konsequenzen für den Stoffwechsel und die Modulation der Signalverarbeitung.

Literatur

ANGRIST B, ROTROSEN J, GERSHON S (1980) Differential effects of amphetamine and neuroleptics on negative versus positive symptoms in schizophrenia. Psychopharmacology 72: 17–19

ARANA GW, ORNSTEEN ML, KANTER F, FRIEDMAN HL, GREENBLATT DJ, SHADER RI (1986) The use of benzodiazepines for psychotic disorders: a literature review and preliminary clinical findings. Psychopharmacol Bull 22: 77–87

BANNON MJ, FREEMAN AS, CHIODO LA, BUNNEY BS, ROTH RH (1987) The electrophysiological and biochemical pharmacology of the mesolimbic and mesocortical dopamine neurons. In: IVERSEN LL, IVERSEN SD, SNYDER SH (eds) Handbook of psychopharmacology, vol 19. Plenum Press, New York, pp 329–374

BARON JC, MARTINOT JL, CAMBON TI, BOULENGER JP, POIRIER MF, CAILLARD V, BLIN J, HURET JD (1989) Striatal dopamine receptor occupancy during and following withdrawal from neuroleptic treatment: correlative evaluation by positron emission tomography and plasma prolactin levels. Psychopharmacology 99: 463–472

BENINGER RJ (1983) The role of dopamine in locomotor activity and learning. Brain Res Rev 6: 173–196

BISCHOFF S (1986) Mesohippocampal dopamine system: characteristics, functional and clinical implications. In: ISAACSON RH, PRIBRAM KH (eds) The hippocampus, vol 3. Plenum Press, New York, pp 1-32

BOWERS MB, HENINGER GR (1981) Cerebrospinal fluid homovanillic acid patterns during neuroleptic treatment. Psychiatry Res 4: 285–290

BROWN WA, LAUGHREN WT (1981) Tolerance to the prolactin-elevating effect of neuroleptics. Psychiatry Res 5: 317–322

BROWN WA, LAUGHREN T, CHRISHOLM E, WILLIAMS BW (1982) Low serum neuroleptic levels predict relapse in schizophrenic patients. Arch Gen Psychiatry 39: 998–1000

BURT DR, CREESE I, SNYDER SH (1977) Antischizophrenic drugs: chronic treatment elevates dopamine receptor binding in brain. Science 196: 326–328

CARLSSON A (1978) Antipsychotic drugs, neurotransmitters and schizophrenia. Am J Psychiatry 135: 164–173

CARLSSON M, CARLSSON A (1990) Interactions between glutamatergic and monoaminergic systems within the basal ganglia – implications for schizophrenia and Parkinson's disease. Trends Neurosci 13: 272–276

CHOUINARD G, JONES BD (1980) Neuroleptic-induced super sensitivity psychosis: clinical and pharmacologic characteristics. Am J Psychiatry 137: 16–19

CHRISTENSSON EG (1989) Pharmacological data of the atypical neuroleptic compound melperone (Buronil). Acta Psychiatr Scand [Suppl 352] 80: 7–15

CREESE I, BURT DR, SNYDER SH (1976) Dopamine receptor binding predicts clinical pharmacological potencies of antischizophrenic drugs. Science 192: 481–483

CROSS AJ, WADDINGTON JL (1981) Kainic acid lesions dissociate 3H-spiperone and 3H-flupenthixol binding sites in rat striatum. Eur J Pharmacol 71: 327–332

ESPELIN DF, DONE AK (1968) Amphetamine poisoning: effectiveness of chlorpromazine. N Engl J Med 278: 1361–1362

EZRIN-WATERS C, SEEMAN P (1977) Tolerance to haloperidol catalepsy. Eur J Pharmacol 41: 321–327

FARDE L, WIESEL FA, HALL H (1987) No D2 receptor increase in PET study of schizophrenia (letter). Arch Gen Psychiatry 14: 671–672

FARDE L, WIESEL FA, HALLDIN C, SEDVALL G (1988) Central D_2-dopamine receptor occupancy in schizophrenic patients treated with antipsychotic drugs. Arch Gen Psychiatry 45: 71–76

FERRIER IN, JOHNSTONE EC, CROW TJ (1984) Clinical effects of apomorphine in schizophrenia. Br J Psychiatry 144: 341348

FRIEDMAN E, WANG IIY, BUTKERAIT P (1990) Decreased striatal release of acetylcholine following withdrawal from longterm treatment with haloperidol: modulation by cholinergic dopamine-D1 and -D2 mechanisms. Neuropharmacology 29: 537–544

GOLDSTEIN JM, LITWIN LC, SUTTON EB, MALICK JB (1989) Effects of ICI 169,369, a selective serotonin-2 antagonist, in electrophysiological tests predictive of antipsychotic activity. J Pharmacol Exp Ther 249: 673–680

GRAYBIEL AM (1990) Neurotransmitters and neuromodulators in the basal ganglia. Trends Neurosci 13: 244–254

GREBB JA, GIRAULT JA, EHRLICH M, GREENGARD P (1990) Chronic treatment of rats with SCH-23390 or raclopride does not affect the concentrations of DARPP-32 or its mRNA in dopamine-innervated brain regions. J Neurochem 55: 204–207

GUNNET JW, MOORE KE (1988) Neuroleptics and neuroendocrine function. Ann Rev Pharmacol Toxicol 28: 347–366

HÄRNRYD C, BJERKENSTEDT L, GULLBERG B, OXENSTIERNA G, SEDVALL G, WIESEL FA (1984) Time course for effects of sulpiride and chlorpromazine on monoamine metabolite and prolactin levels in cerebrospinal fluid from schizophrenic patients. Acta Psychiatr Scand [Suppl] 311: 75–92

HESS EJ, ALBERS LJ, LE H, CREESE I (1986) Effects of chronic SCH-23390 on the biochemical and behavioral properties of D1 und D2 dopamine receptors: ptentiated behavioral responses to D2 dopamine agonist after selective D1 dopamine receptor upregulation. J Pharmacol Exp Ther 238: 846–852

HORNYKIEWICZ O (1986) A quarter century of brain dopamine research. In: WOODRUFF GN, POAT JA, ROBERTS PJ (eds) Dopaminergic systems and their regulation. Verlag Chemie, Weinheim, pp 3–18

HYTTEL J, ARNT J, VAN DEN BERGHE M (1989) Selective dopamine D-1 and D-2 receptor antagonists. In: DAHL SG, GRAM LF (eds) Clinical pharmacology in psychiatry. Springer, Berlin Heidelberg New York Tokyo, pp 109–122

JANOWSKY A, BERGER SP (1989) Clozapine inhibits 3H-MK-80 1 binding to the glutamate receptor-ion channel complex. Schizophr Res 2: 189–189

JENNER P, MARSDEN CD (1984) Multiple dopamine receptors in brain and the pharmacological action of substituted benzamide drugs. Acta Psychiatr Scand [Suppl] 331: 109–123

KEBABIAN JW (1984) Pharmacological and biochemical characterization of two categories of dopamine receptor. In: POSTE G, CROOKE ST (eds) Dopamine receptor agonists. Plenum Press, New York, pp 3 – 22

KECK PE, COHEN BM, BALDESSARINI RJ, McELROY SL (1989) Time course of antipsychotic effects of neuroleptic drugs. Am J Psychiatry 146: 1289–1292

KORNHUBER J, RIEDERER P, REYNOLDS GP, BECKMANN H, JELLINGER K, GABRIEL E (1989) 3H-spiperone binding in post-mortem brains from schizophrenic patients: relationship to neuroleptic drug treatment, abnormal movements and positive symptoms. J Neural Transm 75: 1–10

LISKOWSKY DR, POTTER LT (1987) Dopamine D2 receptors in the striatum and frontal cortex following chronic administration of haloperidol. Neuropharmacology 26: 481–483

LJUNGBERG T, UNGERSTEDT U (1978) Classification of neuroleptic drugs according to their ability to inhibit apomorphine-induced locomotion and gnawing: evidence for two different mechanisms of action. Psychopharmacology 56: 239–247

LUNDBERG T, LINDSTRÖM LH, HARTVIG P, ECKERNAS SV, EKBLOM B, LUNDQVIST H, FASTH KJ, GULLBERG P, LANGSTRÖM B (1989) Striatal and frontal cortex binding of 11C-labelled clozapine visualized by positron emission tomography (PET) in drug-free schizophrenics and healthy volunteers. Psychopharmacology 99: 8–12

MAKANJUOLA ROA, ASHCROFT GW (1982) Behavioural effects of electrolytic and 6-hydroxydopamine lesions of the accumbens and caudate-putamen nuclei. Psychopharmacology 76: 333–340

MANCHANDA R, HIRSCH SR (1986) Does propranolol have an antipsychotic effect? A placebo-controlled study in acute schizophrenia. Br J Psychiatry 148: 701–709

MELTZER HY (1980) Relevance of dopamine autoreceptors for clinical psychiatry: preclinical and clinical studies. Schizophr Bull 6: 456–475

MELTZER HY (1990) Clozapine: mechanism of action in relation to its clinical advantages. In: KALES A, STEFANIS CN, TALBOTT JA (eds) Recent advances in schizophrenia. Springer, Berlin Heidelberg New York Tokyo, pp 237–256

MESOTTEN F, SUY E, PIETQUIN M, BURTON P, HEYLEN S, GELDERS Y (1989) Therapeutic effect and safety of increasing doses of risperidone (R 64766) in psychotic patients. Psychopharmacology 99: 445–449

MILLER R (1984) Major psychosis and dopamine: controversial features and some suggestions. Psychol Med 14: 779–789

MORLEY MJ, BRADSHAW CM, SZABADI E (1984) The effect of pimozide on variable-interval performance: a test of the "anhedonia" hypothesis of the mode of action of neuroleptics. Psychopharmacology 84: 531–536

NIEUWENHUYS R (1985) Chemoarchitecture of the brain . Springer, Berlin Heidelberg New York

NILSSON LJG, CARLSSON A (1982) Dopamine receptor agonist with apparent selectivity for autoreceptors: a new principle for antipsychotic action? Trends Pharmacol Sci 3: 322–325

O'BOYLE KM, PUGH M, WADDINGTON JL (1984) Stereotypy induced by the D2 agonist RU-242 13 is blocked by the D2 antagonist Ro-22–2586 and the Dl antagonist SCH-23390. Br J Pharmacol 82: 242–242

PARASHOS SA, BARONE P, TUCCI I, CHASE TN (1987) Attenuation of Dl antagonist-induced Dl-receptor upregulation by concomitant D2-receptor blockade. Life Sci 41: 2279–2284

PEROUTKA SJ, SNYDER SH (1980) Relationship of neuroleptic drug effects at brain dopamine, serotonin, adrenergic and histamine receptors to clinical potency. Am J Psychiatry 137: 1518–1522

PESELOW E, ANGRIST B, SUDILOVSKY A, CORWIN J, SIEKIERSKI J, TRENT F, ROTROSEN J (1987) Double-blind controlled trials of cholecystokinin octapeptide in neuroleptic-refractory schizophrenia. Psychopharmacology 91: 80–84

PICKAR D, LABARCA R, DORAN AR, WOLKOWITZ OM, ROY A, BREIER A, LINNOILA M, PAUL SM (1986) Longitudinal measurement of plasma homovanillic acid levels in schizophrenic patients: correlation with psychosis and response to neuroleptic treatment. Arch Gen Psychiatry 43: 669–676

PIMOULE C, SCHOEMAKER H, REYNOLDS GP, LANGER SZ (1985) 3H-SCH 23390 labeled Dl dopamine receptors are unchanged in schizophrenia and Parkinson's disease. Eur J Pharmacol 114: 235–237

RICHELSON E (1984) Neuroleptic affinities for human brain receptors and their use in predicting adverse effects. J Clin Psychiatry 45: 331–336

RUPNIAK NMJ, HALL MD, KELLY E, FLEMINGER S, KILPATRICK G, JENNER P, MARSDEN CD (1985) Mesolimbic dopamine function is not altered during continuous chronic treatment of rats with typical and atypical neuroleptic drugs. J Neural Transm 62: 249–266

RÜTHER E (1978) Interaction of neuroleptics clozapine and haloperidol. In: DENIKER P, RADONCO-THOMAS C, VILLENEUVE A (eds) Neuro-psychopharmacology, vol 2. Pergamon Press, New York, pp 1099–1106

SALAMONE JD (1986) Different effects of haloperidol and extinction on instrumental behaviours. Psychopharmacology 88: 18–23

SCHWARCZ R, CREESE I, COYLE JT, SNYDER SH (1978) Dopamine receptors localized on cerebral cortical afferents to rat corpus striatum. Nature 271: 766–768

SEEMAN P, TEDESCO JL, LEE T, CHAU-WONG M, MULLER P, BOWLES J, WHITTAKER PM, MCMANUS C, TITTLER M, WEINREICH P, FRIEND WC, BROWN GM (1978) Dopamine receptors in the central nervous system. Fed Proc 37: 130–136

SEEMAN P, ULPIAN C, BERGERON C, RIEDERER P, JELLINGER K, GABRIEL E, REYNOLDS GP, TOURTELLOTTE WW (1984) Bimodal distribution of dopamine receptor densities in brains of schizophrenics. Science 225: 728–731

SEEMAN P, GRIGORIADIS D, GEORGE SR, WATANABE M,

ULPIAN C (1986) Functional states of dopamine receptors. In: WOODRUFF GN, POAT JA, ROBERTS PJ (eds) Dopaminergic systems and their regulation. Verlag Chemie, Weinheim, pp 97–109

SHORE PA, GIACHETTI A (1978) Reserpine: basic and clinical pharmacology. In: IVERSEN LL, IVERSEN SD, SNYDER SH (eds) Handbook of psychopharmacology, vol 10. Plenum Press, New York, pp 197–219

SINGH MM, KAY SR, OPLER LA (1987) Anticholinergic-neuroleptic antagonism in terms of positive and negative symptoms of schizophrenia: implications for psychobiological sub-typing. Psychol Med 17: 39–48

SKARSFELDT T (1988) Effect of chronic treatment with SCH23390 and haloperidol on spontaneous activity of dopamine neurons in SNC and VTA in rats. Eur J Pharmacol 145: 239–213

SNYDER SH, BANERJEE SP, YAMAMURA HI, GREENBERG D (1974) Drugs, neurotransmitters and schizophrenia: phenothiazines, amphetamines and enzymes synthesizing psychotomimetic drugs in schizophrenia research. Science 184: 1243–1253

SUNAHARA RK, GUAN HC, O'DOWD BF, SEEMAN P, LAURIER LG, NG G, GEORGE SR, TORCHIA J, VAN TOL HHM, NIZNIK HB (1991) Cloning of the gene for a human dopamine D_5-receptor with higher affinity for dopamine than D_1. Nature 350: 614–619

TIEDKE PI, BISCHOFF C, SCHMIDT WJ (1990) MK-801-induced stereotypy and its antagonism by neuroleptic drugs. J Neural Transm 81: 173–182

WALTERS JR, BERGSTROM DA, CARLSON JH, CHASE TN, BRAUN AR (1987) D1 dopamine receptor activation required for postsynaptic expression of D2 agonist effects. Science 236: 719 – 722

WAZER DE, ROTROSEN J, STANLEY M (1982) The benzamides: evidence for action on dopamine receptors, shortcomings of current models. In: ROTROSEN J, STANLEY M (eds) The benzamides: pharmacology, neurobiology and clinical aspects. Raven Press, New York, pp 83–95

WIEDEMANN K, BENKERT 0, HOLSBOER F (1990) B-HT920 – A novel dopamine autoreceptor agonist in the treatment of patients with schizophrenia. Pharmacopsychiatry 23: 50–55

WIESEL FA, FARDE L, NORDSTRÖM AL, SEDVALL G (1990) Die Bedeutung der D1 und D2 Dopaminrezeptor-Blockade für die antipsychotische Wirkung von Neuroleptika. Eine PET-Studie an schizophrenen Patienten. In: MÜLLER-OERLINGHAUSEN B, MÖLLER HJ, RÜTHER E (Hrsg) Thioxanthene in der neuroleptischen Behandlung. Springer, Berlin Heidelberg New York Tokyo, S 13–20

WILKINS JN, MARDER SR, VAN PUTTEN T, MIDHA KK, MINTZ J SETODA D, MAY PRA (1987) Circulating prolactin predicts risk of exacerbation in patients on depot fluphenazine. Psychopharmacol Bull 23: 522–525

WISE RA (1982) Neuroleptics and operant behavior: the anhedonia hypothesis. Behav Brain Sci 5: 39–87

WOLKIN A, BAROUCHE F, WOLF AF, ROTROSEN J, FOWLER JS, SHIUE CY, COOPER TB, BRODIE JD (1989) Dopamine blockade and clinical response: evidence for two biological subgroups of schizophrenia. Am J Psychiatry 146: 905–908

WONG DF, WAGNER HN JR, TUNE LE, DANNALS RF, PEARLSON GD, LINKS JM, TAMMINGA CA, BROUSSOLLE EP, RAVART HT, WILSON AA, TOUNG JKT, MALAT J, WILLIAMS JA, O'TUAMA LA, SNYDER SH, KUHAR MJ, GJEDDE A (1986) Positron emission tomography reveals elevated D2 dopamine receptors in drug naive schizophrenics. Science 234: 1558–1563

Neuro-Psychopharmaka, Bd. 4
Riederer P. / Laux G. / Pöldinger W. (Hrsg.)
© Springer-Verlag Wien 1992

4
Klinik

4.1 Indikationen

P. König

Wie bei allen Krankheiten und Symptomen und ihrer medizinischen Behandlung richtet sich die Anwendung eines bestimmten Heilmittels, seine Indikation, nach dessen Eigenschaften, die mit größerer oder geringerer Spezifität die Ursachen krankhafter Veränderungen (kausal) oder die Zielsymptome (symptomatisch) beeinflussen können.

In der Diskussion um symptomatisch bzw. kausal wirksame Heilmittel werden immer wieder wesentliche Gesichtspunkte übersehen, dort wo diese Diskussion aber außerhalb der Grenzen der Grundlagenforschung ausgetragen wird, ist sie müßig: Kausale Behandlungen bzw. Heilungen im Sinne der restitutio ad integrum sind beim gegenwärtigen Stand der Medizin generell selten. – Umgekehrt weiß jeder, der einmal an starken Kopfschmerzen oder Durchfall gelitten hat, welch ungeheure Bedeutung Symptomminderung bzw. -behebung haben kann.

Schließlich ist darauf hinzuweisen, daß biologische Hypothesen über die Entstehung von Psychosen zwar zum Teil durch die Wirkungsweise der Psychopharmaka generiert wurden (s.o.), daß aber diese Hypothesen auf eine Reihe weiterer, ebenfalls ZNS-aktiver Substanzen und deren Effekte gestützt sind. Es ist weiters bekannt, daß, worauf noch später einzugehen sein wird, auch ein wesentlicher Teil affektiver Erkrankungen (Manien) primär durch Neuroleptika behandelbar sind oder zusammen mit Neuroleptika und anderen Psychopharmaka erst einen günstigen Behandlungsverlauf nehmen (SHOPSIN 1979, RIFKIN und SIRIS 1987). Zudem sind bei vielen hirnorganisch begründbaren Psychosen (DEVANAND et al. 1988) die Neuroleptika heute aus dem Behandlungsrepertoire des Psychiaters, aber auch aller anderen medizinischen Disziplinen (SILVER und SIMPSON 1988), nicht mehr wegzudenken. Schon aus dieser Aufzählung ergibt sich, daß wir derzeit bei etwa 50% aller psychisch Kranken auf die Anwendung der Neuroleptika nicht verzichten können.

Als Indikations-Leitlinien für die Verwendung von Neuroleptika haben somit die wesentlichen klinischen, im weiteren auch pharmakodynamischen (entsprechend dem pharmakologisch-klinischen Wirkprofil) und pharmakokinetischen Eigenschaften eines Neuroleptikums zu gelten.

4.1.1 Klinisch-syndromatologische Indikationen

Psychotische Zielsymptome "Denkstörungen"

Der Einsatz von Neuroleptika ist primär in ihrer antipsychotischen Wirksamkeit begründet und erst in weiterer Folge und unter bestimmten Umständen in anderen Indikationsbereichen berechtigt (Cohen 1988, Davis und Casper 1978, Jain et al. 1988). Die antipsychotische Indikation zur Verwendung eines Neuroleptikums ist in der Praxis patienten- und situationsbezogen zu stellen: Aus dem jeweiligen Kontext kann es einmal erwünscht sein, einen Patienten "hochspezifisch antipsychotisch" zu behandeln, ein anderes Mal könnte es wünschenswert sein, möglichst gleichzeitig psychotische Denkinhalte, Schlafstörungen, Ängstlichkeit oder motorische Unruhe zu therapieren. Die einzelnen Beispiele können jeweils durch die Achse der Pharmakodynamik und der pharmakologischen Eigenschaften der Medikamente erweitert werden, wie der Tabelle 4.1.1 entnommen werden kann. Zusätzlich kann die Halbwertszeit eines Medikamentes seine Indikation ebenso mitbestimmen wie seine Eigenschaft starke orthostatische Nebenwirkungen oder besonders rasch extrapyramidale Syndrome hervorzurufen.

Ursprünglich standen viele Fachleute einer tatsächlich "antipsychotischen Wirksamkeit" der Neuroleptika reserviert gegenüber. Zwischenzeitlich hat sich in vielen Untersuchungen zweifelsfrei herausgestellt, daß Veränderungen, die als psychosenpathognomonisch zu klassifizieren sind, innerhalb von Tagen durch die Anwendung von Neuroleptika günstig beeinflußt und im weiteren Verlauf häufig völlig zum Verschwinden gebracht werden können (Kane 1988b, Klein und Davis 1969, Rifkin und Siris 1987). Symptome, die durch Neuroleptika sehr günstig beeinflußt werden, sind:

- **Formale Denkstörungen** wie Sperrungen, Denkhemmung, Gedankenabreißen, Versanden, Faseln, Gedankenjagen, Gedankenverschmelzen (Kontaminieren) (Bradley und Hirsch 1986).
- **Inhaltliche Denkstörungen** (Halluzinationen, Wahn; auch wahnhafte Verkennungen, überwertige Ideen).

Psychomotorik, psychotische Verhaltensauffälligkeiten; Gefühlsstörungen

Neuroleptika sind gegen psychotische Ver-

Tabelle 4.1.1. Überblick der wichtigsten Zielsymptome bzw. Syndrome und der zur Behandlung verwendeten Neuroleptikatypen (* niedrig-, *** hochpotent), der bevorzugten Applikationsart (mögliche Applikation in Klammern, K: "ultrakurz wirksame Depotneuroleptika" z. B. Zuclopenthixol in Viscoleo) sowie Beispiele für Erkrankung und Präparate (OPS=Organisches Psychosyndrom)

Klinisches Syndrom	NL	i.v.	i.m.	p.o.	Depot	Erkrankungsveränderung	Beispiel d. Neuroleptikums
foudroyant psychot. S.	*** (+*)	(*)	*	(*)	–	z.B. akute Schizophrenie	Haloperidol (u. ev. Chlorprothixen
erregt-agitiert, expansiv	**/***	(*)	*	(*)	(K)	Manie	Clopenthixol (u. ev. Tranquilizer)
verwirrt, schlafgestört	*/**/***	(*)	*	(*)	–	OPS, Delir, Alterspsychose	Von Dixyrazin, Levomepromazin
Verhaltensstörung, Raptus	*/**/***	(*)	*	*	(K)*	Intelligenz Entwicklungsstörung	bis Clopenthixol u. Haloperidol
Gefühlsstörung	*/**	(*)	(*)	*	(*)	Depression, Residualsyndr.	Thioridazin, Levomepromazin
Bewegungsstörungen	**/***	–	–	*	(*)	Tic, Chorea Huntington	Tiaprid, Haloperidol
(chron.) Schmerzen	*/**/***	–	*	*	(K)	(Trigeminus-)neuralgie, Karzinome	Chlorpromazin, Thioridazin, ev. Haloperidol
vegetative Dysregulation	*/***	*	*	*	–	veg. Dystonie, Schädel-Hirntrauma	

änderungen der Motorik wie Manierismen oder bizarre Bewegungsabläufe ähnlich wirksam wie gegen psychotische Veränderungen des Denkens. Sie sind weiters geeignet mit der Erkrankung zusammenhängende motorische Verlangsamung oder motorische Hyperaktivität günstig zu beeinflussen, was bis zur Möglichkeit der Behandlung des Stupors oder der Katatonie reicht. Diese Wirkungen sind bei verschiedenen Neuroleptika durchaus unterschiedlich, hängen nicht von der dämpfenden Wirkung ab, wie sie auch nicht mit der antipsychotischen Potenz korrelieren. Psychotisch bedingte Verhaltensveränderungen, die eher mit der Stimmung- und Antriebslage zusammenhängen, wie z.B. Autismus, starke Rückzugstendenzen, affektive Verflachung oder extreme Feindseligkeit sind neuroleptisch ebenfalls behandelbar, einzelnen Neuroleptika (z. B. Levomepromazin, Thioridazin, Chlorprothixen) wird eine geringe stimmungsaufhellende Wirkung zugeschrieben (BENKERT und HIPPIUS 1980).

Motorisch-agitierte, expansive Syndrome

In niedrigen, zum Teil auch in konventionellen Dosen sind diverse mittel- und höherpotente Neuroleptika geeignet, motorisch überschießendes Verhalten zu mitigieren, motorische Überreaktionen zu mindern, ohne die Vigilanz zu stark zu beeinträchtigen. Praktisch bedeutet das motorische Agitiertheit, Unruhe, wahn- oder stimulusbedingte motorische Hyperaktivität mindern zu können, ohne eine störende Herabsetzung der Bewußtseinslage hervorzurufen, was sowohl für die Behandlung wie das soziale Setting eines Patienten relevant sein kann.

Hochgradige Agitationen, Turbulenzen

Dämpfende Effekte, also die deutliche Herabsetzung der Vigilanz ähnlich wie durch Sedierung, werden vor allem bei ausreichender Dosis niedrigpotenter Neuroleptika (Basisneuroleptika) beobachtet. Dieser Effekt ist therapeutisch-klinisch bei einer Vielzahl von Symptomen geradezu notwendig: psychomotorische Agitiertheit bei schizophrenen Psychosen, enthemmter Bewegungsdrang bei Manien, Aggressions-Raptus, stereotype motorische Abläufe bei hirnorganischen Prozessen sind ebenso Indikationen wie ängstlich-depressive Agitationen, hyperästhetisch-emotionelle Schwächezustände oder Turbulenzen bei Entzugssyndromen. Auch bei manchen Verläufen von Alkoholpsychosen, als Adjuvans im Medikamenten- und Drogenentzug und als schlafanstoßende Medikation ganz allgemein können (Basis-) Neuroleptika eingesetzt werden. Basisneuroleptika mit geringem extrapyramidalem Potential werden auch bei gerontopsychiatrischen Indikationen (Verhaltens-, Schlafstörungen, Verwirrtheit) verordnet.

Weitere Anwendungsbereiche für Neuroleptika können zusammengefaßt werden durch: "Beeinflussung hirnbasal und weiter kaudal gelegener Zentren des ZNS".

Stammganglien

Die Stammganglien mit ihrer Agglomeration dopaminerger Neuronensysteme stellen einen Prädilektionsort der neuroleptischen Wirkung dar, allerdings für den Kliniker meist störend durch extrapyramidale Nebenwirkungen merkbar. Bei einzelnen Erkrankungen bzw. Symptomen wie **extrapyramidale Bewegungsstörungen** durch Erkrankungen dieses Systems ist die direkte Neuroleptikawirkung auf die Stammganglien und die Verbindung von Stammganglienbereichen zum Kleinhirn von wesentlich größerer Bedeutung als die für die antipsychotische Wirksamkeit angesehenen Verbindungen zum limbischen System und dessen Zentren. Nämlich dann, wenn Dyskinesien oder Bewegungsstereotypien behandelt werden sollen. Neuroleptika haben sich in der Behandlung einzelner Formen von Torticollis, des essentiellen Tremors, der Chorea Huntington, (motorischer) Zwangshandlungen, mancher Bewegungsstereotypien und in der tardiven Dyskinesie bewährt (CASEY 1987). Es ist nicht geklärt, ob der Einfluß auf repetitive bzw. stereotype motorische Mechanismen, an deren Zustandekommen die Stammganglien beteiligt sind (PLOOG 1973), dabei von alleiniger Bedeutung ist, und welches Gewicht die Einbindung der Stammganglienfunktion in motivationale Systeme dabei hat (DELGADO 1979).

Ausgehend von der Annahme einer D2-Rezeptor-Überempfindlichkeit, die sich unter chronischer Neuroleptikatherapie bei disponierten Personen stärker herausbildet, soll durch verstärkte Rezeptorblockade (Dosiserhöhung des Neuroleptikum die Bewegungsstörung gebremst werden. – Allerdings können damit andere (Neben-) Wirkungen ungerechtfertigt intensiviert werden, während das Zielsymptom nur zeitweilig beeinflußt wird.

Thalamus
Die analgetische Wirkung der Neuroleptika bei systemischer Applikation ist auch für schwere chronische Schmerzzustände (z.B. Trigeminusneuralgie) gut nutzbar, wobei Basisneuroleptika (z. B. Levomepromazin, Thioridazin) möglicherweise aufgrund ihrer teilweisen Affinität zu Serotoninrezeptoren deutlich besser wirksam sind als hochpotente Neuroleptika und von dieser Wirkungskomponente her den ebenfalls analgetisch wirkenden, trizyklischen Antidepressiva, welche gleichfalls einen deutlichen serotonergen Wirkanteil aufweisen, ähnlich sind (MELTZER et al. 1989).

Hirnstamm
Die im Hirnstamm gelegenen Zentren für die Temperaturregulation, für die Auslösung bzw. Steuerung von Emesis und die Kerne von N. phrenicus und N. vagus stellen ebenfalls indikationsrelevante Ziele für Neuroleptika dar. Schon Chlorpromazin wurde und wird zusammen mit anderen Substanzen als "lytischer Cocktail" nicht nur

zur Sedierung, sondern ebenso zur Senkung der Körpertemperatur, damit Senkung der Metabolisierungsrate verwendet (LAWIN 1989). Basisneuroleptika können zur "Dämpfung des Vegetativums" angewendet werden. – Überschießende Reaktionen dieses Systems können allerdings durch anticholinerge Nebenwirkungen oder Gegenregulationsmechanismen auf zentrale oder periphere Neuroleptikawirkung eintreten. Auch unstillbarer Schluckauf, also repetitive motorische Entladungen des N. phrenicus, sind durch Neuroleptika gut beeinflußbar (BALDESSARINI 1990).

4.1.2 Indikationen nach pharmakologischen Eigenschaften

Da sowohl grundlegende wie weiterführende Gesichtspunkte dieser Thematik bereits in den Kapiteln über Kinetik, klinische Pharmakologie und praktische Anwendung der Neuroleptika besprochen werden, genügen einige Hinweise: Unter anderem determinieren das klinische Wirkprofil eines Neuroleptikums die Pharmakodynamik und Spezifität und Affinität für periphere wie zentrale Rezeptoren. Die derzeit klinisch angewandten Neuroleptika sind mit wenigen Ausnahmen nur mäßiggradig rezeptorspezifisch, d.h. rezeptoraffin für dopaminerge, adrenerge, serotonerge und andere Systeme, oft korrelierend mit erwünschten oder unerwünschten Wirkungen der Substanz. Außer durch individuelle Eigenschaften wird die Bioverfügbarkeit eines Neuroleptikums von einer Reihe weiterer Faktoren, die aus dessen Pharmakologie und Kinetik hervorgehen, bestimmt.
Die Pharmakokinetik der Neuroleptika wird, abgesehen von intrinsischen Eigenschaften, vor allem durch galenische Zubereitungen verändert. Einzelne Neuroleptika stehen in flüssigen und festen peroralen Applikationsformen zur Verfügung, wobei

letztere zum Teil Retardwirkung haben. Dies kann zu einer Verbesserung der Compliance beitragen.

Die intravenöse Applikation

Sie ist sowohl für hoch- wie niedrigpotente Neuroleptika möglich und kann das Mittel der Wahl in Notfallsituationen zur Behandlung foudroyanter Psychosen sein. Bei längerfristiger intravenöser Zufuhr bewährt sich die Infusion, die eine bedarfsgerechte Dosierung gewährleistet und bei liegender Verweilkanüle wiederholte i.v.-Injektionen unnötig macht. Nachteile liegen in der subjektiv belastenden Zufuhrprozedur, dem Risiko von (Thrombo-) Phlebitiden, lokalen Infektionen etc. und in Kostengründen.
Bei intravenöser Zufuhr eines Neuroleptikums wird üblicherweise innerhalb weniger Minuten eine hohe Plasmaspitzenkonzentration mit entsprechender Bioverfügbarkeit erzielt, die je nach Substanz allerdings innert mehrerer Stunden wieder deutlich absinkt.

Intramuskuläre Applikation

Im klinischen Alltag wird sie wohl am häufigsten in der Behandlung akuter Psychosen angewendet, da sie die Vorteile gesicherter Compliance, Vermeidung des first-pass-Effektes und einer relativ raschen Anflutung bei geringerem drug-loading im Gegensatz zur oralen Applikation bietet.
Nachteilig ist, daß auch lege artis intramuskulär verabreichte Neuroleptika lokale Irritationen bis zu schmerzhaften Infiltraten induzieren können, daß die Applikation subjektiv unangenehm und aufwendig ist, wie auch, daß die Halbwertszeit intramuskulär applizierter Neuroleptika (mit Ausnahme der Depot-Neuroleptika) relativ kurz ist. – Einzelne Hersteller haben versucht, einen Kompromiß zwischen subjektiven, klinischen und ökonomischen Bedürfnissen zu finden und "retard" oder "ultrakurz" wirksame Depotpräparationen entwickelt (z. B. Thioridazin retard, p.o., Clopenthixol in Viscoleo, i.m.).

Orale Applikation

Dem Unerfahrenen scheint die orale Medikation der rücksichtsvollste Applikationsmodus zu sein, was für kooperative Patienten zutrifft. Ist die Compliance nicht ausreichend gesichert, wird flüssigen Präparationen der Vorzug vor festen gegeben. (Die unterschiedliche Resorptionsrate flüssiger oder fester Medikamente ist eine wichtige Überlegung in der Erstellung eines Therapieplanes). Jedoch kann die orale Neuroleptikazufuhr einen Mehrbedarf von 30–70% des Medikaments (first-pass-Effekt) im Vergleich zur parenteralen Gabe bedeuten. Diese relativ stärkere medikamentöse Belastung des Organismus ist kritisch zu würdigen.

Depotpräparate

Auf diesen wichtigen Bestandteil einer zeitgemäßen Strategie in der Langzeitbehandlung von (schizophrenen) Psychosen wird im dazugehörigen Kapitel 4.6.1 von MÖLLER genau eingegangen, weshalb hier nur zusammengefaßt wird:

Bei Depot-Zubereitungen handelt es sich um Veresterungen höher- und hochpotenter Neuroleptika als Oenanthate, Decanoate, Palmitate etc. in zumeist öligen Lösungen, die intramuskulär je nach erforderlicher Wirkintensität im Abstand von mehreren Wochen verabreicht werden. Depotneuroleptika stellen aus der Sicht des Arztes wie des Patienten eine fast optimale Lösung mancher oben angeführter Probleme dar. Ihre Nachteile sind die subjektive Unannehmlichkeit der Injektion (des Stiches an sich, weniger des Volumens der zuzuführenden Substanz, da sich dies meist innerhalb weniger Milliliter hält) sowie die schwerer wiegende Tatsache, daß innerhalb eines (mehrwöchigen) Zeitraumes ein flexibles Reagieren auf eine Besserung der Erkrankung durch Dosissenkung, eine lokale Irritation oder eine Komplikation nicht möglich ist. Zu bedenken ist weiters, daß sich einerseits aufgrund veränderter Resorption, andererseits der veränderten Kumulation

deutliche Abweichungen der Halbwerts-
zeiten von Depotpräparaten im Vergleich zu
anderen galenischen Formen ergeben
können (MARDER et al. 1989). Ein Behand-
lungsspielraum ist nur bei Notwendigkeit
der Dosiserhöhung gegeben, z. B. durch
weitere parenterale Zufuhr zum Depotneuroleptikum oder orale Zusatzmedi-
kation.

Trotz dieser Nachteile der Depotneuroleptika und der Tatsache, daß besonders nach
längerdauernder Applikation Monate bis
zur endgültigen Ausscheidung der letzten
Metaboliten vergehen können, haben sich
diese Präparate in der Langzeitbehandlung
von Psychosen und der Therapie von Resi-
dualsyndromen gut bewährt (SHEPHERD
1984). Die Indikation zur neuroleptischen
Depotbehandlung ergibt sich einerseits aus
syndromatologischen Gegebenheiten, andererseits aus Variablen, die individuell
durch den Patienten und seine Lebenssitua-
tion bestimmt werden (DAVIS 1975, HOGARTY
1984). In der Erarbeitung eines individuellen Behandlungsplanes ist entweder zusammen mit dem Patienten oder für ihn genau
abzuwägen, ob die Compliance für eine
orale Medikation gegeben ist. Gleichgültig
welche Form der medikamentösen Behandlung angewendet wird, wird sie eine von
mehreren Therapiebestandteilen eines Ge-
samtkonzeptes sein, in welchem z. B. soziotherapeutische, kognitive u. a. Verfahren einander ergänzen (HOGARTY et al.
1986). Die praktischen Erfahrungen in der
neuroleptischen Behandlung von Psychosen zeigen, daß außer der ganz wichtigen
Symptomsuppression durch eine ausreichende Langzeitbehandlung eine Rezidivprophylaxe (HOGARTY et al.1979, SCHOOLER
et al. 1980) gewährleistet ist (s. Abschnitt
4.6 über praktische Therapieerwägungen).
Die zum Behandlungsbeginn gestellten Indikationen sind natürlich im Lauf der Behandlung auf ihren Fortbestand zu überprüfen! Gegebenenfalls wird Art oder Dosis des
Neuroleptikums den geänderten Vorausset-

zungen anzupassen sein. Ist mit dem Patienten (eventuell auch seinen Bezugspersonen) eine konstruktive Zusammenarbeit
möglich, kann gegebenenfalls eine schrittweise, weitgehende Dosisreduktion erwogen werden. Die therapeutische Strategie
der "Erhaltungsmedikation" (BALDESSARINI
und DAVIS 1980), d.h. relativ niedrige Medi-
kamentendosen, die kontinuierlich zuge-
führt werden, muß individuell nach den
jeweiligen Gegebenheiten gegen die "ge-
zielte Intervention" abgewogen werden
(CARPENTER et al.1990). Dabei müssen Patienten wie Angehörige entweder genau über
die individuellen Prodromi möglicher Ex-
azerbationen Bescheid wissen und die Möglichkeit zu raschem, informellem Arztkon-
takt haben, oder die Intervalle zwischen den
ärztlichen Kontrollen müssen entsprechend
kurz gehalten sein. Durch diese Früh-Inter-
ventionsstrategie kann die Gesamtmedika-
mentenbelastung reduziert werden (HOGAR-
TY et al. 1988b).

Vor jeder neuroleptischen (Langzeit-) Behandlung (KANE 1984) wird man eine genaue
Evaluation der Vorteile und Risiken durchführen: So werden Überlegungen betref-
fend extrapyramidalmotorische Nebenwirkungen, spätdyskinetische Komplikationen
oder der (pharmakogenen) depressiven
Verstimmung (BRADLEY und HIRSCH 1986)
ebenso anzustellen sein, wie solche bezüglich der medikamentösen Auswirkungen
auf innere Organe etc. Stellen sich bei Ver-
laufskontrollen Probleme heraus, muß nöti-
genfalls ärztlicherseits adäquat reagiert werden (JOHNSON 1988). Ähnlich wichtig wie der
medizinische Aspekt sind psychologische
und soziale Auswirkungen der Therapie, die
bei Behandlungsbeginn und -verlauf ebenso zu reflektieren und immer erneut zu überprüfen sind (SCHOOLER et al. 1987).

Es ist zu diskutieren, ob die Indikation von
Verlaufs- bzw. Prognosekriterien (predictors of outcome) abhängig gemacht werden sollte (GAEBEL et al.1981, MÖLLER et al.
1982, KOLAKOWSKA 1985, JOHNSTONE et al.

1990): Beim gegenwärtigen Stand der Prädiktorforschung dürfte es verfrüht sein, diese Faktoren als wesentliche Kriterien der differentiellen Indikation zur Neuroleptikalangzeittherapie zu sehen. Die einzelnen Prädiktoren sind noch zu allgemein, die Behandlungsmöglichkeiten zu wenig vielfältig (LYDIARD und LAIRD 1988). – Umgekehrt sollten vorhandene, sogenannte negative Prädiktoren schon initial Veranlassung zur Erarbeitung äußerst differenzierter Therapiestrategien sein (HOGARTY et al. 1988a). Dies dürfte nicht nur für die Prädiktoren schizophrener Erkrankungen, sondern auch solcher anderer Psychosen gelten (GULDBERG et al. 1990, OPJORDSMOEN 1989).

4.1.3 Indikationen nach nosologischen Gesichtspunkten

Die Schizophrenien

Floride schizophrene Erkrankungen, bei welchen die "Plus-Symptomatik", also die psychotische Produktivität im Vordergrund steht, sind eine Domäne der Neuroleptika mit hoher antipsychotischer Potenz (BRADLEY und HIRSCH 1986, BALDESSARINI 1990). Bei diesen Erkrankungen ist die Verwendung der Neuroleptika das eigentliche Fundament der Behandlung, ergänzend spielen die sogenannte psychotherapeutische Grundhaltung des Arztes, die Gegebenheiten und Umstände der Behandlung ("setting") und die Motivationsarbeit bei Patienten und Angehörigen eine wesentliche Rolle.

Es ist kritisch anzumerken, daß eine genaue Voraussage des Ansprechens schizophrener Patienten auf die neuroleptische Medikation (noch) nicht möglich ist (WOGGON 1983, MÖLLER et al. 1985, SCHIED 1990).

Etwa 20–25% der Patienten zeigen keinen ausreichenden Behandlungserfolg (SCHIED 1990), sodaß außer dem Neuroleptikum noch andere Therapieprinzipien zur Behandlung akuter Krankheitsmanifestationen angewendet werden müssen (BRADLEY und HIRSCH 1986, RIFKIN und SIRIS 1987).

Erwiesenermaßen nehmen Neuroleptika auch in der Langzeitbehandlung schizophrener Psychosen einen bedeutenden Stellenwert ein (DAVIS 1975, FREEMAN 1988, PIETZCKER 1988). Wird die Psychopharmakotherapie allerdings nicht durch supportive Maßnahmen wie Sozio- oder Milieutherapie oder familientherapeutische oder kognitive Strategien ergänzt (GOLDSTEIN et al. 1978, LEFF et al. 1982), ist sie auch bei ausreichend mehrjähriger Dauer deutlich geringer wirksam. Die Therapieversager sind nicht nur neuroleptikatherapierefraktäre Patienten an sich (MÖLLER et al.1985), sondern auch solche, bei welchen Compliance und/oder soziale Stabilität durch fehlende oder falsche flankierende Maßnahmen nicht gewährleistet werden konnten (VAUGHN und LEFF 1976, HOGARTY et al.1988a).

Bei den foudroyanten Schizophrenien, bei psychomotorischer Erregung, Turbulenzen, Unruhezuständen bis hin zu Katatonien oder äußerst angstgetönten inhaltlichen Denkstörungen können Kombinationen von hochpotenten Neuroleptika zusammen mit Tranquilizern oder Basisneuroleptika das Mittel der Wahl sein. Wichtig sind ausreichend hohe Dosierungen oder intravenöse Zufuhr, da nur dann eine rasche klinische Wirksamkeit gewährleistet ist und nur dadurch den Patienten die Distanzierung zur Psychose entlastend und schnell ermöglicht wird. Katatone Syndrome werden zwar besser mit Elektrokrampftherapie behandelt (HÄFNER und KASPER 1982), können jedoch auch mit hochpotenten Neuroleptika intravenös oder als Infusion im Dauertropf beherrscht werden, wobei eine Kombination mit Elektrokrampfbehandlung oder einem niedrigpotenten Neuroleptikum oder einem Tranquilizer sinnvoll sein kann (KÖNIG und GLATTER-GÖTZ 1990). Insbesondere bei der akut bedrohlichen Katatonie ist die kontinuierliche Überwachung der vitalen Parameter unbedingt notwendig, auf intensivmedizinische Maßnahmen kann häufig nicht verzichtet werden (KÖNIG und STRICKNER 1978).

Schizophrene Residualzustände

Die Psychopathologie wird grundsätzlich bei CROW (1980), ANDREASEN und OLSEN (1982) sowie kritisch von MORTIMER et al. (1990) diskutiert. Häufig stehen defizitäre Syndrome im Vordergrund, die auch neuroleptisch modifiziert werden können (ANGST et al. 1989): kognitive Einbußen, affektive Verarmung, Verflachung, Antriebsdefizite und Rückzugstendenzen, zum Teil gepaart mit motorischen Verhaltensauffälligkeiten. Bei dieser Patientengruppe kommt den Neuroleptika eine flankierende Rolle zu, während Trainingsprogramme, kognitive Therapien, stützende und betreuende Maßnahmen, oft unter Einbeziehung der Bezugspersonen (LEFF und VAUGHN 1981) Schwerpunkte des Behandlungsrepertoires darstellen (MALM 1988, SIMPSON und LEVINSON 1988). Diese defizitären schizophrenen Residualzustände sind u. a. differentialdiagnostisch genau von neuroleptikabedingten, dosisabhängigen posturalen Hypotonien abzugrenzen, ebenso wie von psychopharmakobedingten Antriebs- und Leistungsminderungen.

Manische Syndrome

Manische Syndrome, die durch Expansivität, Agitiertheit, Hyperaktivität, Schlafstörungen etc. gekennzeichnet sind, stellen in der Klinik eine Indikation zur Verwendung von niedrig- und mittelpotenten Neuroleptika dar (SHOPSIN 1979, RIFKIN und SIRIS 1987, KANE 1988a). Die schlafanstoßende bzw. dämpfende Wirkung hat eine wichtige stabilisierende Funktion auf den Patienten: Drohende körperliche und vegetative Erschöpfungszustände, bedingt durch Agitiertheit und Schlafdefizit werden verhindert, schier endlos assoziativ-allitterierend und unkorrigierbar ablaufende Denkprozesse unterbrochen, Handlungen die dem Kritikverlust entspringen, mitigiert und unterbunden. Dysphorische, gereizte Manien sind ebenfalls eine besondere Domäne der dämpfenden neuroleptischen Behandlung.

Unter den üblichen klinischen Kautelen besteht keine Kontraindikation zur Kombination Neuroleptikum/Lithium (s.d. auch den Beitrag von SCHÖNY und RITTMANNSBERGER), bei der Kombination Neuroleptikum/Carbamazepin (DOSE und EMRICH 1990) ist daran zu denken, daß Carbamazepin zu einer Enzyminduktion in der Leber und damit zu einem beschleunigten Neuroleptikaabbau führen kann. Unklar in ihrer Bedeutung sind die bei manchen Neuroleptika/Carbamazepinkombinationen auftretenden EEG-Veränderungen (DOSE 1987). Bei hochgradig getriebenen, manischen Verfassungen ist die Kombination eines (Basis-) Neuroleptikums mit einem Tranquilizer oder einem Hypnotikum indiziert (BUSCH et al. 1989).

Depressive Syndrome

Die Indikation zur Verwendung von Neuroleptika in diesem Zusammenhang ist mehrfach (KANE 1988a): einerseits Anwendung von Basisneuroleptika als Adjuvans der Antidepressiva, andererseits zur Dämpfung psychomotorisch agitierter Depressiver bzw. zur Distanzierung bedrohlicher Angstinhalte oder auch zur Sedierung akut suizidgefährdeter Patienten.

Zusätzlich können inhaltliche Denkstörungen bei affektiven Erkrankungen wie überwertige Ideen, illusionäre Verkennungen, Wahn und Halluzinationen, die bekanntlich als Epiphänomene affektiver Erkrankungen auftreten, mit Neuroleptika flankierend behandelt werden (**"Zweizügeltherapie"**, speziell auch der **schizoaffektiven Psychosen** und der **Dysphorien**).

Von großer behandlungspraktischer Relevanz ist die genaue Differentialdiagnose depressiver Zustandsbilder beim unbekannten Patienten. Unterschiedliche Ätiopathogenesen bedingen unterschiedliche Behandlungsschwerpunkte wie z. B. Phasenprophylaxe, Depot- (Neuroleptikum) oder Psychotherapie. Für die Therapie defizitärer Verfassungen im Rahmen der neuroleptischen Behandlung von Schizophrenien gilt die Bedeutung der Differentialdiagnostik fast in noch stärkerem Ausmaß (RIFKIN und SIRIS 1990). Die pharmakogene (posturale) Hypotonie ist eine weitere praktisch wichtige Differentialdiagnose antriebsarmer, lustloser und leistungsgeminderter Verfassungen.

Hirnorganisch begründbare Psychosen

Definitionsgemäß ist die Entstehung hirnorganisch begründbarer Psychosen an das Vorhandensein entzündlicher, metabolisch-toxischer, degenerativer, neoplastischer oder traumatischer Substratveränderungen gebunden. Viele dieser ZNS-Veränderungen stören die biochemische und -elektrische Tätigkeit der Neuronenverbände im Sinne einer beträchtlichen Herabsetzung der Krampfschwelle. Diese grundlegende Tatsache ist bei der Verwendung von Neuroleptika im Indikationsbereich hirnorganisch begründbarer Psychosen (DEVANAND et al. 1988) immer genauestens zu bedenken, da Neuroleptika ebenfalls die Krampfschwelle senken. Dabei wirken niedrigpotente Neuroleptika (Phenothiazine mit aliphatischen Seitenketten) eher krampfauslösend als hochpotente, z. B. Thioxanthene. Butyrophenone verhalten sich unterschiedlich. Am sichersten scheinen Piperazinderivate in der Neuroleptikabehandlung Anfallskranker oder -gefährdeter einsetzbar (BALDESSARINI 1990). Dieses spezifische Therapieproblem spielt eine besondere Rolle in der (neuroleptischen) Behandlung epileptischer Psychosen (TRIMBLE 1991).

Bedingt durch ihre besondere Ätiopathogenese und Häufigkeit sind die **Entzugssyndrome** als Sonderfälle hirnorganisch begründbarer Psychosen hervorzuheben. Neuroleptika werden primär bei Entzügen von Abhängigkeiten nach dem Alkohol/Barbiturattyp (ATHEN et al. 1977, PFITZER et al. 1988), aber auch des Analgetika- und z. T. auch Opiattyps eingesetzt (SMITH 1980). Es ist festzuhalten, daß dieses Anwendungsgebiet nicht unumstritten ist und z. B. in den USA abgelehnt wird (BALDESSARINI 1990). Da bei allen Entzügen, insbesondere aber jenen von Alkohol/Barbituratsuchten vege-

Tabelle 4.1.2. Differentialdiagnostische Unterscheidungsmerkmale der (endogenen) Depression, der postpsychotischen Depression und der schizophrenen Defizienzsymptomatik

(endogene) Depression	postpsychot. Depression	Defizienzsymptomatik
depress. Verstimmung		Affektverflachung
Freudlosigkeit		Freudlosigkeit
Antriebslosigkeit		Antriebslosigkeit
Entschlußlosigkeit		Verarmung der Sprache
Hemmung		und Inhalte
Minderwertigkeits-, Schuldgefühle		reduziertes, eingeengtes,
Gedächtnis-, Aufmerksamkeits-,		vereinfachtes Leben
Konzentrationsstörung		
Nihilismus		
Suizidgedanken		
mit depressivem Achsen-syndrom nach BERNER (1977)	zusätzlich vegetative Entgleisung **ohne depressives Achsensyndrom**	

tative Entgleisungen mit starken Kreislauf-dysregulationen auftreten können, ist bei der Anwendung von Neuroleptika bei dieser Indikation besondere Vorsicht geboten. Zudem ist zu prüfen, ob bei toxischen Kardiomyopathien der Behandlungsverlauf durch neuroleptische Nebenwirkungen auf das Reizleistungssystem kompliziert wird.

Für Entzugsbehandlungen kommen sowohl hoch- wie niedrigpotente Neuroleptika in Frage, die Dosierung hält sich im Rahmen jener der Psychosenbehandlung. Auch als flankierende Medikation bei Alkaloidentzügen mit Clonidin werden Basisneuroleptika wegen ihrer dämpfenden Eigenschaften einsetzbar sein.

Bei der Behandlung epileptischer Psychosen (KLOSTERKÖTTER und PENIN 1989) ist für die Verwendung von Neuroleptika besondere Vorsicht geboten, einerseits ist die epileptogene Wirkung des Neuroleptikums zu berücksichtigen, andererseits können Interaktionen der verwendeten Medikamente auch zu toxischen Nebenwirkungen beitragen. Gleiches gilt für Patienten mit posttraumatischen Anfällen, bei welchen eine Neuroleptikatherapie notwendig wird (PIPPENGER et al. 1975, TRIMBLE 1991).

Gerontopsychiatrische Indikationen

Sie ergeben sich für Neuroleptika einerseits aus den durch Alterserkrankungen des Gehirns hervorgerufenen inhaltlichen Denkstörungen, andererseits in der Behandlung altersbedingter Verwirrtheitszustände, motorischer Turbulenzen oder Agitiertheiten (SALZMAN 1987). Auch zur Stabilisierung des Schlaf-Wach-Rhythmus alter Menschen können Neuroleptika gut eingesetzt werden. Es empfehlen sich je nach Indikation Neuroleptika niedriger bis mittlerer Potenz, wobei beim Alterspatienten besonders auf extrapyramidale und orthostatisch-posturale sowie gegebenenfalls kardiale und anticholinerge (z.B. Miktionsstörungen, Glaucom) Nebenwirkungen geachtet werden muß! Allerdings hat sich auch Haloperidol in der gerontopsychiatrischen Indikation gut bewährt (SOLOMON 1980). Beim alten Menschen ist der Neuroleptika-Dosierung besonderes Augenmerk zu widmen: Die veränderten physiologischen Gegebenheiten wirken sich allgemein auf die Bioverfügbarkeit von Medikamenten aus. Es ist daher grundsätzlich zu empfehlen, bei Behandlungsbeginn insbesondere Neuroleptika, wegen der bekannten Nebenwirkungen, bei alten Menschen deutlich niedriger als sonst zu dosieren.

Intelligenzdefekte

Die öfters dadurch hervorgerufenen Verhaltensstörungen können ebenfalls neuroleptisch behandelt werden. Allerdings ist diese Art der Dämpfung und Sedierung des sogenannten "erethischen Kindes" zumindest tagsüber primär nicht indiziert. Depotneuroleptische Behandlungen ansonsten schwerer verhaltensgestörter Oligophrener mit dem Ziel ihrer Integration und Rehabilitation sind hingegen durchführbar, ebenso wie posttraumatische, hirnverletzungbedingte Verhaltensstörungen oder epileptische Wesensveränderungen für eine derartige Behandlung in Frage kommen (s.o.). Da jeder Störung der Hirnleistungsfähigkeit eine morphologische Substratveränderung zugrunde liegt, ist bei dieser Indikationsgruppe die epileptogene Wirkung der Neuroleptika (BALDESSARINI 1990) zu berücksichtigen, wie auch die Tatsache, daß durch eine allfällige antiepileptische Medikation die Metabolisierung des Neuroleptikums verändert werden kann, wie auch umgekehrt, weshalb die Antiepileptikaspiegel vermehrt zu kontrollieren sind.

Extrapyramidale Bewegungsstörungen

In der Behandlung von Chorea Huntington, essentiellem Tremor und Tics sowie anderer (extrapyramidaler) Bewegungsstörungen werden Butyrophenone und sogenannte atypische Neuroleptika aus der Gruppe der Benzamide mit Erfolg angewendet (diesen

Substanzen wird auch ein deutlicher analgetischer Effekt bescheinigt) (Leckman et al. 1987, Muller 1988). Eine Sonderstellung in dieser Indikationssparte stellt der Versuch dar, tardive Dyskinesien mit Haloperidol oder Tiaprid zu kupieren (Lippmann 1980).

Chronische Schmerzzustände
Verschiedene Neuroleptika weisen eine deutlich analgetische Potenz unabhängig vom Dämpfungseffekt auf. Sie können daher als potente Medikamente bei Trigeminusneuralgien (gleichwertig dem Carbamazepin oder den trizyklischen Antidepressiva), Neurinomschmerzen (Stumpfschmerzen), Schmerzen bei chronischen, degenerativen Erkrankungen des Stütz- und Bewegungsapparates (ein Abwägen einer möglichen Bewegungseinschränkung durch extrapyramidale Nebenwirkungen ist zu beachten) und Karzinomschmerzen angewandt werden bzw. dazu beitragen, Analgetika oder Opiate einzusparen (Silver and Simpson 1988).

Verhaltensstörungen
1. Anorexia nervosa
Obwohl dopaminerge ZNS-Systeme eine komplexe Rolle im Zustandekommen des Eßverhaltens spielen, liegen bislang keine überzeugenden Studien vor, die die alleinige Verwendung der Neuroleptika in der Therapie der Anorexia nervosa rechtfertigen (Mitchell 1987).

2. Infantiler Autismus
Im Gegensatz zur oben erwähnten Neuroleptikaindikation bei oligophrener Hyperaktivität und Erethismus ist beim hypoaktiven, anergischen, autistischen Kind die Verwendung von Neuroleptika nur in Kombination mit heilpädagogisch-verhaltenstherapeutischen Maßnahmen indiziert (Campbell 1987).

3. Gilles de la Tourette-Syndrom
Wie bereits bei den Bewegungsstörungen aufgezeigt, sind repetitive Bewegungsstö-

rungen, insbesondere das Tourette-Syndrom, durch eine zentrale Rolle dopaminerger Mechanismen mitverursacht. Speziell bei familiär auftretenden Erkrankungen dieser Art ist die Behandlung mit Neuroleptika erfolgversprechend. Eine Literaturzusammenstellung zu dieser seltenen Anwendung findet sich bei Shapiro et al. (1973).

Exkurs über Neuroleptika in der Kombinationstherapie affektiver Erkrankungen, Kombination mit Phasenprophylaktika
Diese Behandlungssituation wird sich vor allem für Patienten mit rezidivierenden manischen Phasen im Rahmen einer uni-, bipolaren oder schizoaffektiven Erkrankung ergeben. In diesen Fällen wird das Risiko der tardiven Dyskinesie und anderer Nebenwirkungen gegenüber den krankheitsbedingten, gesundheitlichen und sozialen Nachteilen hintanzustellen sein (Prien 1987).

Eine Mitte der 70iger Jahre ausgelöste Diskussion über eine mögliche Neurotoxizität der Kombination Lithium – Haloperidol (Ayd 1980) hat sich später zur Diskussion der Frage einer möglichen Neurotoxizität Lithium – Neuroleptika ausgeweitet (Cooper 1987). Genaue Kontrollen und klinische Studien geben jedoch keine Hinweise für das Vorhandensein solcher Zusammenhänge. Einzelne Neuroleptika (Phenothiazine) vermögen das intrazelluläre Lithium zwar zu erhöhen, das jedoch am häufigsten in Zusammenhang mit einer eventuellen Neurotoxizität genannte Haloperidol führt in Kombination weder zu einer Steigerung des intrazellulären Lithiums noch des Haloperidols (Müller-Oerlinghausen et al. 1989). Es wurde bereits darauf hingewiesen, daß die Kombination Neuroleptika (z. B. Haloperidol, Clozapin) mit Carbamazepin deutliche EEG-Veränderungen hervorrufen kann. Der Stellenwert dieses Befundes ist gegenwärtig noch nicht geklärt, doch scheint eine Einsparung von Neuroleptika bei diesen Kombinationstherapien möglich (s. Abschnitt 4.6.).

Literatur

ANDREASEN NC, OLSEN S (1982) Negative v. positive schizophrenia: definition and validation. Arch Gen Psychiatry 38: 789–794

ANGST J, STASSEN HH, WOGGON B (1989) Effect of neuroleptics on positive and negative symptoms and the deficite state. Psychopharmacology 99: 41–46

ATHEN D, HIPPIUS H, MEYENDORF R, REIMER C, STEINER C (1977) Ein Vergleich der Wirksamkeit von Neuroleptika und Clomethiazol bei der Behandlung des Alkoholdelirs. Nervenarzt 48: 528–532

AYD FJ JR (1980) Lithium-haloperidol for mania: is it safe or hazardous? In: AYD FJ JR (ed) Haloperidol update 1958–1980. Ayd Medical Communications, Baltimore, pp 83–92

BALDESSARINI RJ (1990) Drugs and the treatment of psychiatric disorders, miscellaneus medical uses for neuroleptic drugs. In: GOODMAN LS, GILMAN A, GILMAN AG (eds) The pharmacological basis of therapeutics. Pergamon Press, New York Oxford, pp 383–435

BALDESSARINI RJ, DAVIS JM (1980) What is the best maintenance dose of neuroleptics in schizophrenia? Psychiatry Res 3: 115–122

BENKERT O, HIPPIUS H (1980) Psychiatrische Pharmakotherapie, 3. Aufl. Springer, Berlin Heidelberg New York, S 26

BERNER P (1977) Psychiatrische Systematik. Huber, Bern Stuttgart Wien, S 155–159, 166

BRADLEY PB, HIRSCH SR (1986) The psychopharmacologial and somatic treatment of schizophrenia. Oxford University Press

BUSCH FN, MILLER FT, WEIDEN PJ (1989) A comparison of two adjunctive treatment strategies in acute mania. J Clin Psychiatry 50: 453–455

CAMPBELL M (1987) Drug treatment of infantile autism: the past decade. In: MELTZER HY (ed) Psychopharmacology: the third generation of progress. Raven Press, New York, pp 1225–1232

CARPENTER WT, HANLON ThE, HEINRICHS DW, SUMMERFELT AT, KIRKPATRICK B, LEVINE J, BUCHANAN W (1990) Continous versus targeted medication in schizophrenic outpatients: outcome results. Am J Psychiatry 147: 1138–1148

CASEY DE (1987) Tardive dyskinesia. In: MELTZER HY (ed) Psychopharmacology: the third generation of progress. Raven Press, New York, pp 1411–1420

COHEN BM (1988) Neuroleptic drugs in the treatment of acute psychosis: how much do we really know? Psychopharmacol Ser 5: 47–61

COOPER ThB (1987) Pharmacokinetics of lithium. In: MELTZER HJ (ed) Psychopharmacology:the third generation of progress. Raven Press, New York, pp 1365–1376

CROW TJ (1980) Positive and negative symptoms of schizophrenia and the role of dopamine. Br J Psychiatry 137: 83–386

DAVIS JM (1975) Maintenance therapy in psychiatry. Schizophrenia. Am J Psychiatry 132: 1237–1254

DAVIS JM, CASPER RC (1978) General priciples of the clinical use of neuroleptics. In: CLARK WG, DEL GUIDICE J (eds) Principles of psychopharmacology, 2nd ed. Academic Press, New York San Francisco London, pp 511–536

DELGADO JMR (1979) Inhibitory functions in the neostriatum . In: DIVAC I, GUNILLA R, OBERG E (eds) The neostriatum. Pergamon Press, Oxford New York, pp 241–261

DEVANAND DP, SACKHEIM HA, MAYEUX R (1988) Psychosis, behavioural disturbance and the use of neuroleptics in dementia. Compr Psychiatry 29: 387–401

DOSE M (1987) Die Wirkung von Carbamazepin als Adjuvans bei schizophrenen Patienten. In: BURCHARD JM (Hrsg) Behandlung mit Carbamazepin in Psychiatrie und Neurologie. Münchner wissenschaftliche Publikationen, S 83

DOSE M, EMRICH HM (1990) Antikonvulsiva und Lithium als Adjuvantien der medikamentösen Therapie schizophrener Psychosen. In: HINTERHUBER H, KULHANEK F, FLEISCHHACKER WW (Hrsg) Kombination therapeutischer Strategien bei schizophrenen Erkrankungen. Vieweg, Braunschweig, S 50–59

FREEMAN H (1988) Principles of long-term treatment and care of schizophrenic patients. In: DENCKER SJ, KULHANEK F (eds) Treatment resistance in schizophrenia. Vieweg, Braunschweig, pp 98–107

GAEBEL W, PIETZCKER A, POPPENBERG A (1981) Prädiktoren des Verlaufs schizophrener Erkrankungen unter neuroleptischer Langzeitmedikation. Pharmacopsychiatry 14: 180–188

GOLDSTEIN MJ, RODNICK HE, IVANS JR, MAY PRA, STEINBERG MR (1978) Drug and family therapy in the aftercare of acute schizophrenics. Arch Gen Psychiatry 35: 1169–1177

GULDBERG CA, DAHL AA, HANSEN H, BERGEM M (1990) Predicitve value of the four good prognostic features. In DSM-III-R schizophreniform disorder. Acta Psychiatr Scand 82: 23–25

HÄFNER H, KASPER S (1982) Akut lebensbedrohliche Katatonien. Nervenarzt 53:385–394

HOGARTY GE (1988a) Resistance of schizophrenic patients to social and vocational rehabilitation. In: DENCKER SJ, KULHANEK F (eds) Treatment resistance in schizophrenia. Vieweg, Braunschweig, pp 83–97

HOGARTY GE (1984) Depot neuroleptics: the relevance of psychosocial factors. J Clin Psychiatry 45: 34–42

HOGARTY GE, SCHOOLER NR, ULRICH R, MUSSARE F, FERRO P et al. (1979) Depot fluphenazine and social therapy in the aftercare of schizophrenic patients: relapse analyses of a two-year controlled trial. Arch Gen Psychiatry 36: 1283–1294

HOGARTY GE, ANDERSON CM, REISS DJ, KORNBLITH SJ, GREENWALD DP (1986) Family psycho-education, social skills training and maintenance chemotherapy in the aftercare treatment of schizophrenia. I. One year effect of a controlled study on relapse and expressed emotion. Arch Gen Psychiatry 43: 633–642

HOGARTY GE, MCEVOY JP, MUENTZ M (1988b) Dose of fluphenazine, familial expressed emotion and outcome in schizophrenics. Arch Gen Psychiatry 45: 797–805

JAIN AK, KELWALA S, GERSHON S (1988) Antipsychotic drugs in schizophrenia: current issues. Int Clin Psychopharmacol 3: 1–30

JOHNSON DA (1988) Observations on the use of depot neuroleptics in schizophrenia. Psychopharmacol Ser 5: 62–72

JOHNSTONE EC, MCMILLAN JF, FRITH CHD, BENN DK, CROW TJ (1990) Further investigation of the predictors of outcome, following first schizophrenic episodes. Br J Psychiatry 157: 182–189

KANE JM (1988a) The role of neuroleptics in manic-depressive illness. J Clin Psychiatry 49 [Suppl]: 12–14

KANE JM (1988b) The current status of neuroleptic therapy. J Clin Psychiatry 50: 322– 328

KLEIN DF, DAVIS JM (1969) Diagnosis and drug treatment of psychiatric disorders. Williams and Wilkins, Baltimore

KLOSTERKÖTTER J, PENIN H (1989) Epileptische Psychosen und ihre medikamentöse Behandlung. Fortschr Neurol Psychiatr 57: 61–69

KOLAKOWSKA T, WILLIAMS AO, JAMBOR K, ARDERN M (1985) Schizophrenia with good and poor outcome. Br J Psychiatry 146: 229–246

KÖNIG P, GLATTER-GÖTZ U (1990) Combined electroconvulsive and neuroleptic therapy in schizophrenia refractory to neuroleptics. Schizophr Res 3: 351–354

KÖNIG P, STRICKNER M (1978) Die Indikation zum Zentralvenenkatheter bei psychiatrischen Patienten. Fortschr Neurol Psychiatr 46: 156–161

LAUX G (1988) Psychopharmaka, ein Leitfaden. Fischer, Stuttgart New York, S 108

LAWIN P (1989) Therapeutische Hypothermie. In: LAWIN P (Hrsg) Praxis der Intensivbehandlung. G Thieme, Stuttgart, S 637

LECKMAN JF, WALKUP JT, RIDDLE MA, TOWBIN KE, COHEN DJ (1987) Tic disorders. In: MELTZER HY (ed) Psychopharmacolgy: the third generation of progress. Raven Press, New York, pp 1239–1246

LEFF J, VAUGHN C (1981) The role of maintenance therapy and relatives expressed emotion in relapse of schizophrenia. A two year follow up. Br J Psychiatry 139: 102–104

LEFF J, KUIPERS L, BERKOWITZ R, EBERLEIN-VRIES R, STURGEON D (1982) A controlled trial of social intervention in the families of schizophrenic patients. Br J Psychiatry 141: 121–134

LIPPMANN S (1980) Haloperidol: a therapeutic option for tardive dyskinesia, an illustrative case report. In: AYD FJ JR (ed) Haloperidol update 1958–1980. Ayd Medical Communications, Baltimore, pp 197–212

LYDIARD RB, LAIRD LK (1988) Prediction of response to antipsychotics. J Clin Psychiatry 49: 12–14

MALM U (1988) Good routine treatment in schizophrenia. In: DENCKER SJ, KULHANEK F (eds) Treatment resistance in schizophrenia. Vieweg, Braunschweig, pp 34–43

MARDER SR, HUBBARD JW, VAN PUTTEN T, MIDHA KK (1989) Pharmacokinetics of long-acting injectable neuroleptic drugs: clinical implications. Psychopharmacology 98: 433–439

MITCHELL JE (1987) Psychopharmacology of anorexia nervosa. In: MELTZER HY (ed) Psychopharmacology: the third generation of progress. Raven Press, New York, pp 1273–1276

MÖLLER HJ, EILERT-WERNER K, WÜSCHER-STOCKHEIM M, VON ZERSSEN D (1982) Relevante Merkmale für die 5-Jahres-Prognose von Patienten mit schizophrenen und verwandten paranoiden Psychosen. Arch Psychiat Nervenkr 231: 305–322

MÖLLER HJ, SCHARL W, VON ZERRSEN D (1985) Can the result of neuroleptic treatment be predicted? An empirical investigation on schizophrenic inpatients. Pharmacopsychiatry 18: 52–53

MORTIMER AM, LUND CE, MCKENNA (1990) The positive: negative dichotomy in schizophrenia. Br J Psychiatry 157: 41–49

MULLER B (1988) Psychotropics 88/89. Lundbeck, Nederland BV, Amsterdam

MÜLLER-OERLINGHAUSEN B, HERMANN WM, BUSCH H (1989) Psychopharmaka, Hypnotika und

Nootropika. In: KÜMMERLE HP, HITZENBERGER H, SPITZY KH (Hrsg) Klinische Pharmakologie, 6. Aufl. eco-med, III 2.1, S 1–14

OPJORDSMOEN S (1989) Delusional disorders. II. Predictor analysis of long term outcome. Acta Psychiatr Scand 80: 613–619

PFITZER F, SCHUCHARDT V, HEITMANN R (1988) Die Behandlung schwerer Alkoholdelirien. Nervenarzt 59: 229–236

PIETZCKER A (1988) Akutbehandlung von schizophrenen Patienten mit niedrig dosierten Neuroleptika. In: HIPPIUS H, LAAKMANN G (Hrsg) Therapie mit Neuroleptika – Niedrigdosierung. Perimed, Erlangen, S 216–229

PIPPENGER ChE, SIRIS JH, WERNER WL, MASLAND RL (1975) The effect of psychotropic drugs on serum antiepileptic levels in psychiatric patients with seizure disorders. In: SCHNEIDER H, JANZ D, GARDNERTHORPE C, MEINARDI H, SHERWIN AL (eds) Clinical pharmacology of antiepileptic drugs. Springer, New York Heidelberg Berlin, pp 135–144

PLOOG D (1973) Die zerebrale Repräsentation von Funktions- und Verhaltensweisen. G Fischer, Stuttgart, S 202–219

PRIEN RF (1987) Long term treatment of affective psychoses. In: MELTZER HY (ed) Psychopharmacology: the third generation of progress. Raven Press, New York, pp 1051–1058

RIFKIN A, SIRIS S (1987) Drug treatment of acute schizophrenia. In: MELTZER HY (ed) Psychopharmacology: the third generation of progress. Raven Press, New York, pp 1095–1102

RIFKIN A, SIRIS SG (1990) Die Kombination von Antidepressiva und Neuroleptika bei der Behandlung der Schizophrenie. In: HINTERHUBER H, KULHANEK F, FLEISCHHACKER WW (Hrsg) Kombination therapeutischer Strategien bei schizophrenen Erkrankungen. Vieweg, Braunschweig, S 33–39

SALZMAN C (1987) Treatment of agitation in the elderly. In: MELTZER HY (ed) Psychopharmacolgy: the third generation of progress. Raven Press, New York, pp 1167–1176

SCHIED HW (1990) A review of different methods of treatment. In: STRAUBE E, HAHLWEG K (eds) Schizophrenia. Springer, Berlin Heidelberg New York Tokyo, pp 97–102

SCHOOLER NR, LEVINE J, SEVERE JB, BRAUZER B, DIMASCIO A (1980) Prevention of relapse in schizophrenia: an evaluation of fluphenazine decanoate. Arch Gen Psychiatry 37: 16–24

SCHOOLER NR, HOGARTY GE (1987) Medication and psychosocial strategies in the treatment of schizophrenia. In: MELTZER HJ (ed) Psychopharmacology: the third generation of progress. Raven Press, New York, pp 1111–1120

SHAPIRO AK, SHAPIRO E, WAYNE HL (1973) Treatment of Tourette's syndrome with haloperidol. Review of 34 cases. Arch Gen Psychiatry 28: 92–97

SHEPHERD G (1984) Institutional care and rehabilitation. Longman, London

SHOPSIN B (1979) Manic illness. Raven Press, New York

SILVER PA, SIMPSON GM (1988) Antipsychotic use in the medically ill. Psychother Psychosom 49: 120–136

SIMPSON GM, LEVINSON DF (1988) Can we increase the response to somatic therapies for schizophrenia. In: DENCKER SJ, KULHANEK F (eds) Treatment resistance in schizophrenia. Vieweg, Braunschweig, pp 44–55

SMITH RS JR (1980) The use of haloperidol in alcoholism. In: AYD FJ JR (eds) Haloperidol update 1958–1980. Ayd Medical Communications, Baltimore, pp 148–154

SOLOMON K (1980) Haloperidol and the geriatric patient: practical considerations. In: AYD FJ JR (eds) Haloperidol update 1958–1980. Ayd Medical Communications, Baltimore, pp 155–173

TRIMBLE MR (1991) The psychoses of epilepsy. Raven Press, New York, pp 65–185

VAUGHN CE, LEFF JP (1976) The influence of family and social factors on the course of psychiatric illness: a comparison of schizophrenic and depressed neurotic patients. Br J Psychiatry 129: 125–137

WOGGON B (1983) Prognose der Psychopharmakotherapie. Enke, Stuttgart

Neuro-Psychopharmaka, Bd. 4
Riederer P. / Laux G. / Pöldinger W. (Hrsg.)
© Springer-Verlag Wien 1992

4.2 Dosierung

P. König

Die Dosierung der Neuroleptika hat sich, wie bei allen Medikamenten, grundsätzlich nach der Überlegung "so niedrig wie möglich – so viel wie nötig" zu richten. Trotz der Studien, die dafür sprechen, daß sich die klinischen Wirkungen unterschiedlicher Typen von Neuroleptika nicht voneinander unterscheiden (SCHIED 1990), bewährt sich in der klinischen Praxis eine differenzierte Anwendung der Neuroleptika, entsprechend verschiedener Zielsymptome, wie sie in der Tabelle im Abschnitt über die Indikationen zusammengefaßt sind (BALDESSARINI et al. 1984). Auch darin ist ein Grund für den Versuch, verschiedene Neuroleptika in ihren (klinischen) Wirkungen miteinander vergleichen zu können, gelegen. So wird von verschiedenen Autoren die ausreichende Behandlung einer Psychose in Chlorpromazineinheiten oder Äquivalenzdosen angegeben, wobei das zentrale Problem dieser Referenzwerte die bislang noch fehlende absolute Meßgröße ist (dazu auch Abschnitt 4.6).

Wie aus den Zusammenstellungen hervorgeht, sind individuelle Ober- und Untergrenzen der Dosierung als Abweichungen vom Durchschnittswert im Einzelfall für die Qualität der Behandlung entscheidend (BALDESSARINI et al. 1988). Allgemein haben sich "Megadosen" bereits in der Untersuchung von RIFKIN et al. 1971 (s.a. RIFKIN und SIRIS 1987) als nicht überlegen gegenüber konventionellen Dosen herausgestellt. In seltenen Einzelfällen kann durch Hochdosierung eine Therapieresistenz kupiert werden (RIFKIN und SIRIS 1987, PLATZ et al. 1986). Auch die "Anflutung" (rapid tranquili-

Tabelle 4.2.1. Übersicht der Äquivalente (Dosis-, Chlorpromazin (CPZ) -), Durchschnittsdosen und empfohlenen Dosisgrenzen (mod. nach DAVIS und COLE 1975).
Nota: siehe aber auch unterschiedliche Literaturangaben bzw. Dosisbereiche auf S. 50 und 132

Substanzname (generic name)	Dosisäquiv. CPZ=100 (mg)	tägl. Durch- schnittsd. (mg)	CPZ Äquiv. (CPZ=1)	empf. Äquiv. Dosisbreite (mg)
CPZ	100	734,00	1:1	25–800
Thioridazin	95,3 ± 8,2	700,00	1:1	50–800
Perphenazin	8,9 ± 0,6	65,10	1:10	4–50
Fluphenazin	1,2 ± 0,1	8,80	1:50	2–60
Trifluoperazin	2,8 ± 0,4	20,60	1:20	15–75
Chlorprothixen	43,9 ± 13,9	322,00	1:1	50–400
Tiotixen	5,2 ± 1,3	38,00	1:20	10–40
Haloperidol	1,6 ± 0,4	11,45	1:50	1–100
Clozapin	ca. 40	ca. 150	1:2	25–400

zation, rapid neuroleptization) hat sich nicht
als besser wirksam herausgestellt (Nedopil et
al. 1985). Eine optimale neuroleptische Dosierung ist im Einzelfall wohl noch von zu
vielen Unbekannten abhängig, als daß sie
innerhalb relativ schmaler Grenzen vorge-
geben werden könnte. Die diesbezügliche
Diskussion ist im Fluß (z. B. Levinson et al.
1990, van Putten et al. 1990), und auch die
Übersichtsarbeiten zeigen Unterschiede
(Rifkin und Siris 1987, Kane 1988b, Beckmann
und Laux 1990). Die ausreichende Behandlung einer Psychose ist nach allgemeiner
Übereinstimmung mit Dosierungen zwischen 400–1200 mg pro Tag in Chlorpromazineinheiten durchführbar (Rifkin und Siris
1987) (dazu 4.6 über die praktische Anwendung der Neuroleptika).

Wie für alle anderen Medikamente können
für die Neuroleptika Dosis-Wirkungskurven
erstellt werden (s. Abb. 4.2.1). Einzelne,
individuelle Therapieerfordernisse werden
quasi in den verschiedenen Abschnitten der
Kurve zu finden sein, wie es der individuellen Dosisfindung und -anpassung entspricht.

Die Tatsache, daß eine optimale neuroleptische
Wirkung innerhalb unterer und oberer Dosis-
grenzwerte feststellbar ist, hat zum Konzept des
"neuroleptischen Fensters" geführt, womit dieser
optimale Dosisrahmen umschrieben wird. Die
bisher vorliegenden Untersuchungen zu dieser
Frage, nämlich der klinisch-therapeutischen Bedeutung derartiger Grenzen, sind wegen metho-
dologischer Probleme nur bedingt vergleichbar
und für die klinische Praxis dzt. noch nicht appli-
kabel. Für Haloperidol wird das therapeutische
Fenster zwischen 5–16 ng Haloperidol/ml Plasma angenommen, was im Schnitt mit einer Tagesdosis von etwa 25 mg Haloperidol erreicht werden sollte; für Chlorpromazin beträgt dieser Bereich 3–72 ng/ml, entsprechend einer Tagesdosis
von etwa 450 mg Chlorpromazin; für Fluphenazin wird das therapeutische Fenster mit
0,2–2,8 ng/ml definiert, andere Untersuchungen
weichen allerdings von diesen Werten ab
(Midha et al. 1987). Bisher ist es für die meisten
gängigen Neuroleptika jedoch praktisch noch
nicht gelungen, eindeutige Dosis-Wirkungs-Be-
ziehungen, also zwischen neuroleptischem Fen-

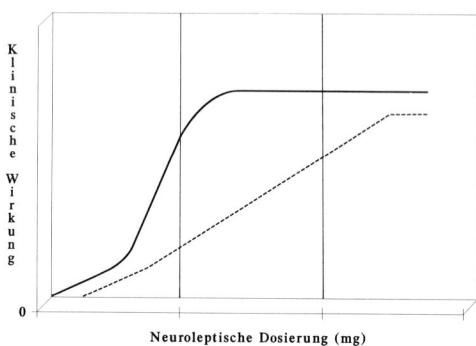

Abb. 4.2.1. Schematische Dosis-Wirkungskurve,
auf der Abszisse die Dosierung des Neuroleptikums (mg), auf der Ordinate die therapeutische
Wirkung. Es läßt sich einerseits die Wechselwirkung zwischen Dosis und klinischem Effekt, wie
jene zwischen Dosis und Nebenwirkungen
(z. B. EPS strichliert) darstellen. Die Senkrech-
ten grenzen die therapeutische Breite ein

ster und dem Plasmaspiegel, herzustellen (Garver 1989) (vergl. Kapitel über Pharmakokinetik).

Es hat sich herausgestellt, daß eine plötzliche, deutliche Dosisreduktion oder abruptes Absetzen der Neuroleptika innerhalb einiger Tage zu **Absetzsymptomen** führen
kann. Sie scheinen bei gleichzeitigem Absetzen von Anticholinergika noch akzentuier-
ter zu sein und drücken sich als ängstlich-
agitierte Unruhezustände und Schlafstörungen aus. Sie wurden nach Dosisreduktion
bzw. Absetzen von trizyklischen Neuroleptika und Butyrophenonen beobachtet, es
traten auch Übelkeit, Erbrechen und Appe-
titverlust, Kopfschmerz, seltener Schwindel,
Schüttelfröste, Myalgien und Zittern auf.
Insbesondere die erste Symptomgruppe der
ängstlichen Unruhezustände kann Patient
wie Arzt dazu verleiten, sie als Prodrome
eines Rückfalles zu deuten. Diese brauchen
zu ihrer Entwicklung jedoch deutlich länger
als Absetzsymptome und können durch

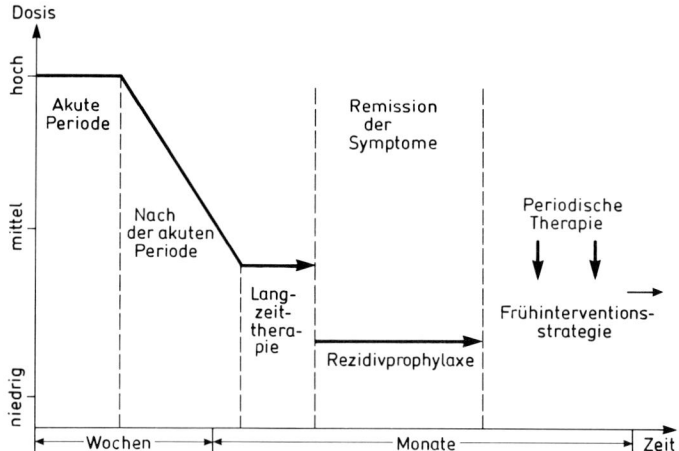

Abb. 4.2.2. Schematische Darstellung der Dosierung der Neuroleptika in verschiedenen Behand-lungsabschnitten: Akutphase, Remissionsphase, Langzeittherapie (mod. nach MAGYAR und BITTER 1988)

Neuroleptika- bzw. Antiparkinsongabe kupiert werden bzw. werden durch vorsichtige Dosisreduktion bzw. Ausschleichen der psychotropen Medikation vermieden (DILSAVER und ALESSI 1988).

Vereinfachend kann die Beziehung zwischen Dosierung des Neuroleptikums und dem Zeitablauf des behandelten Zustandes wie in Abb. 4.2.2 dargestellt werden: In der Akutphase wird das Neuroleptikum höher dosiert. Parallel mit der Symptomreduktion geht die Reduktion des Neuroleptikums. Im Idealfall bewegt sich dabei die Dosishöhe in jenem schmalen Bereich zwischen klinischer Effektivität einerseits, unter Vermeidung störender Nebenwirkungen andererseits. – Die Abstimmung therapeutischer Notwendigkeiten bei gleichzeitiger Erhaltung einer möglichst hohen Lebensqualität des Patienten erfordert große klinische Erfahrung, Einfühlungsvermögen und die Bereitschaft zu flexiblem Handeln. – Nach Abklingen der akuten Symptome wird die Differentialindikation zur Langzeittherapie gestellt werden. Dabei stellt sich heraus, daß Erhaltungsdosen, die etwa ein Fünftel der ursprünglichen Höhe ausmachen, häufig ausreichend sind (BALDESSARINI und DAVIS 1980).

Niedrig dosiert (ca. 1/10 der Standarddosis) bieten Neuroleptika den Vorteil einer geringeren Häufigkeit von Spätdyskinesien, scheinen in der Langzeitbehandlung allerdings auch weniger effektiv zu sein (KANE et al. 1986), näheres dazu siehe im Kapitel über Langzeitbehandlung.

In den Abschnitten über Chemie und Indikationen der Neuroleptika wurde bereits auf besondere Eigenschaften der Neuroleptika hingewiesen, die bei ihrer Dosierung genau überdacht werden müssen. Hier sind dies der Applikationsweg, Art und Eigenschaften des Neuroleptikums sowie Variablen des Patienten und seiner Lebensumstände. Bei dieser mehrdimensionalen Analyse sind grundsätzlich folgende Gesichtspunkte zu berücksichtigen:

4.2.1 Der Applikationsmodus

Es wurde bereits darauf hingewiesen, daß Neuroleptika im allgemeinen und besonders die Phenothiazine bei oraler Zufuhr einem deutlichen first-pass-Effekt unterliegen. Nachdem verschiedene Untersuchungen sehr unterschiedliche Bioverfügbarkeiten von oralen Phenothiazindarreichungen angeben, die von ca. 10 bis 70% reichen, kann man in der klinischen Praxis von der Faustregel ausgehen, daß bei oraler Gabe eines Neuroleptikums nur etwa 50% der zugeführten Dosis zur Verfügung stehen (wovon nur ein Teil an den Rezeptor gelangt).

4.2.2 Pharmakologische Eigenschaften des Medikamentes

Dabei sind neben pharmakodynamischen ebenso die pharmakokinetischen Eigenschaften wichtig: Lipophilie und (alpha)2-(saure)-Glykoproteinbindung (MÜLLER-OERLINGHAUSEN et al. 1989) sind die wesentlichen Beeinflussungsmechanismen, da nur das nicht gebundene, freie Medikament über die Blut-Hirnschranke an den Rezeptor, das Zielorgan, gelangen kann. Weiters ist die Halbwertszeit der jeweiligen Substanz zu beachten, die sich bei der Reinsubstanz üblicherweise von einigen Stunden bis zu mehreren Tagen erstreckt und durch galenische Faktoren modifiziert wird.

In der Praxis führen Variable wie Dosis, Zufuhr, Metabolisierung und Elimination zur Ausbildung eines Fließgleichgewichtes (steady-state). Als Faustregel kann man sich dazu merken, daß der ausreichende Wirkspiegel nach ca. insgesamt 4 Halbwertszeiten erreicht wird. – Praktisch bedeutet dies, daß bis zur vollen Bioverfügbarkeit mit einer Anlaufzeit von mehreren Tagen gerechnet werden muß. Dieses Intervall ist durch initiale Dosishöhe und Applikationsmodus etwas beeinflußbar.

4.2.3 Der zeitliche Verlauf der Behandlung

Er folgt einer bestimmten Gesetzmäßigkeit, stellt ebenfalls einen wichtigen, beachtenswerten Punkt dar: Es hat sich nämlich herausgestellt (PICKAR 1988, KECK et al. 1989), daß die neuroleptischen Effekte der ersten Behandlungsstunden unspezifisch und nicht so deutlich antipsychotisch sind wie jene, die nach längerdauernder Medikation und Beobachtung (mehrere Wochen) zu registrieren sind.

4.2.4 Patientenvariablen

An organischen Patientenvariablen ist im vorliegenden Zusammenhang die (genetisch determinierte) Metabolisierungsrate wesentlich, die vermutlich bei verschiedenen ethnischen Gruppen unterschiedlich ist (JANN et al. 1989), die noch durch zusätzliche Mechanismen (s.u.) beeinflußt werden kann. Ebenso wichtig sind die Verteilungsmöglichkeiten des Wirkstoffes in den verschiedenen Körperkompartimenten. So besitzt in Relation der kindliche Körper einen höheren Wasseranteil; bei adipösen Personen muß die (notwendige) Lipophilie der Neuroleptika anders berücksichtigt werden als bei schlanken oder gar abgemagerten Patienten, ähnlich wie z. B. das verfügbare Blutvolumen oder auch Dialyseprozesse in die Überlegungen zur Dosierung miteinbezogen werden müssen. Besondere Beachtung verdient der alte Mensch bei der Neuroleptikaverabreichung wegen seiner veränderten Flüssigkeits- und Fettdepotverfügbarkeit, wegen seines veränderten Metabolismus und Lebensrhythmus. Außerdem sind immer individuelle Faktoren wie z.B. vorgeschädigtes Gehirn, vorgeschädigte Leber, Niere, Zustand nach gastrointestinalen Resektionen, kardiovaskulären Erkrankungen, Krankheiten der blutbildenden Systeme, Allergien etc. zu berücksichtigen. Eine häufige Schwierigkeit bei Patienten jedes Lebensalters stellt die lageabhängige (posturale) Kreislaufhypotonie dar. Sie wird nicht selten als krankheitsbedingte Adynamie und Anhedonie fehlinterpretiert. Abgesehen von solchen grundlegenden Überlegungen richtet sich die Dosierung des Neuroleptikums nach seiner Indikation bzw. dem Zielsyndrom (zum Teil auch nach dem Behandlungssetting, in welchem gearbeitet wird, s.u.): So wird sich die neuroleptische Initialdosis zur Dämpfung eines Angstraptus bei einem halluzinierenden schizophrenen Patienten deutlich unterscheiden von der Erhaltungsdosis, die der gleiche Patient benötigt, wenn er wieder seiner Beschäftigung nachgeht (KANE 1984).

Psychopathologische Variable werden durch Art und Ausmaß der Störung, Anamnese, Dauer der Erkrankung und Besonderheiten der Zielsymptome bestimmt: Ein hypomanisches Syndrom eines noch krankheitseinsichtigen, auf eine jahrelange Anamnese zurückblickenden Patienten, das eben erst begonnen hat und sich vor allem durch Schlafstörungen äußert, wird ein anderes Medikamenten-(Auswahl) und Dosiskonzept erfordern als eine Erstmanifestation einer ängstlich-erregten paranoiden Schizophrenie.

4.2.5 Soziale Variable

Auch soziale Variable (Vaughn und Leff 1976, Leff et al. 1982) wie allein oder in Gemeinschaft lebend – was unter Umständen entscheidend für ambulante oder stationäre Behandlung sein kann – Berufstätigkeit und Art derselben (Vereinbarkeit mit Nebenwirkungen), Erreichbarkeit des Arbeitsplatzes (muß der Patient eventuell selbst autofahren, ist dies unter dem Neuroleptikum vertretbar, muß deshalb der Krankenstand verlängert werden?) sind von eminenter Bedeutung. Ebenso wird uns die stationäre Behandlung mit der Infrastruktur des modernen Krankenhauses eine größere Dosierungsflexibilität ermöglichen als die Neuroleptikabehandlung unter ambulanten Bedingungen. Relativ genau untersucht wurde die Interdependenz des (Stations-) Milieus und die Dosierung der dort verwendeten Neuroleptika (Wing und Brown 1970, Gottfries und Rüdeberg 1981, Hogarty 1984, 1988a, Müller 1989).

Dosierungsprobleme können sich aus der Lebensführung des Patient ergeben: Durch andere Medikamente, Genußmittel wie Coffein oder Nikotin, Nahrungsmittel mit hohem Gerbsäureanteil kann die Bioverfügbarkeit eines Neuroleptikums vermindert sein (Platz et al. 1986). Umgekehrt sind potenzierende Effekte durch Interaktionen mit anderen Substanzen möglich, erwähnt seien: orale Kontrazeptiva, Alkohol, Tranquilizer und Hypnotika (genaueres über die Interaktionen mit anderen Medikamenten siehe Abschnitt 4.4).

Im Einzelfall werden je nach Art und Intensität der Erkrankung einzelne der skizzierten Variablen größere oder geringere Bedeutung haben, was Auswahl, Dosierung und Applikationsart des zu verwendenden Neuroleptikums betrifft. Ebenso wird sich die Gewichtung bei Zustandsänderung des Patienten verlagern, anfänglich weniger bedeutungsvolle Aspekte wie z.B. Sedierung oder Akkommodationsstörungen, die in Kauf genommen wurden, gewinnen im Zuge der Remission der Erkrankung für Leben und Alltag des Patienten zunehmend größere Bedeutung.

Auf **schwangere Patientinnen**, also eine Patientengruppe mit spezifischen Therapieerfordernissen, sei besonders hingewie-

Tabelle 4.2.2. Zusammenfassung der verschiedenen Aspekte, die Auswahl und Dosierung eines Neuroleptikums beeinflussen. > eher höhere, < eher niedrigere Dosierung: * niedrig-, *** hochpotentes Neuroleptikum, D Depotneuroleptikum, in Klammern: mögliche Anwendung)

	Variable	Dosishöhe	Neuroleptikum
Therapiestrategie	Akutintervention	>	**/***
	Remissionsphase	<	***
	Langzeitbehandlung	<	***D
Applikationsmodus	peroral	>	*/**/***
	parenteral	<	*/**/***
	Depot (Erhaltungsmed.)	<	***/**
Pharmakologie	z. B. Halbwertszeit lang/kurz	</>	*/**/***(D)

sen. In diesem Zusammenhang interessieren vor allem zwei Fragenkomplexe: einerseits die Frage der Mutagenität bzw. Teratogenität und andererseits jene der perinatalen Auswirkungen einer Neuroleptikatherapie. Beide Aspekte werden ausführlich im Band 1 des Handbuches sowie in Kap. 4.6 dieses Bandes behandelt. Ebenso wird auf die Frage perinataler Auswirkungen von Neuroleptika auf Kinder von Müttern unter neuroleptischer Therapie eingegangen. Unter anderem ist zu beachten, daß Neuroleptika in die Muttermilch übertreten können, extrapyramidale Bewegungsstörungen wurden jedenfalls noch mehrere Monate nach der Geburt registriert (ELIA et al. 1987).

Zusammenfassend ist festzustellen, daß bei neuroleptischer Akuttherapie (üblicherweise mit höheren Dosen) wie auch bei neuroleptischer Langzeittherapie von Patientinnen in gebärfähigem Alter die Frage einer (erwünschten) Gravidität zu diskutieren ist, daß die Gabe von Neuroleptika im ersten Trimenon der Schwangerschaft, besonders zwischen der 4.–10. Woche, auf das nur unbedingt notwendige Minimum zu beschränken ist und dies auch für die letzten Schwangerschaftswochen vor der Geburt sinnvoll sein kann. Unter Neuroleptika stehenden Müttern sollte vom Stillen abgeraten werden.

Literatur

BALDESSARINI RJ, DAVIS JM (1980) What ist the best maintenance dose of neuroleptics in schizophrenia? Psychiatry Res 3: 115–122

BALDESSARINI RJ, KATZ B, COTTON P (1984) Dissimilar dosing with high potency and low potency neuroleptics. Am J Psychiatry 141: 748–752

BALDESSARINI RJ, COHEN BM, TEICHER MH (1988) Significance of neuroleptic dose and plasma levels in the pharmacological treatment of psychoses. Arch Gen Psychiatry 45: 79–91

BECKMANN H, LAUX G (1990) Guidelines for the dosage of antipsychotic drugs. Acta Psychiatr Scand 82 [Suppl 358]: 63–66

DILSAVER SC, ALESSI NE (1988) Antipsychotic withdrawal symptoms: phenomenology and pathophysiology. Acta Psychiatr Scand 77: 241–246

ELIA J, KATZ IR, SIMPSON GM (1987) Teratogenicity of psychotherapeutic medication. Psychopharmacol Bull 23: 531–586

GARVER DL (1989) Neuroleptic drug-loads and antipsychotic effects – a difficult correlation: a potential advantage of free (or derivative) versus total plasma levels. J Clin Psychopharmacol 9: 277–281

GOTTFRIES L, RÜDEBERG K (1981) The role of neuroleptics in an integrated treatment program for chronic schizophrenia. In: GOTTFRIES CG (ed) Long-term neuroleptic treatment benefits and risks. Acta Psychiatr Scand [Suppl 291] 63: 44–53

HOGARTY GE (1984) Depot neuroleptics: the relevance of psychosocial factors. J Clin Psychiatry 45: 34–42

HOGARTY GE (1988a) Resistance of schizophrenic patients to social and vocational rehabilitation. In: DENCKER SJ, KULHANEK F (eds) Treatment resistance in schizophrenia. Vieweg, Braunschweig, pp 83–97

JANN MW, WEN-HO CHANG, DAVIS CM, TENG-YI CHEN, HWEI-CHUANG DENG, FOR-WEI-LUNG, ERESHEFSKY L, SAKLAD STR, RICHARDS AL (1989) Haloperidol and reduced haloperidol plasma levels in chinese vs. nonchinese psychiatric patients. Psychiatry Res 30: 45–52

KANE JM (1984) Drug maintenance strategies in schizophrenia. Am Psychiatry Assoc, Washington DC

KANE JM, RIFKIN A, WOERNER M (1986) Die Reduktion von Nebenwirkungen durch die Verwendung von extrem niedrigen Dosen von Fluphenazindecanoat zur Rezidivprophylaxe bei schizophrenen Patienten. In: HINTERHUBER H, SCHUBERT H, KULHANEK F (Hrsg) Seiteneffekte und Störwirkungen der Psychopharmaka. Schattauer, Stuttgart New York, S 129–136

KECK PE JR, COHEN BM, BALDESSARINI RJ, MCELROY SL (1989) Time course of antipsychotic effects of neuroleptic drugs. Am J Psychiatry 146: 1289–1292

LEFF J, KUIPERS L, BERKOWITZ R, EBERLEIN-VRIES R, STURGEON D (1982) A controlled trial of social intervention in the families of schizophrenic patients. Br J Psychiatry 141: 121–134

LEVINSON DF, SIMPSON GM, SINHG H, YADALAM K, JAIN A, STEPHANOS MJ, SILVER P (1990) Fluphenazine dose, clinical response and extrapyramidal symptoms, during acute treatment. Arch Gen Psychiatry 47: 761–768

MAGYAR I, BITTER I (1988) Periodische Dosierung der Depot-Neuroleptika. Prophylaxe der Nebenwirkungen? Psycho 14: 118–122

MIDHA KK, HAWES EM, HUBBARD JW, KORCHINSKI ED, MCKAY G (1987) The search for correlation between neuroleptic plasma levels and clinical outcome: a critical review. In: MELTZER HY (ed) Psychopharmacology: the third generation of progress. Raven Press, New York, pp 1341–1352

MÜLLER C (1989) Wandlungen der psychiatrischen Institutionen. In: KISKER KP, LAUTER H, MEYER JE, MÜLLER C, STRÖMGREN E (Hrsg) Psychiatrie der Gegenwart, Bd 9. Brennpunkte der Psychiatrie. Springer, Berlin Heidelberg New York Tokyo, pp 339-368

MÜLLER-OERLINGHAUSEN B, HERMANN WM, BUSCH H (1989) Psychopharmaka, Hypnotika und Nootropika. In: KÜMMERLE HP, HITZENBERGER H, SPITZY KH (Hrsg) Klinische Pharmakologie, 6. Aufl III 2.1. eco-med: S 1–14

PICKAR D (1988) Perspectives on a time-dependent model of neuroleptic action. Schizophr Bull 14: 255–268

PLATZ WE, FÜNFGELD EW, KULHANEK F (1986) Konzept einer individuellen aber standardisierten neuroleptischen Therapie der schizophrenen Erkrankungen. In: HINTERHUBER H, SCHUBERT H, KULHANEK F (Hrsg) Seiteneffekte und Störwirkungen der Psychopharmaka. Schattauer, Stuttgart New York, S 137–150

VAN PUTTEN, MARDER SR, MINTZ J (1990) A controlled dose comparison of haloperidol in newly admitted schizophrenic patients. Arch Gen Psychiatry 47: 754–758

RIFKIN A, QUITKIN F, CARILLO C, KLEIN DF (1971) Very high dose fluphenazine for non-chronic treatment-refractory patients. Arch Gen Psychiatry 25: 398–403

RIFKIN A, SIRIS S (1987) Drug treatment of acute schizophrenia. In: MELTZER HY (ed) Psychopharmacology: the third generation of progress. Raven Press, New York, pp 1095–1102

SCHIED HW (1990) A review of different methods of treatment. In: STRAUBE E, HAHLWEG K (eds) Schizophrenia. Springer, Berlin Heidelberg New York Tokyio, pp 97–102

VAUGHN CE, LEFF JP (1976) The influence of family and social factors on the course of psychiatric illness: a comparison of schizophrenic and depressed neurotic patients. Br J Psychiatry 129: 125–137

WING JK, BROWN GW (1970) Institutionalism and schizophrenia. Cambridge University Press, London

Neuro-Psychopharmaka, Bd. 4
Riederer P. / Laux G. / Pöldinger W. (Hrsg.)
© Springer-Verlag Wien 1992

4.3 Unerwünschte Wirkungen, Kontraindikationen, Überdosierungen, Intoxikation

H. Hinterhuber und Ch. Haring

Einleitung

Neuroleptika zählen zu jenen Pharmaka, die eine geringe Toxizität und somit eine große therapeutische Breite aufweisen: Vergiftungen mit tödlichem Ausgang sind sehr selten. Die Wirkungen der Neuroleptika auf eine Vielzahl von Organsystemen werden als unerwünschte Begleitwirkungen, Seiteneffekte oder Nebenwirkungen bezeichnet; sie können den Patienten in unterschiedlichem Ausmaße im Verhalten und/oder in seinen körperlichen Funktionen behindern. Die Nebenwirkungen der Neuroleptika bestimmen weitgehend die Compliance der Patienten und somit den Therapieerfolg.

Die Häufigkeit und die Intensität der Nebenwirkungen hängen von der gewählten Substanz, vom Dosisniveau und der Dauer der Behandlung, aber auch von der individuellen Disposition des Betroffenen und von pharmakogenetischen Phänomenen ab (PROPPING 1989). Um das Vertrauen in die Möglichkeiten und das Wissen um die Grenzen der Behandlung zu fördern, sind Patienten, Angehörige und Betreuer über die häufig zu erwartenden Nebenwirkungen der Neuroleptika aufzuklären: nur dadurch kann die nicht nur für die Partizipationschancen des Einzelnen, sondern auch für die Volksgesundheit entscheidende Compliance verbessert werden.

Der Beitrag berücksichtigt die wesentlichen Nebenwirkungen der Neuroleptika (Tabelle 4.3.1): Begleitwirkungen von Pharmaka sind jedoch immer von **spontan auftretenden, eigengesetzlichen Phänomenen der Erkrankung** abzugrenzen. Die psychiatrische Literatur der vorpsychopharmakologischen Ära ist reich an Schilderungen typischer Bewegungsstörungen bei chronisch schizophrenen Patienten, die als krankheitsimmanent beschrieben wurden. Spontane Dyskinesien treten im höheren Alter häufig auf; Verhaltensanomalien, Libidoverlust, sexuelles Desinteresse und selbst Hautveränderungen können auch als Ausdruck der Grundstörung gelten.

Im Sinne der Nutzen-Risiko-Relation unterscheiden wir beim Gebrauch von Neuroleptika zwischen relativ häufigen und seltenen Nebenwirkungen (Tabelle 4.3.2). Zu den **häufigen Nebenwirkungen** zählen besonders zu Behandlungsbeginn Müdigkeit und herabgesetzte Konzentrationsfähigkeit. Beides bessert sich normalerweise im Verlauf der Therapie; nur selten wird eine Dosisreduktion oder das Umsteigen auf ein anderes Neuroleptikum notwendig. Wesentlich belastender sind die akuten Neuroleptikawirkungen auf das extrapyramidalmotorische System (Tabelle 4.3.3). Dazu gehören Frühdyskinesien und neuroleptisch bedingte Parkinson-Syndrome. Ob die Neuroleptikainduzierte Akathisie pathogenetisch diesem Symptomenkomplex zugeordnet werden kann, wird derzeit noch diskutiert.

Tabelle 4.3.1. Nebenwirkungen der Neuroleptika

---

1. **Störungen des Erlebens und Verhaltens**
   dysphorische Reaktionen, Hirnleistungsschwäche, pharmakogene Depressionen, neuroleptische, Turbulenzen, Supersensitivitäts-Psychose

2. **Neurologische Nebenwirkungen**
   akute Dyskinesien und Dystonien, neuroleptisches Parkinsonoid, Akathisie, Spätdyskinesien, malignes Neuroleptika-Syndrom, Störungen der Thermoregulation, zerebrale Krampfanfälle

3. **Störungen des autonomen Nervensystems und kardiovaskuläre Störungen**
   arterielle Hypotonie und Orthostasesyndrom, EKG-Veränderungen, Herzrhythmusstörungen, Mundtrockenheit, Obstipation, Harnretention, Akkommodationsstörungen, Delirien

4. **Leberfunktionsstörungen**
   (passagere) Erhöhungen der Transaminasen, cholestatischer Ikterus, toxische Hepatose

5. **Blutbildveränderungen**
   passagere Leukozytose, Eosinophilie, Lymphozytose, Leukopenie, Agranulozytose

6. **Stoffwechsel-Störungen**
   Störungen des Glukosestoffwechsels, Appetitsteigerung

7. **Endokrine und sexuelle Störungen**
   Galaktorrhoe, Gynäkomastie, Menstruationsstörung, Störungen des Sexualverhaltens

8. **Hautstörungen**
   Hautallergien, Fotosensibilisierung

9. **Augenstörungen**
   Linsentrübungen, Hornhauttrübungen, Pigmentablagerungen in der Retina

10. **Entzugserscheinungen**

11. **mutagene bzw. teratogene Wirkungen**

12. **plötzliche Todesfälle**

(Die Nummern entsprechen den folgenden Abschnitten)

Tabelle 4.3.2. Relativ häufige und relativ seltene Nebenwirkungen von Neuroleptika

---

Relativ häufige Nebenwirkungen	Relativ seltene Nebenwirkungen
Müdigkeit	malignes neuroleptisches Syndrom
Reduzierte Konzentrationsfähigkeit	epileptische Anfälle
extrapyramidal-motorische NW (EPMS)	Agranulozytose
benigne Blutbildveränderungen	Augenveränderungen
transiente Leberstörungen	
endokrine NW	

Verhältnismäßig häufig werden bei allen antipsychotisch wirkenden Psychopharmaka benigne Blutbildveränderungen, transiente Leberstörungen und endokrine Veränderungen beschrieben. Als **seltene Nebenwirkungen** treten schwere Leberveränderungen, epileptische Anfälle, Agranulozytosen sowie Veränderungen am Auge oder paradoxe Neuroleptika-Reaktionen auf.

Darüberhinaus können bei intravenöser Therapie mit hochpotenten Neuroleptika Thrombophlebitiden beobachtet werden (PLATZ und HINTERHUBER 1984).

Sehr selten ist das Auftreten des malignen neuroleptischen Syndroms; aus Fallberichten sind plötzliche Todesfälle bekannt. Außerordentlich seltene Nebenwirkungen besitzen in ihrem Zusammenhang zum verabreichten Medikament geringen statistischen Wert und sind vorzüglich Hinweise auf die Notwendigkeit genauer Beobachtung des Patienten und regelmäßiger Kontrolluntersuchungen. Hinsichtlich schwer objektivierbarer Nebenwirkungen wie Teratogenität und Suchtgefährdung bergen neuere Präparate auch nach eingehender klinischer

Tabelle 4.3.3. Extrapyramidal-motorische Nebenwirkungen

Nebenwirkung	Klinisches Bild	Häufigkeit der Symptome bezogen auf Gesamtzahl mit Neuroleptika beh. Patienten	Zeitpunkt des erstmaligen Auftretens nach Behandlungsbeginn	Ursache
Akute Dyskinesie	Muskelspasmen v.a. der Augen, des Gesichtes, der Zunge, des Halses, der Extremitäten, des Rückens	5% (max. 30%)	1-5 Tage	Nicht sicher geklärt, v.a. überschießende Dopaminsynthese
Akathisie	Quälende motorische Unruhe, Bewegungsdrang	25%	5-70 Tage	Nicht sicher geklärt
Parkinsonsyndrom	Akinese, Rigor, Tremor, Gangstörungen, veget. Symptome	20% (max. 40%)	5-30 Tage	Dopaminerge Unterfunktion bzw. cholinerge Überfunktion
Spätdyskinesien	Orofaciale Dyskinesie, choreiforme und athetoide Bewegungsstörungen; nicht schmerzhaft, oft nicht bewußt wahrgenommen	20% (max. 30%)	Monate bis Jahre	Zunahme des D-1/D-2 Rezeptoren-Verhältnisses oder Hypofunktion bestimmter GABA-erger Projektionen

Prüfung größere Risiken als altbekannte in sich: länger auf dem Markt befindliche Pharmaka gelten deshalb im Regelfall als sicherer, auch wenn sie eine größere Menge an – vorhersehbaren und therapierbaren – Nebeneffekten aufweisen.

Der antiemetische Effekt ist dann als unerwünschte Begleitwirkung zu interpretieren, wenn durch die Gabe eines Neuroleptikums die Symptomatik eines erhöhten Hirndrukkes kupiert wird. Jede psychotische Symptomatik fordert eine sorgfältige neurologische Untersuchung; berücksichtigt werden muß jedoch andererseits die Tatsache, daß Antivertiginosa häufig Phenothiazine beinhalten und somit alle unerwünschten Begleitwirkungen der Neuroleptika aufweisen können.

4.3.1 Störungen des Erlebens und Verhaltens

Neben den erwünschten erregungsdämpfenden und reizfilternden antipsychotischen Wirkungen der Neuroleptika zeigen diese auch Effekte im Bereich des Erlebens und Verhaltens, die bisher wissenschaftlich kaum bearbeitet worden sind: das Problem der unerwünschten Begleitwirkungen der Neuroleptika wurde besonders auf die quälenden extrapyramidal-motorischen Nebenwirkungen, auf die veränderte Rezeptorsensibilität und auf das Phänomen der Akathisie reduziert (VAN PUTTEN et al. 1984).

Bereits in einer Dosierung, die klinisch indiziert erscheint, können "verhaltenstoxische Wirkungen" (DI MASCIO et al. 1970) auftreten, die in veränderten kognitiven Prozessen, besonders in Alterationen der Stimmungslage und der Motivation liegen, die wiederum Auswirkungen auf die interpersonellen Beziehungen aufweisen.

Dysphorische Reaktionen

Unter Neuroleptika-Einwirkung erleben Schizophrene subjektiv sehr häufig dysphorische Reaktionen: die Berner Arbeitsgruppe um BÖKER und BRENNER (BÖKER et al. 1982, BRENNER et al. 1986, SINGH et al. 1979) fanden diese bei knapp der Hälfte ihrer Patienten. Die dysphorischen Reaktionen können als Wahrnehmung unmittelbarer Neuroleptikawirkungen auf das kognitive System interpretiert werden: die Patienten registrieren die gefilterte bzw. eingebremste Aufnahme externer und propriozeptiver Sinnesreize, sie verspüren eine Verlangsamung des Denkens und eine Verminderung der Lernfähigkeit und erleben eine Abstumpfung der affektiven Tönung der Erlebnisqualitäten.

Andererseits können aber auch fortbestehende psychotische Erlebnisabwandlungen irrigerweise der Neuroleptika-Einnahme zugeschrieben oder auch unmittelbare Neuroleptikawirkungen in die psychotische Erlebnisverarbeitung einbezogen werden. Die neuroleptikabedingte klarere Realitätserfassung kann wiederum negative kognitive Erlebnisqualitäten mit sich bringen, da nach dem Zurücktreten psychotischer Funktionsstörungen die Patienten ihre eigenen Leistungsdefizite wahrzunehmen in der Lage sind.

Bei der dysphorischen Reaktion auf Neuroleptika handelt es sich um ein komplex verursachtes Phänomen: die subjektiv dysphorisch erlebten Medikamentenwirkungen sind nicht – wie VAN PUTTEN diskutierte – auf eine veränderte Rezeptorenempfindlichkeit und auf individuelle Variationen der Absorption, Verteilung, Metabolisierung und Ausscheidung oder auf extrapyramidale Nebenwirkungen zurückzuführen, sie hängen vielmehr besonders mit der kognitiven Verarbeitung zusammen (BÖKER et al. 1982, BRENNER et al. 1986). Darüberhinaus wird noch ein biologischer Faktor (SINGH et al. 1979) vermutet: die dysphorische Reaktion könnte durch eine abnorme Reagibilität des autonomen Nervensystems ausgelöst werden, die sich auch in einem erhöhten Arousal manifestiert.

Der dysphorisch reagierende Patient benötigt weniger eine zusätzliche antidepressive oder tranquilisierende Medikation, sondern vielmehr einen psychotherapeutischen Beistand.

Hirnleistungsschwäche

Eine Hirnleistungsschwäche, die mit Störungen der Merkfähigkeit und des Gedächtnisses sowie einer Beeinträchtigung der konzentrativen Leistungen und der Reaktionsfähigkeit einhergeht, tritt besonders bei Therapiebeginn auf und führt zu Beeinträchtigungen in der Bedienung von Maschinen und im Straßenverkehr. Da der Großteil der Patienten nach längerwährender Behandlung zu einer Adaptation fähig ist, wird dadurch eine Therapieänderung kaum notwendig; bei langzeitbehandelten Schizophrenen sind Leistungseinbußen testpsychologisch kaum zu erfassen, vorausgesetzt, daß ein konstanter Plasmaspiegel erreicht werden konnte und daß nicht zusätzlich Sedativa, Hypnotika oder alkoholische Getränke eingenommen werden (Di Mascio et al. 1970).

Pharmakogene Depressionen

Neuroleptika wurden beschuldigt, pharmakogene Depressionen (Helmchen et al. 1967) auszulösen: die gehemmte, endomorph anmutende depressive Symptomatik wurde als "akinetische Depression" den extrapyramidalmotorischen Begleitwirkungen der Neuroleptika zugerechnet. Nach dem Abklingen der akuten Psychose kann ein "postremissives Erschöpfungssyndrom" (Heinrich) auftreten, dessen Ätiologie multikonditional ist. Endogenomorph-depressiv anmutende Symptome finden sich bei schizophrenen Psychosen im Rahmen der Prodromalstadien, in der postremissiven Phase, im Rahmen des Rezidives bzw. der Exazerbation und bei Residualzuständen. Depressive Verstimmungen nehmen jedoch mit der neuroleptischen Behandlung eher ab als zu (Hirsch et al. 1982). Die Depressivität im Rahmen schizophrener Erkrankungen ist ein multikausales Geschehen, in das reaktive, krankheitsimmanente und psychosoziale wie pharmakologische Faktoren einfließen. Depressive Symptome sind bei Fortsetzung einer niedrig dosierten neuroleptischen Basistherapie durch zusätzliche Gaben von Antidepressiva in Verbindung mit sozio- und psychotherapeutischen Maßnahmen beeinflußbar.

Neuroleptische Turbulenzen

Zu den in der Literatur selten beschriebenen Komplikationen, die unter neuroleptischer Behandlung auftreten können, gehören medikamentös bedingte Verschlechterungen des psychopathologischen Bildes, die als paradoxe Reaktionen auf Neuroleptika bzw. als neuroleptische Turbulenzen bezeichnet werden (Hinterhuber et al. 1986). Ohne Bewußtseinsstörung kommt es bei gleichbleibender bzw. ansteigender Neuroleptikadosis zu einer Verschlechterung der psychotischen Symptomatik. Zwischen dem Auftreten einer Turbulenz und dem Auftreten eines Parkinsonoids besteht kein Zusammenhang. Turbulenzen treten sowohl bei Schizophrenien des Types I wie des Types II auf. In unserem Patientengut (Hinterhuber et al. 1986) fanden wir Turbulenzen bei 1%.

Als ursächlicher Faktor wird eine Hypersensibilisierung der Dopaminrezeptoren diskutiert. Die Turbulenzen sind einerseits abzugrenzen von den sogenannten "Supersensitivitäts-Psychosen", andererseits von deliranten Episoden. Häufig bessert die Einleitung einer EKT das Zustandsbild schlagartig.

Supersensitivitäts-Psychosen

Nach einer Neuroleptikabehandlung kommt es zu einer Überempfindlichkeit der Dopaminrezeptoren im mesolimbischen System; das Absetzen des Neuroleptikums oder allein eine Dosisreduktion ruft ein psychotisches Rezidiv hervor: die Überempfindlichkeit tritt erst nach mehrwöchiger

Therapie auf (CHOUINARD et al. 1980). Neben der Psychose finden sich auch die Symptome einer tardiven Dyskinesie. Im ersten Stadium ist die Supersensitivitäts-Psychose nur von kurzer Dauer und bildet sich spontan zurück, im zweiten gelingt es, durch Neuroleptikagaben eine Symptomminderung zu erreichen, im dritten Stadium besteht sie auch unter Neuroleptikagabe fort und scheint irreversibel zu sein.

4.3.2 Neurologische Nebenwirkungen

Nahezu alle Neuroleptika können neurologische Störungen hervorrufen, die aufgrund der Blockade der Dopamin-Rezeptoren bevorzugt das extrapyramidal-motorische System betreffen. Die Neuroleptika-induzierten Störungen der Motorik sind für die Patienten sehr unangenehm: Untersuchungen zu den Problemen der Non-Compliance (HOGAN et al. 1983) und der Medikamentenverweigerung bei Schizophrenen (MARDER et al. 1984) zeigen wohl eine multikausale Verursachung dieser Phänomene, beschuldigen dafür aber besonders die extrapyramidal-motorischen Nebenwirkungen der Neuroleptika bzw. die diesbezügliche mangelhafte Information und Aufklärung der betroffenen Patienten. Da Bewegungsstörungen auch bei unbehandelten Schizophrenen vorkommen und unabhängig der Diagnose mit zunehmendem Alter häufiger werden, sind differentialdiagnostische Überlegungen von besonderer Bedeutung (MARSDEN et al. 1975).

Zu den frühen Neuroleptika-Wirkungen auf das extrapyramidal-motorische System gehören Frühdyskinesien und neuroleptisch bedingte Parkinson-Syndrome (Tabelle 4.3.3). Ob auch die neuroleptisch induzierte Akathisie diesem Symptomenkomplex zugeordnet werden muß, ist noch fraglich. Unter Maximaldosierung sind akute EPMS-Störungen eher selten (PLATZ und HINTERHUBER 1981).

Akute Dyskinesien und Dystonien

Unter dem Begriff "Frühdyskinesien" faßt man dystone Bewegungsstörungen wie Hyperkinesen der mimischen Muskulatur, Blickkrämpfe, Trismus, Opisthotonus, Zungen- und Schlundkrämpfe sowie choreatisch-athetoide Bewegungsstörungen im Bereich des Halses und der oberen Extremitäten zusammen. In schweren Fällen kann die Atmung behindert sein und ein respiratorischer Stridor auftreten. Ca. 5% der mit Neuroleptika behandelten Patienten entwickeln eine akute Dyskinesie, die bereits wenige Stunden nach der ersten Neuroleptika-Applikation auftreten kann. Die Hälfte der dyskinetischen Reaktionen entwickelt sich innerhalb von 48 Stunden, 90% im Zeitraum von 5 Tagen.

Kinder weisen die höchste Inzidenz an Frühdyskinesien auf und reagieren auch auf sehr niedrige Neuroleptikadosen mit schweren Dystonien, selbst am Stamm und an den Extremitäten (CAMPBELL et al. 1981). Männer sind häufiger betroffen als Frauen. Es besteht eine eindeutige Beziehung zwischen Dosishöhe und Häufigkeit bzw. Schweregrad der dyskinetischen Reaktion. Die dramatisch erlebten Dyskinesien bzw. Dystonien lassen sich durch intravenöse Verabreichung von Anticholinergika (Biperiden 1 Ampulle) schlagartig beseitigen.

Das neuroleptische Parkinsonoid

Das Neuroleptika-bedingte Parkinsonsyndrom ist durch Rigor, Verlust der spontanen Motorik, Hypo- oder Amimie, Tremor und Akinese gekennzeichnet. Mit einer Latenz von Tagen bis Wochen tritt ein Rigor auf, der an den oberen Extremitäten ausgeprägter ist. Der neuroleptisch induzierte Tremor ist gewöhnlich höherfrequent als der parkinsonische. Das Parkinsonoid tritt in der Regel erst nach 1 bis 2wöchiger Behandlung auf, 50 bis 75% der zur Beobachtung kommenden Fälle manifestieren sich innerhalb der ersten 4 Wochen, 90% innerhalb der ersten 3

Behandlungsmonate (Marsden et al. 1975, Owens et al. 1982).

Das Parkinsonoid klingt nach Absetzen der Medikation bzw. nach Gabe von Anticholinergika oder Amantadin rasch ab. Da die Inzidenz des Parkinsonoids einerseits vom gewählten Neuroleptikum, andererseits von der individuellen Disposition abhängig ist, erscheint eine starre Kombination eines Neuroleptikums mit einem Anticholinergikum nicht zweckmäßig, da diskutiert wird, ob dadurch die antipsychotische Wirksamkeit gemindert und darüberhinaus das Risiko der Entwicklung von Spätdyskinesien erhöht wird (Tune et al. 1981). Aus den oben angeführten Gründen hat die WHO von einer prophylaktischen Verabreichung anticholinerger Substanzen abgeraten (WHO 1990). Akute extrapyramidal-motorische Nebenwirkungen finden sich vor allem beim Einsatz hochpotenter Neuroleptika, die individuelle Empfindlichkeit der Patienten ist jedoch sehr unterschiedlich. Dadurch ergibt sich bei Langzeittherapien die Notwendigkeit, für jeden Patienten das optimale Präparat individuell dosiert festzulegen.

Akathisie

Die neuroleptisch induzierte Akathisie (griechisch: Unfähigkeit zu Sitzen) ist geprägt von einer charakteristischen motorischen sowie auch inneren Unruhe. Die motorische Unruhe findet sich vorwiegend in den unteren Extremitäten und manifestiert sich – im Stehen – als Gewichtsverlagerung von einem Bein auf das andere ("Auf der Stelle treten") und – beim sitzenden Patienten – als wiederholtes Überkreuzen der Beine sowie in rhythmischen, klopfenden Bewegungsmustern der Füße. Diese Nebenwirkung findet sich bei ca. 25% der akut oder chronisch mit Neuroleptika behandelten Patienten, die Hälfte der Fälle treten innerhalb des ersten Behandlungsmonates auf.

Die Maximalvarianten dieser Störung können zu Verwechslungen mit psychotischer Unruhe führen. Zur Operationalisierung wurden Rating-Skalen entwickelt, die differential diagnostisch hilfreich sein können (Barnes et al. 1989, Fleischhacker et al. 1989).

Therapeutisch ist neben einer Dosisanpassung des Neuroleptikums die Gabe von zentral wirksamen Beta-Blockern (Propranolol 20–60 mg/Tag) am besten belegt. Erfolge sind auch durch Verabreichung von Benzodiazepinen zu erzielen (Bartels et al. 1987, Fleischhacker et al. 1989). Aussichtsreich scheint auch die Gabe des 5-HT2 Antagonisten Ritanserin (Miller et al. 1990) zu sein.

Spätdyskinesien

Unter späten oder tardiven Dyskinesien versteht man charakteristische orobuccofaciale Dyskinesien, die sich in Saug-, Schmatz- und Kau- sowie in Zungenbewegungen manifestieren. An Rumpf und Extremitäten fallen choreoathetotische oder rhythmisch sich wiederholende Bewegungsmuster auf. Im Gegensatz zur Akathisie fehlt der Leidensdruck, wenngleich die Symptomatik zu schweren sozialen Beeinträchtigungen führt.

Spätdyskinesien verstärken sich bei emotionaler Anspannung, klingen jedoch während willkürlicher Bewegungsabläufe ab und verschwinden im Schlaf vollständig.

In Studien zur Spätdyskinesie (Barnes et al. 1983, Varga et al. 1982) und in Literaturübersichten (Fleischhacker et al. 1989) zeigten sich Prävalenzraten von 0,3 bis 70%. Kane und Smith (1982) fanden in ihrer großen Übersichtsarbeit eine Durchschnittshäufigkeit von 20% bei neuroleptikabehandelten Patienten, von 5% bei nicht-therapierten Patienten.

In einer österreichischen Untersuchung an 920 Krankenhaus-Patienten, der die deutsche Version des AIMS, die SKAUB-Skala zugrundegelegt wurde, wurden abnorme unwillkürliche Bewegungen des Schweregrades III–IV bei 17% gefunden. Es scheint eine lineare Korrelation zwischen dem Alter und der Prävalenz und dem Schweregrad der Spätdyskinesien bis zum Alter von 70 Jahren – besonders bei Frauen – zu bestehen (TOENIESSEN et al. 1985, VARGA et al. 1982). Die geschlechtsspezifischen Unterschiede werden dem veränderten Hormonstatus bei Frauen in der Menopause zugeschrieben. Bezüglich Prävalenz und Schweregrad der Störung ist vor allem das Alter und die kumulative Neuroleptikadosis, weniger die Dauer der neuroleptischen Behandlung von Bedeutung. Weitere Risikofaktoren liegen in einer anticholinergen Vormedikation und in strukturellen Gehirnschädigungen (WADDINGTON 1990). Eine Lithiumvorbehandlung führt ebenfalls zu einer höheren Inzidenzrate (KANE et al.1982).

Jugendliche Patienten mit im Computertomogramm nachgewiesener Erweiterung des 3. Ventrikels zeigen gegenüber jenen, die computertomographisch als unauffällig eingestuft wurden, ein signifikant vermehrtes Auftreten von Spätdyskinesien. Tardivdyskinetische Syndrome wurden nach Neuroleptikagaben auch bei Kindern beobachtet, die nach Absetzen der Medikamente im Laufe eines Jahres voll reversibel waren. Auch hier werden Zusammenhänge mit vorbestehenden strukturellen Hirnschäden vermutet (GUALTIERI et al. 1984).

Patienten, die bereits unter ausgeprägten akuten extrapyramidal-motorische Störungen gelitten haben, scheinen vermehrt zu Spätdyskinesien zu neigen. Stets ist jedoch zu berücksichtigen, daß dyskinetische Syndrome im Alter spontan auftreten können, unabhängig von möglichen Diagnosen oder durchgeführten Therapien (TOENIESSEN et al. 1985, VARGA et al. 1982). Auch Patienten, die aufgrund eines chronischen Schmerzsyndroms oder gastrointestinaler bzw. psychosomatischer Erkrankungen auf Neuroleptika eingestellt wurden, können tardive Dyskinesien entwickeln.

Im Rahmen einer neuroleptischen Therapie entstehen tardive Dyskinesien durchschnittlich nach 2-jähriger Behandlungszeit.

Tardive Dyskinesien können jedoch bereits nach 3 – 6 monatigen Neuroleptikagaben auftreten.

Eine Dosisreduktion führt zu einer Zunahme der Dyskinesien: wird das Neuroleptikum abgesetzt, persistieren die Störungen. Bei einer Rückbildungstendenz tritt die Besserung nur langsam auf. Die Ursachen der tardiven Dyskinesien konnten bisher nur zum Teil geklärt werden: die Dopamin-Supersensitivitäts-Theorie wurde von der Annahme abgelöst, daß eine Zunahme des Verhältnisses der D-l/D-2 Rezeptor-Funktionen oder eine Hypofunktion bestimmter GABA-Projektionen die pathophysiologische Basis tardiver Dyskinesien darstellt.

Eine medikamentöse Beeinflussung dieser Störungen ist schwierig und wird in der wissenschaftlichen Literatur kontrovers diskutiert: erfolgversprechend ist in vielen Fällen eine Therapie mit atypischen Neuroleptika, mit Lithium und Benzodiazepinen (GARDOS et al. 1987); ein Versuch einer Kombinationstherapie unter Einschluß von Carbamazepin und Tiaprid kann Erleichterung bringen, Anticholinergika scheinen das klinische Bild zu verschlechtern. Durch höhere Neuroleptikadosen sind Spätdyskinesien unterdrückbar, das Problem wird jedoch nur zeitlich verschoben und möglicherweise noch akzentuiert.

Im Sinne der Prävention spätdyskinetischer Syndrome sind Neuroleptika in der niedrigsten effektiven Dosis zu verordnen, da ein Zusammenhang zwischen kumulativer Neuroleptikadosis und den beobachteten Bewegungsstörungen angenommen wird.

Das maligne neuroleptische Syndrom (MNS)

Die Leitsymptome des sehr seltenen malignen neuroleptischen Syndroms (MNS) sind Hyperthermie, ein gesteigerter Tonus der Skelettmuskulatur (häufig auch Flexibilitas cerea), und eine stark undulierende Bewußtseinslage: die Patienten können dabei wach oder stuporös bis komatös sein. Wechselnde Hypo- und Hypertension, ausgeprägte Hyperhidrosis, Tachykardie und Herzrhythmusstörungen werden als vegetative Dysautonomie interpretiert. Seltener können Muskelkrämpfe, Faszikulationen, Myoklonien, Tremor, Opisthotonus und Pyramidenbahnzeichen beobachtet werden (LEVENSON 1985, LEW et al. 1983). Die Häufigkeit gibt Tabelle 4.3.4 wieder. Schwierig ist die Abgrenzung zur perniziösen Katatonie: Beim MNS fehlen extrem erregte Vorstadien, z.T. ergeben sich keine Hinweise auf eine psychotische Erkrankung vor der Entwicklung des genannten Syndroms. Beim MNS-Patienten sind vegetative Prodromi sowie ein eher grobschlägiger Tremor zu beachten, bei den perniziös-katatonen Patienten finden sich mehr choreatiforme Bewegungsstörungen (FLEISCHHAKER et al. 1990). Aufgrund der Myoglobinurie ist der Harn des MNS-Patienten dunkel gefärbt.

An pathologischen Laborbefunden finden sich beim MNS fast regelhaft eine Leukozytose und eine erhöhte Blutkörperchensenkungsgeschwindigkeit. Die Erhöhung der Enzyme SGOT, SGPT und CPK wird im allgemeinen als Folge des starken Rigors interpretiert. Die dadurch hervorgerufene katabole Stoffwechsellage könnte auch zusätzlich eine periphere Komponente des wohl hauptsächlich zentralen Fiebers bedingen.

Für den Allgemeinzustand und die Behandlung des Patienten sehr belastend ist die Störung der Atmungsfunktionen: eine Tachypnoe führt nicht selten zu einer respiratorischen Insuffizienz.

Liquoranalysen, das EEG und die kraniale Computer- bzw. Kernspin-Tomographie lassen den Ausschluß eines enzephalitischen Prozesses zu. Der dramatische, in ca. 20% der Fälle tödliche Verlauf, zwingt zu intensiv-medizinischer Behandlung; das verantwortliche Psychopharmakon ist sofort abzusetzen. Medikamentös kann ein Versuch mit dem Dopaminagonisten Bromocriptin in hohen Dosen, Amantadin oder mit Dantrolen durchgeführt werden: letzteres Medikament wird in der Anästhesiologie als spezifisches Agens beim Vorliegen des Syndroms der malignen Hyperthermie eingesetzt, das auf pathophysiologisch ähnlichen Prinzipien zu beruhen scheint (SPIESS-KIEFER et al. 1986, SCHRÖDER et al. 1988).

Tabelle 4.3.4. Häufigkeit schwerwiegender Nebenwirkungen unter Clozapin, Perazin und Haloperidol

Anzahl der Patienten	Clozapin (n=1100)	Perazin (n=4778)	Haloperidol (n=5229)
Pharmakogenes Delir	3,31	0,88	–
schwere kardiorespirator. Komplikationen	0,82	0,06	0,17
Zerebrale Krampfanfälle	0,51	0,12	0,11
Agranulozytose	0,10	0,15	–
Malignes neurol. Syndrom	–	–	0,04

Die Angaben geben den Anteil behandelter Patienten in % an; mod. nach SCHMIDT und GROHMANN (1990)

Besteht die Symptomatik trotz der genannten medikamentösen Therapieversuche ("Katatones Dilemma") fort (BRENNER et al. 1978), ist bei gesichertem MNS die Einleitung einer Elektrokonvulsionstherapie angezeigt.

Störungen der Thermoregulation

Neuroleptika können auch zu einer Blockade der Thermoregulation führen: der Eingriff der Neuroleptika in die vegetativen Regelsysteme des Zwischenhirns kann sich fallweise als Hyperthermie oder als Hypothermie äußern. Die Anpassung an veränderte Außentemperaturen ist unzureichend oder verzögert: bei starker Sonnenexposition kommt es zu mangelnder Transpiration mit folgendem Hitzestau und möglichem Hitzeschlag. Unter drug-fever versteht man einen vorübergehenden Fieberanstieg auf allergischer Basis: der Temperaturanstieg erreicht selten 39 bis 40 Grad und klingt spontan ab. Das drug-fever tritt bevorzugt bei parenteraler Verabreichung der Neuroleptika, besonders häufig aber bei der Gabe von Clozapin auf. Differentialdiagnostisch ist beim Auftreten von Fieber immer eine Agranulozytose auszuschließen.

Zerebrale Krampfanfälle

Neuroleptika senken in unterschiedlichem Ausmaß die zerebrale Krampfschwelle und können besonders bei prädisponierten Personen (Patienten mit organischer Hirnschädigung, Abhängige des Alkohol- und Barbiturattyps) einen epileptischen Krampfanfall auslösen. Begünstigend wirkt eine rasche Dosissteigerung oder ein abruptes Absetzen des Neuroleptikums. Die Häufigkeit des Auftretens spiegelt die Tabelle 4.3.4 wider. Das Risiko eines epileptischen Krampfanfalles ist bei Piperazin-substituierten Phenothiazinen und Thioxanthenen geringer als bei Phenothiazinen mit aliphatischer Seitenkette. Die epileptogene Potenz der Butyrophenone wird kontrovers diskutiert, scheint jedoch geringer zu sein.

4.3.3 Störungen des autonomen Nervensystems und kardiovaskuläre Störungen

Arterielle Hypotonie und Orthostasesyndrom

Schwach potente, sedierende Neuroleptika weisen ausgeprägte vegetative Nebenwirkungen auf. Besonders in höheren Dosierungen induzieren sie über die Blockade zentraler Alpha-l-Rezeptoren eine **arterielle Hypotonie**. Darüberhinaus scheint eine individuelle Disposition vorzuliegen; die genannte Nebenwirkung ist besonders bei Frauen und bei vegetativ Labilen anzutreffen (MÜLLER et al. 1969). Hochpotente Neuroleptika wie Haloperidol zeigen diese Nebenwirkungen kaum. Den Effekt von Clozapin, Perphenazin und Haloperidol auf den Blutdruck und den Puls gibt die Tabelle 4.3.5 wieder.

Neben der Blutdrucksenkung kann auch das Phänomen der **orthostatischen Dysregulation** beobachtet werden: bei abrupter Lageveränderung treten die typischen Orthostasezeichen auf. Verantwortlich für diese orthostatische Dysregulation scheint der verminderte Venentonus zu sein, der auch zu Ödemen sowie – gemeinsam mit anderen Faktoren – zum Auftreten von Thrombosen und Embolien führen kann. Die Inzidenz der Hypotonie unter neuroleptischer Behandlung schwankt in der überblickbaren Literatur zwischen 0 und 61 Prozent: hochpotente Neuroleptika sind mit dieser Nebenwirkung seltener belastet als niedrigpotente. Die höchsten Werte weisen Chlorpromazin, Clozapin und Perazin auf, die Häufigkeit schwankt zwischen 10 und 56,3 Prozent. Bei den therapeutischen Bemühungen ist zu berücksichtigen, daß Adrenalin und Adrenalin-Abkömmlinge zu einem weiteren Blutdruckabfall führen können. Bei orthostatischen Hypotonien empfiehlt sich die Gabe von Dihydroergotamin. Schwere Schockzustände sind extrem selten und können mit Noradrenalin behandelt werden.

Tabelle 4.3.5. Effekte verschiedener Neuroleptika auf das kardiovaskuläre System

Neuroleptikum Dosis (mg/Tag)	Haloperidol 11 ± 4	Perphenazin 15 ± 10	Clozapin 450 ± 200
Mittlerer art. **Blutdruck (mm Hg)**			
Ruhe	98 ± 12	95 ± 12	95 ± 10
Max. Belastung	123 ± 13	123 ± 22	114 ± 15
Differenz	25 ± 10	28 ± 21	19 ± 15
Puls (Schläge/Minute)			
Ruhe	76 ± 9	78 ± 11	96 ± 23
Max. Belastung	129 ± 21	145 ± 16	155 ± 39
Differenz	53 ± 25	67 ± 22	59 ± 27

mod. nach GERLACH et al. (1989)

EKG-Veränderungen

Butyrophenone und Thioxanthene beeinflussen das EKG kaum, Chlorpromazin wirkt antiarrhythmisch, da es zu einer Verlängerung der Refraktärzeit führt, eine Chinidinähnliche Wirkung auf das Myokard entfalten kann, lokalanästhetische Eigenschaften aufweist und antiadrenerge Wirkungen besitzt. Chlorpromazin und andere Phenothiazinderivate können jedoch andererseits die unterschiedlichsten EKG-Veränderungen auslösen: Es kommt zu einer Verlängerung der QT-Zeit und zu einer Verformung der T-Welle (PIESCHL et al. 1986).

Die unter Neuroleptika-Therapie äußerst selten auftretenden, meist klinisch-stumm bleibenden Herzinfarkte besitzen in ihrem Zusammenhang zur neuroleptischen Therapieführung geringen statistischen Wert: sie zwingen jedoch zu regelmäßigen EKG-Kontrollen (PIESCHL et al. 1986, SCHWALB et al. 1981).

Herz-Rhythmus-Störungen

Die kardiovaskulären Effekte der Neuroleptika reichen von rückbildungsfähigen Kreislaufregulationsstörungen bis hin zu sehr seltenen plötzlichen Todesfällen; es besteht

somit eine Affinität der Psychopharmaka zum Myokard, wobei eine Abhängigkeit von der Behandlungsdauer, von der Dosierungshöhe, von der chemischen Struktur des Medikamentes und vom Patientenalter nachgewiesen werden konnte (PIESCHL et al. 1986).

Im Rahmen einer Neuroleptika-Therapie wurden unterschiedliche Herz-Rhythmus-Störungen beobachtet: Sinustachykardien, supraventrikuläre Tachykardien, Sinus-Bradykardien, Vorhofflimmern, ventrikuläre Extrasystolen sowie Kammerflimmern.

Bei den sehr seltenen Todesfällen (UNGVARI 1980) unter laufender neuroleptischer Therapie (sudden-death) wurde ein Kammerflimmern nach Phenothiazin-Medikation vermutet. Herz-Rhythmus-Störungen treten besonders bei bestehenden organischen Herzerkrankungen auf, regelmäßige kardiologische Untersuchungen sind deshalb dringend angezeigt.

In kontrollierten Studien konnten jedoch keine Hinweise auf eine organische Herzschädigung im Rahmen einer Neuroleptikatherapie gefunden werden (PIESCHL et al. 1986).

Anticholinerge Wirkungen: Mundtrockenheit, Obstipation, Harnretention, Akkommodationsstörungen

Als Ausdruck der anticholinergen Wirkungen, besonders der niedrigpotenten Neuroleptika, treten die auch bei der Therapie mit trizyklischen Antidepressiva bekannten Phänomene auf: Mundtrockenheit, Obstipation bis zum paralytischen Ileus, Harnretention und Akkommodationsstörungen. Häufigkeit und Ausprägung sind im Rahmen einer neuroleptischen Therapieführung aber geringer als bei Antidepressivagaben (siehe Nebenwirkungen der Antidepressiva).

Pharmakogenes Delir

Höhere Dosen von Neuroleptika, eine rasche Dosissteigerung sowie eine Kombination von Neuroleptikum und Anticholinergikum und/oder Antidepressivum können im Sinne eines akuten exogenen Reaktionstypes ein delirantes Syndrom verursachen, das durch Verwirrtheit, psychotische Erregung und Halluzinationen gekennzeichnet ist und nachts besonders ausgeprägt beobachtet werden kann. Die Häufigkeit des pharmakogenen Delirs, bezogen auf drei wesentliche Medikamente, gibt die Tabelle 4.3.4 wieder. Ätiopathogenetisch ist das Zusammentreffen verschiedener anticholinerger Substanzen ausschlaggebend. Clozapin und niedrigpotente Neuroleptika führen häufiger zu einem pharmakogenen Delir. Die Behandlung der deliranten Unruhe besteht im Absetzen der auslösenden Substanzen und in der Gabe geringer Mengen von Sedativa oder Clomethiazol. Der Diagnosesicherung dient die intravenöse Verabreichung des Cholinesterasehemmers Physostigmin, der den relativen Mangel an Acetylcholin ausgleicht und die Symptomatik rasch günstig beeinflußt.

4.3.4 Leberfunktionsstörungen

Eine Erhöhung der Transaminasen und der Gamma-GT, aber auch der alkalischen Phosphatase wird in 10–30% der Behandlungsfälle beobachtet, wobei diese in vielen Fällen als zeitlich begrenzte Anpassungsreaktion der Leber interpretiert werden kann (Bauer et al. 1983, Wastl et al. 1986). Ein Absetzen des Medikamentes ist bei regelmäßiger Kontrolle der Leberenzyme selten notwendig. Als allergische Reaktionen sind die Leberfunktionsstörungen weder von der Dauer der Neuroleptika-Verabreichung noch von deren Dosishöhe abhängig. Ursächlich für den besonders am Therapiebeginn zu beobachtenden transienten Anstieg der Transaminasen ist eine allergisch bedingte Verquellung der Gallengangsepithelien mit folgender intrahepatischen Cholostase. Die Befunde normalisieren sich meist innerhalb von 2 bis 4 Wochen auch bei Weiterführung der Therapie.

Das klinische Bild entspricht dem einer viralen Hepatitis oder einer Cholostase. Bis zum Vollbild eines Ikterus gehende Funktionsstörungen sind selten zu beobachten. Häufig sieht man jedoch in Verbindung zu den Leberstörungen noch andere allergische Reaktionen wie Urticaria, Exantheme, Asthma, Fieberschübe und Eosinophilie. Die Inzidenz der Leberfunktionsstörungen, besonders des Ikterus, war unter Chlorpromazin-Gaben sehr hoch, die heute verwendeten Präparate sind deutlich weniger leberschädigend. Das Risiko einer Leberfunktionsstörung sinkt nach einmonatiger Behandlungsdauer stetig. Die allergische Reaktion tritt bei neuerlicher Verabreichung desselben Präparates selten wieder auf, da Desensibilisierungsphänomene zu existieren scheinen.

Der Neuroleptika-induzierte Ikterus zwingt im Gegensatz zur bloßen Erhöhung der Leberenzyme zum Absetzen des Präparates. Macht die Psychopathologie eine Fortsetzung der neuroleptischen Behandlung notwendig, soll diese mit niedriger Dosis eines hochpotenten, chemisch andersartigen Neuroleptikums erfolgen (WASTL et al. 1986).

4.3.5 Blutbildveränderungen

Eine Neuroleptika-induzierte Störung der Leukopoese kann zu Leukozytopenien und Agranulozytosen führen (BAUER et al. 1983, STACHER 1973, KRUPP et al. 1989).

Die Leukozytopenie (< 3000/mm³) darf nicht als eine Vorstufe der Agranulozytose bezeichnet werden. Auch unter Weiterführung der neuroleptischen Therapie kommt es zu einer raschen Normalisierung der Leukozytenzahl.

Die Häufigkeit der passageren Leukozytopenie variiert in verschiedenen Untersuchungen sehr, sie scheint bei Phenothiazinen um 0,07% zu liegen, bei Chlorpromazin um 10%, bei Clozapin um 14% und bei Thioridazin um 7,5%. Außer regelmäßigen Blutbildkontrollen sind keine weiteren Maßnahmen notwendig.

Eine Agranulozytose liegt nach heutiger Auffassung dann vor, wenn die Zahl der Granulozyten unter l.000/mm³ sinkt, wobei erfahrungsgemäß ernsthafte Komplikationen erst unter Werten von 500 Granulozyten/mm³ auftreten. Ursächlich für diese bedrohliche Nebenwirkung von Neuroleptika auf die weiße Reihe sind individuelle Dispositionen auf toxischer und/oder allergischer Basis. Neuroleptika scheinen in Granulozyten-Vorstufen die DNA-Synthese zu blockieren. Besonders gefährdet sind Frauen nach dem 40sten Lebensjahr, die Neuroleptika in hoher Dosierung über lange Zeiten verordnet erhalten haben. Höheren Risiken sind auch Angehörige der finnougrischen Bevölkerung ausgesetzt (AMSLER et al. 1977). Neuere prospektive Studien (LIEBERMAN et al. 1988, HUMMER et al. 1991) geben die Häufigkeit von Agranulozytosefällen mit bis zu 2% an.

Die Latenzzeit bis zur Manifestation einer Agranulozytose wird mit 3 Wochen angegeben, durch sofortiges Abbrechen der Neuroleptikatherapie kann ein weiteres Absinken der Leukozytenzahl verhindert werden; regelmäßige Blutbildkontrollen sind dringend angezeigt.

Die Inzidenz der Agranulozytose schwankt für diverse Neuroleptika zwischen 0,0 und 0,15%. Für Phenothiazine sind Werte von 0,004 bis 1,25 pro Tausend publiziert (KRUPP und BARNES 1989). Eine detaillierte Inzidenzberechnung für einzelne Neuroleptika ist kaum möglich.

Das gehäufte Auftreten von Agranulozytosefällen nach Clozapin veranlaßte die Gesundheitsbehörden vieler Länder, Leponex® aus dem Handel zu nehmen bzw. den Kliniken vorzubehalten (AMSLER et al. 1977). Da Clozapin häufig zu Blutbildveränderungen führt, müssen rigorose Kontrollen [Leukozytenzählung in wöchentlichen Abständen während der ersten drei Behandlungsmonate (s. Abb. 4.3.1)] durchgeführt werden.

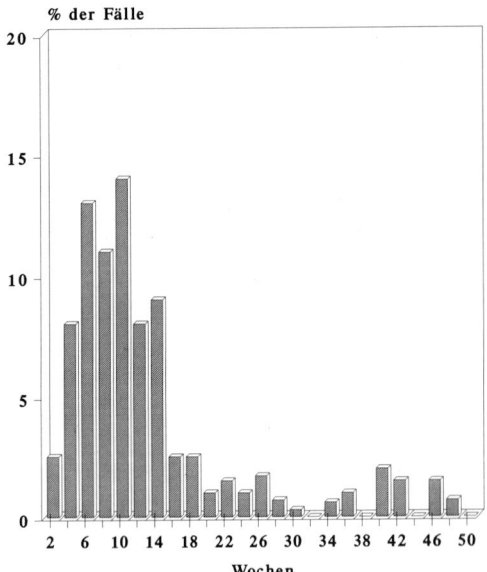

Abb. 4.3.1. Auftreten von Clozapin-assoziierten Granulozytopenien in Abhängigkeit von der Behandlungsdauer (Analyse von 185 Fällen) (KRUPP und BARNES 1989)

Da sich hinter jedem Temperaturanstieg unter neuroleptischer Behandlung eine Agranulozytose mit Infekt verbergen kann, sind unverzüglich Kontrollen des weißen Blutbildes und der Blutsenkungsgeschwindigkeit angezeigt. Wird der Verdacht bestätigt, muß das auslösende Medikament sofort abgesetzt werden; die Agranulozytose bildet sich unter antibiotischer Abschirmung nach ein bis drei Wochen zurück.

Die Clozapinzwischenfälle haben eindrucksvoll die Notwendigkeit von regelmäßigen Kontrolluntersuchungen (KRUPP und BARNES 1989) in Erinnerung gerufen.

Bei längerer Behandlung mit Neuroleptika sind relative **Lymphozytosen** beobachtet worden. Eine **Eosinophilie** kann als Ausdruck eines allergischen Phänomens in der 2. bis 4. Behandlungswoche auftreten. Die extreme Seltenheit der Thrombozytopenien und Panzytopenien erlauben keine statistische Aussage (BAUER et al. 1983). Eosinophilie und relative Lymphozytosen stellen keinen Anlaß für Therapieveränderungen dar.

4.3.6 Stoffwechselstörungen

Selbst im Rahmen von niedrig dosierten Neuroleptikatherapien treten – wenngleich selten – Störungen des Glucosestoffwechsels auf: bekannt ist ein Ansteigen des Blutzuckers sowie eine Hemmung der Insulinsekretion mit folgender verminderter Glucosetoleranz (MÜLLER-OERLINGHAUSEN et al. 1978).

Neuroleptika nehmen nicht nur Einfluß auf den Glucosestoffwechsel, sie modifizieren auch die das Eßverhalten regulierenden Systeme im Zwischenhirn (HINTERHUBER et al. 1986). Dopamin hat Einfluß auf das "Sättigungszentrum": nach fünfjähriger Neuroleptikatherapie fanden wir bei Männern der Altersgruppe bis 25 Jahre eine Gewichtszunahme von 15% gegenüber dem Ausgangsgewicht. Neuroleptika, ob oral, parenteral oder als Depot verabreicht, führen interindi-

viduell zu unterschiedlicher Zunahme des Körpergewichtes. In welchem Ausmaß diese durch die Erkrankung oder deren Therapie bzw. durch eine Wechselwirkung beider Faktoren bedingt ist, ist derzeit noch weitgehend unbekannt. Eine Gewichtszunahme oder das Fortbestehen des Übergewichtes ist häufig auch nach Absetzen der neuroleptischen Therapie zu registrieren. Veränderungen im Ernährungsverhalten sowie pathologischer Appetenzwandel mit oft ausgeprägter Gewichtszunahme gewinnen als unerwünschte Nebenwirkungen einer neuroleptischen Therapie zunehmend an klinischer Bedeutung. Hier sind neben neuroendokrinologischen Wirkungen die sedierenden Effekte der Neuroleptika in Verbindung mit lerntheoretischen und soziopsychologischen Faktoren zu berücksichtigen; die Störungen des Eßverhaltens belasten die Compliance in zunehmendem Ausmaße. Ein Therapieversuch mit D-Fenfluramin kann hilfreich sein (GOODALL et al. 1988).

4.3.7 Endokrine und sexuelle Störungen

Im tuberoinfundibulären System führt die Blockade der Dopaminrezeptoren (Prolactin-Inhibiting-Factor) zu einem deutlichen Anstieg des Prolaktinspiegels und kann zu Galaktorrhoe und Gynäkomastie Anlaß geben; belastend werden auch Zyklusunregelmäßigkeiten bzw. die Amenorrhoe erlebt (SULMAN et al.1980).

Über das Prolaktin ist auch eine Störung des Haushaltes der Gonadotropine anzunehmen. Da Neuroleptika somit möglicherweise die Geschlechtsreifung beeinflussen können, fordert der Einsatz von antipsychotisch wirkenden Substanzen im Kindesalter große Zurückhaltung. Die im Tierversuch angenommene Prolaktinabhängigkeit der Brustdrüsengeschwülste konnte sich in der Humanmedizin nicht bestätigen (SCHYVE et al. 1978).

Phenothiazine bewirken sehr selten eine Diurese: der Einfluß der Neuroleptika auf das antidiuretische Hormon konnte jedoch nicht nachgewiesen werden.

Störungen des Sexualverhaltens

Schizophrene Menschen sind in der Beziehung zu sich selbst und zu anderen Menschen gestört; somit ist auch die Sexualität als ein Bereich des Beziehungsverhaltens alteriert. Viele Schizophrene finden keinen Kontakt zu einem Partner und leben ohne regelmäßige sexuelle Aktivität. Sexuelle Dysfunktionen wie Anorgasmie, Anhedonie, Erektions- und Ejakulationsstörungen sind auch bei unbehandelten Kranken in Abhängigkeit der psychotischen Prozeßaktivität zu beobachten.

Aber auch als Folge der Neuroleptikamedikation sind präparateunabhängig (verschiedene) sexuelle Dysfunktionen bekannt geworden: Libidoverlust, Anorgasmie, Erektionsschwäche, Ejakulationsstörungen, Aspermie, Priapismus (MITCHELL et al. 1982, SEGRAVES 1989, SHADER 1970).

Auch wenn in der Literatur besonders chlorpromazin- und thioridazinbedingte Sexualverhaltensstörungen beschrieben werden, scheinen auch neuere antipsychotisch wirkende Substanzen mit diesen Nebenwirkungen behaftet zu sein.

Nach der Einführung der Neuroleptika hat sich die Fertilität schizophren Erkrankter insgesamt nicht verändert (COLLINS et al. 1986).

Neuroleptika in der Stillzeit

Ca. 65% der Serumkonzentration von Butyrophenonen erscheinen in der Muttermilch: während der Stillperiode sind sie somit zurückhaltend zu verabreichen. Phenothiazine treten nur in geringen Mengen in die Muttermilch ein. Hier sind somit Auswirkungen beim gestillten Neugeborenen im Sinne von Trinkstörungen und von Lethargie nicht zu erwarten.

Grundsätzlich sollte in der Stillzeit die Verabreichung psychotroper Pharmaka äußerst zurückhaltend betrieben werden (BUIST et al. 1990)

4.3.8 Hautstörungen

Unter neuroleptischer Behandlung kommen besonders allergische und lichtinduzierte Reaktionen vor. Erstere manifestieren sich als makulopapulöse Exantheme, als Erytheme oder als Urtikaria. Die einfachen allergischen Reaktionen treten gewöhnlich innerhalb der ersten zwei Behandlungsmonate auf; unter Chlorpromazingabe sind 5 bis 10% der Patienten betroffen. Ein Zusammenhang zur Dosishöhe besteht nicht. Unter symptomatischer Therapie klingen die einfachen allergischen Reaktionen auch bei Fortsetzung der Neuroleptikagaben ab. Besonders unter Phenothiazinbehandlungen sind auch **schwerwiegende lichtinduzierte Reaktionen** bekannt. Sonnenausgesetzte Hautareale röten sich rasch; nach langjähriger Behandlung mit Phenothiazinen stellen irreversible Pigmentstörungen ein ernstes Problem dar. Graue oder rötliche Pigmentationen an lichtexponierten Stellen sollen auch zu ophthalmologischer Abklärung Anlaß geben. Die erwähnten Pigmentationen treten bei ca. 1% der neuroleptikabehandelten Patienten auf. Es besteht eine Dosisabhängigkeit und eine besondere Betroffenheit des weiblichen Geschlechts. Ursächlich scheint eine vermehrte Ausschüttung des melanozytenstimulierenden Hormons zu sein. Da UV-Licht für den Effekt verantwortlich ist, sind Sonnenschutz und protektive Hautcremen prophylaktisch von Bedeutung.

4.3.9 Augenstörungen

Im Zusammenhang mit der Photosensibilisierung, aber auch unabhängig davon, kommen Trübungen von Cornea und Linse vor. Besonders niederpotente Neuroleptika wie Thioridazin (MARMOR 1990) scheinen das Auftreten einer Retinopathie zu begünstigen. Ursächlich für diese Störungen können verschiedene Metaboliten sein.

Während die Trübungen von Cornea und Linse nach dem Absetzen der Psychopharmaka sich spontan – wenngleich langsam – bessern, bestehen degenerative Schädigungen der Netzhaut fort. Diese sehr seltenen Neuroleptikafolgen legen doch ophthalmologischen Kontrollen nahe.

4.3.10 Entzugserscheinungen

Psychische Abhängigkeit und Toleranzphänomene sind bei Neuroleptika nicht bekannt. Beim abrupten Absetzen einer längerwährenden Therapie treten häufig vegetative Entzugserscheinungen wie Tachycardie, Hyperhidrosis, Kopfschmerzen, Schlafstörungen, Übelkeit, Erbrechen, Kollapsneigung auf (BATTEGAY et al. 1966, DILSAVER et al. 1988). Auch Rebound-Psychosen sind in der Literatur beschrieben (BORISON et al. 1988).

4.3.11 Mutagene bzw. teratogene Wirkungen

In der Schwangerschaft muß stets die Gefahr, die von der Grundkrankheit für die Mutter ausgeht, gegen mögliche pharmakogene Beeinträchtigungen des Kindes abgewogen werden.

Von der Mutter eingenommene Psychopharmaka wirken mit Bestimmtheit in jeder Phase der Schwangerschaft auf den menschlichen Keim ein. Art und Ausmaß der möglichen teratogenen Schädigung stehen in Abhängigkeit von Zeitpunkt und Dauer der psychopharmakologischen Einwirkung. Phenothiazine sind die am besten untersuchten Neuroleptika: in einer prospektiven Studie wurden über 50.000 Schwangere und deren Nachkommen untersucht: Die Gesamtrate der angeborenen Mißbildungen war bei der Kontrollgruppe und bei jenen Frauen, die während der ersten 4 Monate Phenothiazine eingenommen hatten, gleich. Ohne signifikante Unterschiede war auch in beiden Gruppen die perinatale Mortalitätsrate und das mittlere Geburtsgewicht der Kinder. Frauen, die Phenothiazine einnahmen, wiesen auch keine höhere Rate von Spontanaborten auf. Über eventuelle Gefährdungen durch andere Neuroleptika sind aufgrund zu kleiner Studien Aussagen nicht möglich (ELIA et al. 1987).

4.3.12 Plötzliche Todesfälle

Unerklärbare Todesfälle sind bei schizophrenen Patienten auch vor der psychopharmakologischen Ära beschrieben. Eine Zunahme plötzlicher Todesfälle unter Neuroleptika ist statistisch nicht gesichert (UNGVARI 1980). Bei den "sudden death"-Fällen scheint es sich um ein komplexes Geschehen zu handeln: neben einem spontanen Herzversagen und Asphyxie sind neuroleptikabedingte Herzrhythmusstörungen und – wie wir glauben – beim Vorliegen entsprechender Risikofaktoren auch ein neuroleptikainduziertes Apnoesyndrom verantwortlich zu machen.

4.3.13 Kontraindikationen

Eine "absolute" Kontraindikation liegt vor, wenn ein bestimmtes Medikament nicht verabreicht werden darf; dies betrifft Neuroleptika selten, ist aber dann der Fall, wenn Komplikationen von Seiten des hämatopoetischen Systems bestehen. Bei Neuroleptika sind vor allem "relative" Kontraindikationen zu beachten. Die Kontraindikationen für Neuroleptika ergeben sich durch deren Wirkungen an diversen Rezeptoren, durch

Überempfindlichkeitsreaktionen und durch pharmakogenetische Probleme.

Zu beachten ist die anticholinerge Wirkung auf die harnableitenden Wege bei Prostatahypertrophie und auf die Darmmotilität bei Stenosen im gastrointestinalen Bereich. Die sympatholytische Wirkung auf das Herzkreislaufsystem fordert vor allem bei bestehenden arteriosklerotischen Veränderungen aufgrund des hypotensiven Effekts und des alterierenden Einflusses auf den Herzrhythmus entsprechende Vorsichtsmaßnahmen.

Infolge der Erniedrigung der Krampfschwelle (ZACCARA et al. 1990) sollen Patienten, die unter zerebralen Krampfanfällen leiden, Neuroleptika – wenn überhaupt – in geringer Dosis verabreicht bekommen.

Da einzelne Neuroleptika mit dem Risiko von Agranulozytosen oder Panzytopenien belastet sind, dürfen bei Vorliegen einer Schädigung des hämopoetischen Systemes bestimmte Substanzklassen nicht verabreicht werden. Ob der schädigende Einfluß auf definierte Blutzellen auf immunologische oder pharmakogenetische Mechanismen (Entstehen toxischer Substanzen bei individuellen Metabolisierungswegen) zurückzuführen ist, muß im Detail erst geklärt werden.

Bei Patienten mit Morbus Parkinson kommt es besonders nach Verabreichung von hochpotenten Neuroleptika zu einer Verstärkung der Parkinsonsymptomatik .

4.3.14 Überdosierung – Intoxikation

Der Begriff der **Überdosierung** ist bei Neuroleptika auf Grund der großen therapeutischen Breite und der von vielen Autoren immer wieder beschriebenen Hochdosierungsversuche nur bedingt anzuwenden. Die Geschichte der Neuropsychopharmakologie ist die Geschichte der neuroleptischen Hoch- und Höchstdosierung. Obwohl bei Einführung des Chlorpromazins

Tabelle 4.3.6. Kontraindikationen von Neuroleptika

Absolute Kontraindikationen
Vorliegen von Komplikationen von Seiten des **hämatopoetischen** Systems

Relative Kontraindikationen
anticholinerge Wirkkomponente bei:
Glaukomgefahr
Prostatahypertrophie
Stenosen im Gastrointestinal-Bereich
hirnorganische Vorschädigung
sympatholytische Wirkkomponente bei:
Hypotension
Herzrhythmusstörungen
antidopaminerge Wirkkomponente:
Morbus Parkinson
Epilepsie
Senkung der **Krampfschwelle**
allergische Reaktionen

Dosen von 100 mg/die als ausreichend angesehen wurden, steigerten einzelne Anwender die Dosen rasch bis auf 5000 mg/die. Auf ähnliche Weise kamen bis zu 1500 mg/Tag Fluphenazin oder 200 mg/Tag Haloperidol zur Anwendung.

Kontrollierten Studien zufolge liegen die Erfolgszahlen der neuroleptischen Therapie zwischen 60% und 80%. Die therapeutische Effizienz zu steigern, wird als das Anliegen der neuroleptischen "Hochdosierung" angegeben. Kontrollierte Studien weisen jedoch darauf hin, daß besonders im Akutbereich Dosen von 250 mg Fluphenazin Dosen von 30 mg Fluphenazin nicht überlegen sind (PLATZ und HINTERHUBER 1981). Jede Hochdosierung steigert die Gefahr der Spätfolgen (tardive Dyskinesien) und ist somit nur einer strengen Indikationsstellung vorbehalten.

Intoxikationen: Da Patienten, die mit Psychopharmaka behandelt werden, per se eine selbstmordgefährdete Gruppe darstellen, kommen Intoxikationen mit Neuroleptika relativ häufig vor. Diese sind weniger wegen der atemdepressiven Wirkung, sondern wegen der – je nach Substanz variierenden – parasympatholytischen bzw. sympatholytischen Wirkung auf das Herz-Kreislaufsystem gefährlich. Dies äußert sich primär in Herzrhythmusstörungen und in einer Kreislauflabilisierung, die bis zum Schock führen kann. Die durch die anticholinerge Wirkung hervorgerufenen Komplikationen lassen sich durch Parasympathomimetika (Carbachol, Neostigmin) antagonisieren. Die Antagonisierung der sympatholytischen Wirkung durch Katecholamine ist wegen der Steigerung der Herzrhythmusstörungen obsolet.

Vergiftungen, die durch Neuroleptika allein hervorgerufen werden, sind relativ leicht beherrschbar; meistens wurden jedoch von den Patienten noch andere Medikamente eingenommen. Aufgrund der additiven Wirkung im Bereich des Kreislaufsystems und der atemdepressiven Eigenschaft vieler anderer Psychopharmaka kann es zu ernsten, oft tödlichen Verläufen kommen.

Die Therapie der Herzrhythmusstörungen erfolgt mit Antiarhythmika; Schockzustände sollten möglichst nicht mit Katecholaminen, sondern durch Volumensubstitution therapiert werden.

Ein wichtiger Punkt jeder Intoxikationsbehandlung ist der Versuch, Medikamentenreste, die sich noch im Magen-Darmtrakt befinden, der Resorption zu entziehen. Dies gelingt am besten durch Magenspülung beziehungsweise durch Carbo medicinalis; Medikamentenreste, die sich noch im Magen befinden, sind dadurch problemlos zu entfernen. Die Absorptionswirkung durch Aktivkohle sollte nicht unterschätzt werden: die von 1 g Aktivkohle bereitgestellte Absorptionsoberfläche entspricht ca. 1000 m². Da aufgrund der Darmatonie (parasympatholytische Wirkung) die im Dünndarm befindlichen Substanzmengen besonders gut resorbiert werden, sollte Carbo medicinalis auch in den Dünndarm instilliert werden. Wegen der ausgeprägten Proteinbindung sind bereits resorbierte Neuroleptika einer pharmakokinetischen Beeinflussung durch Hämoperfusion oder forcierte Diurese nicht mehr zugänglich.

Literatur

AMSLER H A , TEERENHOVI I , BARTH E , HARJULA K , VUOPIO P (1977) Agranulocytosis in patients treated with clozapine. Acta Psychiatr Scand 56: 241–248

BARNES TRE, KIDGER T, GORE SM (1983) Tardive dyskinesia: a 3-year follow-up study. Psychol Med 13: 71–81

BARNES TRE (1989) A rating scale for drug induced akathisia. Br J Psychiatry 154: 672–676

BARTELS M, HEIDE K, MANN K, SCHIED HW (1987) Treatment of akathisia with lorazepam: an open clinical trial. Pharmacopsychiatry 20: 51–53

BATTEGAY R (1966) Entziehungserscheinungen nach abruptem Absetzen von Neuroleptika als Kriterien zu ihrer Differenzierung. Nervenarzt 37: 552–556

BAUER D , GAERTNER HJ (1983) Wirkungen der Neuroleptika auf die Leberfunktion, das blutbildende System, den Blutdruck und die Temperaturregulation. Pharmacopsychiatry 16: 23–29

BÖKER W, BRENNER HD, ALBERTI L (1982) Untersuchung subjektiver Neuroleptikawirkungen bei Schizophrenen. Therapiewoche 32: 3411-3416

BORISON RL, DIAMOND BI, SINHA D, GUPTA RP, AJIBOYE PA (1988) Clozapine withdrawal rebound psychosis. Psychopharmacol Bull 24: 260–263

BRENNER I, RHEUBAN WJ (1978) The catatonic dilemma. Am J Psychiatry 135: 1242–1243

BRENNER HD, BÖKER W, RUI C (1986) Subjektive Neuroleptikawirkung bei Schizophrenen und ihre Bedeutung für die Therapie. In: HINTERHUBER H, SCHUBERT H , KULHANEK F (Hrsg) Seiteneffekte und Störwirkungen der Psychopharmaka. Schattauer, Stuttgart, S 97–107

BUIST A, NORMAN TR, DENNERSTEIN L (1990) Breastfeeding and the use of psychotropic medication: a review. J Affect Dis 19: 197–206

CAMPBELL M, COHEN IL (1981) Psychotropic drugs in child psychiatry. In: VAN PRAAG H et al. (eds) Handbook of biological psychiatry, part IV. Marcel Dekker, New York Basel, pp 215–241

CHOUINARD G, JONES BD (1980) Neuroleptic-induced supersensitivity psychosis: clinical and pharmacologic characteristics. Am J Psychiatry 137: 16–21

COLLINS AC, KELLNER R (1986) Neuroleptics and sexual functioning. Integr Psychiatry 4: 96

DILSAVER SC, ALESSI NE (1988) Antipsychotic withdrawal symptoms: phenomenology and pathophysiology. Acta Psychiatr Scand 77: 241–246

DI MASCIO A, SHADER RI, GILLER DR (1970) Behavioral toxicity, part III. Perceptual-cognitive functions, part IV. Emotional (mood) states. In: SHADER RJ, DI MASCIO A (eds) Williams and Wilkins, Baltimore, pp 132–141

ELIA J , KATZ IR, SIMPSON GM (1987) Teratogenicity of psychotherapeutic medications. Psychopharmacol Bull 23: 531–586

FLEISCHHACKER WW, BERGMANN KJ, PEROVICH P, PESTREICH LK, BORENSTEIN M, LIEBERMANN MA, KANE JM (1989) The Hillside Akathisia Scale – a new rating instrument for neuroleptic-induced akathisia. Psychopharmacol Bull 25: 222–226

FLEISCHHACKER WW, UNTERWEGER B, KANE JM, HINTERHUBER H (1990) The neuroleptic malignant syndrome and its differentiation from lethal catatonia. Acta Psychiatr Scand 81: 3–4

GAERTNER HJ, HÖRNER W, BARTELS M (1983) Katatoniforme Symptome als Nebenwirkung neuroleptischer Behandlung. Nervenarzt 54: 250–254

GARDOS G, COLE JO, SALOMON M, SCHNIEBOLOK S (1987) Clinical forms of severe tardive dyskinesia. Am J Psychiatry 144: 895–902

GERLACH J, JORGENSEN EO, PEACOCK L (1989) Long-term experience with clozapine in Denmark: research and clinical practice. Psychopharmacology 99: S92-S96

GOODALL E, OXTOBY C, RICHARDS R, WATKINSON G, BROWN G, SILVERSTONE T (1988) A clinical trial af the efficacy and acceptability of D-Fenfluramine in the treatment of neuroleptic induced obesity. Br J Psychiatry l53: 208

GUALTIERI CT, QUADE D, HICKS RE, MAYO JP, SCHROEDER SR (1984) Tardive dyskinesia and other clinical consequences of neuroleptic treatment in children and adolescents. Am J Psychiatry 141: 20–23

HELMCHEN H, HIPPIUS H (1967) Depressive Syndrome im Verlauf neuroleptischer Therapie. Nervenarzt 38: 455-461

HINTERHUBER H, KRYSPIN-EXNER K, MEISE U, SCHWITZER J (1986) Beeinflussung des Eßverhaltens durch psychiatrische Erkrankungen und deren Therapien. Neuropsychiatrie 1: 8–12

HINTERHUBER H, HACKENBERG B (1986) Neuroleptische Turbulenzphasen. In: HINTERHUBER H, SCHUBERT H, KULHANEK F (Hrsg) Seiteneffekte und Störwirkungen der Psychopharmaka. Schattauer, Stuttgart, S 49–56

HIRSCH SR, KNIGHTS A (1982) Gibt es die pharmakogene Depression wirklich? Beweismaterial aus zwei prospektiven Untersuchungen. In: KRYSPIN-EXNER K, HINTERHUBER H, SCHUBERT H (Hrsg) Ergebnisse der psychiatrischen Therapieforschung. Schattauer, Stuttgart, S 249–247

HOGAN TM, AWAD AG, EASTWOOD RA (1983) A self-report scale predictive of drug compliance in schizophrenics: reliability and discriminative validity. Psychol Med 13: 177-179

HUMMER M, KURZ M, BARNAS C, HINTERHUBER H, FLEISCHHACKER WW (1991) First analysis of a prospective clozapine drug monitoring-study. Biol Psychiatry 29: 671

KANE JM, SMITH J (1982) Tardive dyskinesia: prevalence and risk faktors, 1959–1979. Arch Gen Psychiatry 39: 473–481

KRUPP P, BARNES P (1989) Leponex-associated granulocytopenia: a review of the situation. Psychopharmacology 99: S 118–121

LEVENSON JL (1983) Neuroleptic malignant syndrome. Am J Psychiatry 142: 1137–1145

LEW TY, TOLLEFSON G (1983) Chlorpromazine-induced neuroleptic malignant syndrome and its response to diazepam. Biol Psychiatry 18: 1441–1446

LIEBERMANN JA, CELESTE AJ, KANE JM, RAI K, PISCIOTTA AV, SALTZ BL, HOWARD A (1988) Clozapine-induced agranulocytosis: non-cross-reactivity with other psychotropic drugs. J Clin Psychiatry 49: 271–277

MARDER SR, SWANN E, WINSLADE WJ, VAN PUTTEN T, CHIEN CP, WILKINS J (1984) A study of medication refusal by involuntary psychiatric patients. Hosp Community Psychiatry 35: 735-741

MARMOR MF (1990) Is thioridazine retinopathy progressive? Relationship of pigmentary changes to visual function. Br J Ophthalmol 74: 739–742

MARSDEN CD, TARSY D, BALDESSARINI RJ (1975) Spontaneous and druginduced movement disorders in psychotic patients. In: BENSON DF, BLUMER D (eds) Psychiatric aspects of neurological disease. Grune & Stratton, New York San Francisco London, pp 219–266

MILLER CH, FLEISCHHACKER WW, EHRMANN H, KANE JM (1990) Treatment of neuroleptic induced akathisia with the 5-HT2 antagonist ritanserin. Psychopharmacol Bull 26: 373–376

MITCHELL JE, POPKIN MK (1982) Antipsychotic drug therapy and sexual dysfunction in men. Am J Psychiatry 139: 633–637

MÜLLER H, BATTEGAY R, GEHRING A (1969) Die orthostatische Hypotonie als vegetative Begleiterscheinung der Therapie mit Neuroleptika und deren medikamentöse Kompensationsversuche. Schweiz Arch Neurol Neurochir Psychiatr 104: 365–387

MÜLLER-OERLINGHAUSEN B, PASSOTH PM, POSER W, SCHLECHT W (1984) Zum Einfluß langfristiger Behandlung mit Neuroleptika oder Lithiumsalzen auf den Kohlehydratstoffwechsel. Arzneimittelforschung 55: 43–45

OWENS DGC, JOHNSTONE EC, FRITH C (1982) Spontaneous involuntary disorders of movement. Arch Gen Psychiatry 39: 452–461

PIESCHL D, KALTENBACH M, KOBER G, MARKERT F, KULHANEK F (1986) Ergebnisse psychiatrisch-kardiologischer Untersuchungen zur Kardiotoxizität von Psychopharmaka. In: HINTERHUBER H, SCHUBERT H, KULHANEK F (Hrsg) Seiteneffekte und Störwirkungen der Psychopharmaka. Schattauer, Stuttgart, S 17–28

PILO L (1990) Neuroleptic malignant syndrome in organic brain disease and physical illness. Singapore Med J 31: 311–313

PLATZ T, HINTERHUBER H (1984) Zur Frage der Gefäßschädigung bei intravenöser Infusionstherapie mit hochpotenten Neuroleptika. Nervenarzt 55: 46–50

PLATZ T, HINTERHUBER H (1981) Die hochdosierte Neuroleptikatherapie. Pharmacopsychiatry 14: 141–147

SCHMIDT LG, GROHMANN R (1990) Neuroleptikanebenwirkungen – Ein Überblick. In: HEINRICH K (Hrsg) Leitlinien neuroleptischer Therapie. Springer, Berlin Heidelberg New York Tokyo

SCHRÖDER J, LINGE C, WÄHNER A (1988) Zur Differentialdiagnose der malignen Hyperthermie, der febrilen Katatonie und des neuroleptischen malignen Syndroms. Fortschr Neurol Psychiatr 56: 97–101

SCHWALB H, ECKMANN F, BRÜNINGHAUS H (1981) Psychopharmaka und kardiale Risikofaktoren. Nervenarzt 52: 549–553

SCHYVE PM, SMITHLINE F, MELTZER HY (1978) Neuroleptic-induced prolactin level elevation and breast cancer: an emerging clinical issue. Arch Gen Psychiatry 35: 1291–1301

SEGRAVES RT (1989) Effects of psychotropic drugs on human erection and ejaculation. Arch Gen Psychiatry 46: 275–284

SHADER RI (1970) Male sexual function. In: SHADER RI, DI MASCIO A (eds) Psychotropic drug side effects. Williams & Wilkins, Baltimore, pp 63–71

SINGH MM, KAY SR (1979) Dysphoric response to neuroleptic treatment in schizophrenia: its relationship to autonomic arousal and prognosis. Biol Psychiatry 14: 277

SPIESS-KIEFER V, HIPPIUS H (1986) Malignes neuroleptisches Syndrom und maligne Hyperthermie – ein Vergleich. Fortschr Neurol Psychiatr 54: 158–170

STACHER A, GROHS H (1973) Hämatopoetisches System. In: KUEMMERLE HP, GOOSSENS N (Hrsg) Klinik und Therapie der Nebenwirkungen. Thieme, Stuttgart

SULMAN FG, GIVANT Y (1980) Endocrine effects of neuroleptics In: HOFFMEISTER F, STILLE G (eds) Handbook of experimental pharmacology, vol 55/I. Springer, Berlin Heidelberg New York, pp 337–348

TOENIESSEN LM, CASEY DE, MC FARLAND BM (1985) Tardive dyskinesia in the aged: duration of treatment relationships. Arch Gen Psychiatry 42: 278–284

TUNE L, COYLE JT (1981) Acute extrapyramidal side effects: serum levels of neuroleptics and anticholinergics. Psychopharmacology 75: 9–15

UNGVARI G (1980) Neuroleptic-related sudden death. Pharmacopsychiatry 13: 29–34

VAN PUTTEN T, MAY PRA, MARDER SR (1984) Response to antipsychotic medication: the doctor's and the consumer's view. Am J Psychiatry 141: 16–20

VARGA E, SUGERMAN AA, VARGA V, ZOMORODI A, ZOMORODI W, MENKEN M (1982) Prevalence of spontaneous oral dyskinesia in the elderly. Am J Psychiatry 139: 329–331

WADDINGTON JL (1990) Faktoren der Vulnerabilität für Bewegungsstörungen (Spätdyskinesien) bei der Schizophrenie. In: HINTERHUBER H, KULHANEK F, FLEISCHHACKER WW (Hrsg) Kombination therapeutischer Strategien bei schizophrenen Erkrankungen. Vieweg, Wiesbaden, S 194–200

WASTEL R, GROHMANN R, RÜTHER E (1986) Frequency of increased serum liverenzyme levels under treatment with neuroleptics. Pharmacopsychiatry 19: 290–291

WORLD HEALTH ORGANIZATION (1990) Prophylactic use of anticholinergics in patients on long-term neuroleptic treatment. Br J Psychiatry 156: 412

ZACCARA G, MUSCAS GC, MESSORI A (1990) Clinical features, pathogenesis and management of drug-induced seizures. Drug Saf 5: 109–151

Neuro-Psychopharmaka, Bd. 4
Riederer P. / Laux G. / Pöldinger W. (Hrsg.)
© Springer-Verlag Wien 1992

4.4   Interaktionen

H. Hinterhuber und Ch. Haring

Bei gleichzeitiger Verabreichung mehrerer Medikamente ist die Vorhersehbarkeit der pharmakologischen Interaktionen sehr schwierig, oft sogar unmöglich. Die gegenseitige Beeinflussung medikamentöser Wirkungen kann auf verschiedenen Ebenen der Pharmakokinetik (Resorption, Metabolisierung, Exkretion) und der Pharmakodynamik (agonistische oder antagonistische Wirkungen an Rezeptoren) stattfinden (CIRAULO et al. 1989). Eine Beeinflussung pharmakologischer Faktoren kann aber nicht nur durch andere Medikamente, sondern auch durch Genuß- (Nikotin, Tee, Kaffee) und Nahrungsmittel (Milchprodukte) bedingt sein. In den allermeisten Fällen kommen mehrere Mechanismen der Wirkungsbeeinflussung in Betracht; diese werden umso komplizierter, je mehr Medikamente interagieren. Neuroleptika entwickeln interindividuell stark unterschiedliche Plasmaspiegel; diese beträchtlichen Schwankungen (HARING et al. 1989) sind zum Teil durch die jeweilige Co-Medikation bedingt. In Fällen, in denen derartige Interaktionen bekannt sind, kann auf ein lückenloses Plasmaspiegel-Monitoring nicht verzichtet werden.

Interaktionen sollten vom verschreibenden Arzt immer beachtet werden: in der Psychopharmakotherapie ist eine Polypragmasie möglichst zu vermeiden und eine Monotherapie anzustreben. Je größer das Wissen des Arztes um wichtige Wechselwirkungen und deren Mechanismus ist, umso häufiger können unerwünschte Arzneimittelwirkungen verhütet werden (SIEBERNS 1990).

4.4.1 *Pharmakokinetische Interaktionen*

Absorption

Enzymatische Veränderungen innerhalb der Darmmucosa können die Resorptionsbedingungen verändern: so führen MAO-Hemmer duch Inhibition der Monoaminoxidase in der Darmschleimhaut zu einer gesteigerten Resorption von Tyramin, einem indirekten Sympathomimetikum. Marihuana kann durch Reduktion der Darmmotilität zu einer verlängerten Resorption und somit zu einer gesteigerten Verfügbarkeit einer Substanz führen.

Metabolisierung

Unter Metabolisierung versteht man eine meist enzymatisch unterstützte Biotransformation einer Substanz in eine andere. Medikamente, die primär über die Leber ausgeschieden werden, werden bereits bei ihrer ersten Leberpassage zu einem großen Prozentsatz metabolisiert (First-pass-Effekt). Wird das hepatische Enzymsystem durch bestimmte Substanzen beeinflußt (**Enzyminhibition** oder **Enzyminduktion**), so resultiert daraus eine veränderte Bioverfügbarkeit. Typische Enzyminduktoren sind Barbiturate und Alkohol. Auch Einflüsse auf die Leberperfusion können erhebliche Änderungen der Bioverfügbarkeit bewirken.

Exkretion

Die renale Exkretion einer Substanz ist bedingt durch die glomeruläre Filtration, die tubuläre Sekretion und die tubuläre Resorption. Bei renalen Dysfunktionen muß auch an eine veränderte Medikamentenausscheidung gedacht werden. Medikamente, die zu einer Veränderung des Harn-pH-Wertes führen, können zu einer gesteigerten oder reduzierten renalen Clearance bestimmter Pharmaka Anlaß geben.

4.4.2 Pharmakodynamische Interaktionen

Pharmakodynamische Interaktionen ergeben sich, wenn mehrere Substanzen an einem Rezeptor oder an funktionell interagierenden Orten zur Wirkung gelangen. Durch diese Interaktion kann es entweder zu einem Synergismus oder zu einem Antagonismus der Wirkung kommen. Die bekannteste synergistische Interaktion im zentralen Nervensystem ist die potenzierende Wirkung sedierender Pharmaka; als Beispiel für eine antagonistische Interaktion kann der Effekt von Levodopa auf die antipsychotische Wirkung von Neuroleptika herangezogen werden. In der in Anlehnung an Sieberns (SIEBERNS 1990) erstellten Tabelle 4.4.1 findet sich die Auflistung der wichtigsten Interaktionen.

Genuß- und Nahrungsmittel

Tee, Kaffee aber auch Milch und diverse Fruchtsäfte binden Neuroleptika im Magen-Darmtrakt, sodaß diese nur beschränkt resorbiert werden können. Nikotingenuß führt ebenso zu reduzierten Plasmaspiegeln von Neuroleptika (HARING et al. 1990). Der Mechanismus, der diesem Effekt zugrunde liegt, ist noch nicht ausreichend geklärt: wahrscheinlich dürfte jedoch eine gesteigerte Elimination durch Enzyminduktion ursächlich sein.

Anticholinergika

Anticholinergika werden häufig zur Prophylaxe bzw. zur Therapie des neuroleptikainduzierten Parkinsonoides verabreicht. Ob Anticholinergika neben der Reduktion des Parkinsonoides auch die antipsychotische Potenz verabreichter Neuroleptika reduzieren, wird noch kontroversiell diskutiert. Der Mechanismus dieser Interaktion dürfte primär pharmakodynamischer Natur sein. Das dopaminerge System steht mit dem cholinergen in enger Verbindung: die Hemmung des einen Systems führt in Sinne einer Gleichgewichtseinstellung zur Überfunktion des anderen. Dies erklärt einerseits die Entstehung des neuroleptikainduzierten Parkinsonoids, andererseits die Reduktion der antipsychotischen Wirkungen durch Anticholinergika.

Besonders zu beachten ist, daß viele Psychopharmaka (Trizyklika, Clozapin) eine anticholinerge Wirkung entfalten. Bei Kombination solcher Substanzen kann es zu Bewußtseinsbeeinträchtigungen und Erregungszustanden bis zu deliranten Zustandsbildern kommen (anticholinerges Delir). Auch auf eine mögliche Steigerung des Augeninnendruckes (Glaukom) ist bei Medikamenten mit einer anticholinergen Wirkungskomponente zu achten.

Auf pharmakokinetische Ebene können Anticholinergika durch Steigerung der Darmmotilität die Passagezeit von Pharmaka reduzieren und dadurch die Absorption herabsetzen. Diese Fakten lassen – wie bereits erwähnt – eine prophylaktische Verabreichung von Anticholinergika obsolet erscheinen.

Antidepressiva

Beim Vorliegen einer Indikation für eine kombinierte Verabreichung von Antidepressiva und Neuroleptika ist darauf hinzuweisen, daß es zur Plasmaspiegelsteigerung beider Substanzklassen bis zu toxischen Erscheinungen kommen kann. Der Mechanismus ist primär pharmakokinetischer Natur

(Enzyminhibition), wobei auch pharmakodynamische Interaktionen nicht unbedeu-
tend zu sein scheinen.

Benzodiazepine

Benzodiazepine und Neuroleptika sind in
ihrer sedierenden Wirkung synergistisch.
Eine direkte antipsychotische Wirksamkeit
der Benzodiazepine ist fraglich, die dämpfende bzw. anxiolytische Komponente
wirkt sich jedoch sekundär günstig auf das
psychotische Geschehen aus: die positive
Beeinflussung der antipsychotischen Wirkung kann unter Umständen eine Dosisreduktion ermöglichen. Bisher konnten keine

Einflüsse von Benzodiazepinen auf Resorption, Metabolismus und Exkretion der Neuroleptika nachgewiesen werden.

Carbamazepin

Carbamazepin kann durch eine Steigerung
der Metabolisierungsrate die Plasmaspiegel
von Neuroleptika reduzieren (siehe Tabelle
4.4.1): dies ist deshalb wichtig, da in bestimmten Indikationen eine Kombina-
tiontherapie durchaus sinnvoll erscheint.
Eine pharmakodynamische Interaktion
scheint wahrscheinlich, ist jedoch wissenschaftlich noch nicht belegt.

Tabelle 4.4.1. Interaktionen (mod. nach SIEBERNS 1990)

Substanz	Interaktion mit	Art	Anmerkung
Neuroleptika	Carbamazepin		Delir
	Calmodulin	Hemmung der Aktivität von Calmodulin	
	L-Dopa	Verdrängung am Rezeptor	Wirkungsaufhebung
	Propranolol	Hemmung d. Metabolismus beider Substanzen	Zunahme der Wirkungen
	Lithium		Neurotoxizität, Nieren-funktionsstörungen
	Amphetamin Methylphenidat Cannabis Cocain Phencyclidin	Konkurrieren am Rezept. (?)	Wirkungsreduktion
	Anticholinergika	Atropinart. Toxizität	Blasenaton. Ileus Hyperthermie
	Guanethidin α-Metyldopa Minoxidil	a) Periph. sympatholyt.	Orthost. RR Abfall
	Hydralazin Bethanidin	b) Stimulation der α-adrenergen Rezeptoren	Wirkungsaufhebung
	Barbiturate Gluthetimid Rifampicin Doxycyclin Griseofulvin Vitamin C Rauchen	Enzyminduktion	Verkürzte HWZ

Lithium

Unter der Kombinationstherapie von Lithium und Neuroleptika wurden ausgeprägte enzephalopathisch-neurotoxische Symptome beschrieben. Es scheint zwei Typen der Interaktion zu geben: die häufigere, reversible Form geht mit Delirien, Anfällen und EEG-Veränderungen einher, sie tritt meist in Kombination mit Phenothiazinen auf. Der zweite, maligne Typ, ist durch hohes Fieber, ausgeprägte Rigidität, Stupor, Dysarthrie, Mutismus, oral-lingual-buccal akzentuierte Dyskinesien und mild ausgeprägte EEG-Veränderungen gekennzeichnet (Ciraulo

(Tabelle 4.4.1. Fortsetzung)

Substanz	Interaktion mit	Art	Anmerkung
Phenothiazine Thioxanthene Butyrophenone	Fruchtsäfte Tee, Kaffee, Milch Cholesterin, Tierkohle, Pektin Antazida	Ausfällen in Form schwer löslicher Komplexe	Reduzierte Plasmaspiegel
Phenothiazine Thioxanthene Butyrophenone	Sedativa Analgetika Tranquilizer Antihistaminika Alkohol Narkotika Morphium Opioide	Additive oder potenzierende Wirkung	Verstärkung der Sedierung
Phenothiazine	Trizyklische Antidepressiva Enfluran Isofluren Piperazin	Hemmung des mikrosomalen Abbaus	Verstärkung der Wirkung der AD Hypotension Verstärkung der konvulsiven Nebenwirkungen und extrapyramidal-motorischen Symptome
	Propranolol	Hemmung des Abbaus	Wirkungsverstärkung von Propranolol und Hydantoin
	Hydantoin Antikoagulantien Insulin Orale Antidiabet. Digitalis	Enymhemmung Hemmung d. Insulinfreis. aus β–Zellen Chinidinart. Wirkung	Wirkungsst. Zu beacht. bei Diabet. Aufhebung d. inotropen Wirkung
Flupentixol Butyrophenone Haloperidol Haloperidol Chlorpromazin	Valproinsäure Antikoagulantien Indometazin Carbamazepin Cimetidin Alkohol- dehydrogenase Diphenylhydantoin	Enzyminduktion Enzyminduktion Verminderte Absorption (?) Verlängerung der HWZ von Alkohol Enzymhemmung	Reduzierte Plasmaspiegel Wirkungsreduktion Müdigkeit Konfusion Reduzierte Plasmaspiegel Reduzierte Plasmaspiegel Erhöhte Plasmakonz. von D.

et al. 1989). Trotz der oben beschriebenen Beobachtungen neurotoxisch ausgelöster Phänomene muß festgehalten werden, daß sich die Kombinationstherapie von Lithium mit Neuroleptika bei der Behandlung manischer Zustandsbilder klinisch oft bewährt. Regelmäßige EEG-Kontrollen sind jedoch angezeigt.

Betablocker

Betablocker gewinnen bei der Behandlung der Akathisie zunehmend an Bedeutung; die dabei auftretenden, möglichen Komplikationen sind aber zu beachten. Genauer untersucht ist die Interaktion zwischen Pro-

pranolol und verschiedenen Neuroleptika: die wichtigste Nebenwirkung, die sich durch die kombinierte Verabreichung ergibt, ist die hypotone Krise. Die Kombination von Betablockern und Neuroleptika hat möglicherweise auch einen positiven Einfluß auf die Psychopathologie im Sinne einer antipsychotischen Wirkung. Der Mechanismus ist einerseits pharmakokinetisch (beide Substanzgruppen zeigen – kombiniert verabreicht – höhere Plasma-Spiegel), andererseits pharmakodynamisch (beide Substanzen haben hypotensive Effekte) erklärbar.

Literatur

CIRAULO DA, SHADER RI, GREENBLATT J, CREELMAN W (1989) Drug interactions in psychiatry. Williams and Wilkins, Baltimore

HARING C, MEISE U, HUMPEL C, SARIA A, FLEISCHHACKER WW, HINTERHUBER H (1989) Dose-related plasma levels of clozapine: influence of smoking behaviour, sex and age. Psychopharmacology 99: S 38-S40

HARING C, FLEISCHHACKER WW, SCHETT P, HUMPEL C,

BARNAS C, SARIA A (1990) Influence of patient-related variables on clozapine plasma levels. Am J Psychiatry 147: 1471–1475

SIEBERNS S (1990) Neuroleptika-Interaktionen mit anderen Arzneimitteln. In: MÜLLER-OERLINGHAUSEN B, MÖLLER JH, RÜTHER E (Hrsg) Thioxanthene in der neuroleptischen Behandlung. Springer, Berlin Heidelberg New York Tokyo, S 34–45

Neuro-Psychopharmaka, Bd. 4
Riederer P. / Laux G. / Pöldinger W. (Hrsg.)
© Springer-Verlag Wien 1992

4.5 Kontrolluntersuchungen bei neuroleptischer Therapie

P. König

Grundsätzlich ist festzustellen, daß monotherapeutische Anwendung bzw. Verschreibung von Neuroleptika die wünschenswerte Vorgangsweise darstellt (CARPENTER et al. 1987). In der Praxis ist diese Vorgangsweise allerdings nicht immer möglich (MÜLLER-SPAHN et al. 1990), man sollte sich jedoch im Interesse der Vermeidung möglicher Potenzierungen von Nebenwirkungen, einer eventuellen Enzyminduktion und letztlich aus Kostengründen um die Einhaltung einer Monotherapie bemühen. Dort wo Kombinationen mit anderen Neuroleptika oder Psychopharmaka notwendig sind, muß die Möglichkeit von Interaktionen stets genau abgewogen werden (MÜLLER-OERLINGHAUSEN et al. 1989), wie auch in Bd. 1 oder Kap. 4.4. ausgeführt wird. Gleiches gilt für die Kombination mit anderen Medikamenten, was besonders bei der Langzeittherapie mit Neuroleptika wegen der Wahrscheinlichkeit des Auftretens interkurrenter Erkrankungen in die Therapieplanung und in die ausführliche Information des Patienten und seiner Angehörigen, des Hausarztes und anderer Betreuungspersonen aufgenommen werden muß.

Es ist zwischen Untersuchungen, die **vor der Einstellung** auf ein Neuroleptikum erfolgen sollten, **Kontrolluntersuchungen**, die den Verlauf begleiten, und **speziellen (Zusatz-) Untersuchungen**, die durch besondere Umstände notwendig werden, zu unterscheiden. Die Herstellerfirmen geben für Langzeittherapien sogenannte Therapie-

oder Patientenpässe, wie sie sich auch in anderen Arten der chronischen Therapie bewährt haben, ab. Für Arzt wie Patient wird damit ein rascher Überblick über Therapieverlauf, Medikament und Dosierung, Befunde und Termine möglich.

4.5.1 Untersuchungen vor der Einstellung auf Neuroleptika

Grundlegende Voraussetzungen dazu liefern der fachgerecht erhobene und dokumentierte psychopathologische, neurologische und allgemeinmedizinische Status, je nach möglichen Komplikationswahrscheinlichkeiten ergänzt durch spezielle Befunde und Untersuchungen, wie z. B. Augendruckmessung, radiologische Befundung oder Schwangerschaftsnachweis. Zusätzlich sind folgende Befunderhebungen geboten:

Hämatologie

Blutbild wie Differentialblutbild sind grundsätzlich zu fordern, da verschiedene Formen von Blutdyskrasien unter Neuroleptika auch schon relativ früh beschrieben wurden (Zusammenfassung bei ANGST und DINKELKAMP 1974). Bei Patienten mit bekannten Störungen der Hämatopoese, Patienten in Kombinationstherapie mit Medikamenten die Auswirkungen auf das hämatopoetische System zeigen, bei seltenen Einzelfällen unter unumgänglicher, fortlaufender neuroleptischer Hochdosierung, bei Clozapinbe-handlung und Therapie mit trizyklischen Neuroleptika sind zusätzlich Thrombozy-tenkontrollen erforderlich. Bei besonders disponierten Personen ist wegen möglicher Leberfunktionsstörung, aber auch wegen deren Neigung zu thrombembolischen Komplikationen, die Kontrolle der Blutge-rinnung angezeigt.

Blutchemie
Kontrolle der Leberenzyme, des Bilirubin, der alkalischen Phosphatase, von Kreatinin, Harnstoff, Cholesterin und Blutzucker, sind wegen möglicher neuroleptischer Seitenef-fekte auf die jeweiligen Organe bzw. Stoff-wechselabläufe notwendig.

Physikalisch/elektrophysiologisch
Gewicht, Blutdruck, EKG und EEG sollten schon bei Behandlungsbeginn dokumen-tiert sein; die möglichen Gewichtszunah-men sind für manche Patienten ein schwie-riges psychologisches Problem, das Aus-gangsgewicht daher oft wesentlich. Neben-wirkungen auf das kardio-vaskuläre System sind bei den Substanzen mit deutlich an-ticholinerger Komponente, bei längerdau-ernder Behandlung, höherer Dosierung und älteren Patienten wahrscheinlicher (PIESCHL et al. 1986). Auf die Senkung der zerebralen Krampfschwelle durch Neuro-leptika wird nochmals hingewiesen.

4.5.2 Kontrolluntersuchungen

Sie sind üblicherweise im ersten Behand-lungshalbjahr monatlich, dann in 3- oder 6-monatigen Abständen, je nach Untersu-chung durchzuführen, außer es handelt sich um Angehörige einer Patientengruppe mit spezifischer Vulnerabilität. Die möglichen Störwirkungen der Neuroleptika sind bei längerer Anwendung zu erweitern durch Auswirkungen auf das Endokrinium; die bekannte Hyperprolaktinämie kann gele-gentlich Untersuchungen der Brustdrüse notwendig machen. Auch sind Veränderun-gen der Haut und des Pigmentsystems sowie von Hornhaut und Augenlinse wie auch der Retina bekannt (BALDESSARINI 1990). Obwohl diese Komplikationen selten sind, machen sie gegebenenfalls die fachspezifische Un-tersuchung und Befundung notwendig. Zeitweise stellt die neuroleptisch induzierte Gewichtszunahme für die Betroffenen ein besonderes psychologisches Problem dar, das sich wie andere Neuroleptikawirkungen nachteilig auf die Compliance der Patienten auswirkt (MARDER et al. 1984). Deshalb sollte zumindest die Kontrolluntersuchung Anlaß zur Besprechung der Befunde und Ermutigung zur Fortführung der Therapie oder Wiedererarbeitung der Motivation geben.

In der folgenden Tabelle werden die not-wendigen Vorsichtsmaßnahmen und Unter-suchungen bei Clozapin-Therapie beson-ders hervorgehoben: Die Erzeugerfirma empfiehlt keine gleichzeitige Gabe anderer potentiell blutbildschädigender Medika-mente (z. B. Analgetika, pyrazolonartige Antipyretika, Chloramphenicol), Ausschluß von Patienten mit anamnestischen Störun-gen des weißen Blutbildes und Restriktion der Anwendung von Clozapin auf sonst therapieresistente schizophrene Patienten oder solche, die auf konventionelle Neuro-leptika mit schweren oder behindernden Nebenwirkungen reagieren. Möglicherwei-se ist bei Patienten mit viralen Atemwegsin-fekten ("Grippe") eine besondere Vulner-abilität gegeben, gerade diese Patienten-gruppe greift jedenfalls rasch und oft ohne ärztliche Kontrolle zu potentiell gefährlich interaktiven "Grippemitteln". Dies erfordert eine besonders umfassende Aufklärung.

Tabelle 4.5.1. Übersicht notwendiger Untersuchungen vor bzw. während einer Neuroleptikabehandlung. Die Untersuchungszeitpunkte sind auf Tage, Wochen oder Monate ausgelegt. Die Untersuchungen umfassen die psychiatrisch- neurologische und klinische Untersuchung (P.N., Klin.), Körpergewicht-, Puls- und Blutdruckkontrolle (Gew, Puls, RR), Blutbild und Differentialblutbild (Hämatol.), Kontrolle der Leberfunktionswerte (Enzyme), EKG, EEG, CT, Schwangerschaftstest (SST). Allfällig notwendige Zusatzuntersuchungen ergeben sich aus den individuellen Gegebenheiten. Für Clozapin sind in den ersten 18 Wochen wöchentlich, anschließend monatliche Blutbildkontrollen durchzuführen

Zeitpunkt	P.N.,Klin.	Gew,Puls,RR	Hämatol.	Enzyme	EKG	EEG	CT	SST	Zusatz
Tag 0	+	+	+	+	+	+	+	+	+
Woche 1–			+						
2			+						
3			+						
4	+	+	+						
5			+						
6			+						
7			+						
8	+	+	+						
9			+						
10			+						
11			+						
12	+	+	+	+	+	(+)	(+)		
Monat 4	+	+	+						
Monat 5	+	+	+						
Monat 6	+	+	+	+	+	(+)			
Mo 9 (¼jährl)	+	+	+		(+)	(+)			
Mo 12 (½jährl)	+	+	+	+	+	(+)			
Langzeit / Depot									
1.–4. Wo: 1×/Wo	+	+	+		+	(14 dd)	(+)		+
1.–3. Mo: 1×/Mo	+	+	14 tägig	14 tägig	+	+			
3.–6. Mo: 1×/Mo	+	+	14 tägig	14 tägig	1×/3Mo	1×/3Mo			
6–12 Mo: 1×/3 Mo	+	+	monatl.	monatl.	1×/3Mo	1×/3Mo			
>1 Jahr: 1×/6 Mo	+	+	monatl.	monatl.	1×/6Mo	1×/6Mo	1×/Jahr		

4.5.3 Auswahl besonderer Zusatzuntersuchungen

Bei Patienten mit Zusatzmedikamenten, welche das **hämatopoetische System** beeinträchtigen können (z. B. Analgetika, Antipyretika, nicht-steroidale Antirheumatika usw.), wäre eventuell der Retikulozytenausgangswert, im Sonderfall eine Sternalpunktion, gegebenenfalls auch die Ausgangsuntersuchung der Blutgerinnung indiziert. Kontrollen derartiger Untersuchungen sind bei entsprechender Indikation engmaschig, in mehrwöchigen oder monatlichen Abständen durchzuführen.

Bei Patienten mit **hämorrhagischen Diathesen, unter Antikoagulantientherapie oder bei Thrombembolieneigung** bestimmt man die Ausgangswerte der Blutgerinnung und führt engmaschige Kontrolle durch. (Salizylsäurepräparate können in Kombination mit Neuroleptika Hypothermien verursachen.)

Patienten mit **zerebraler Krampfbereitschaft**: Ausgangs-EEG, bei schwierigen Verläufen anfangs eventuell wöchentliche, später monatliche, im weiteren wie üblich vierteljährliche EEG-Kontrollen. Bei gleichzeitiger Komedikation eines Antiepileptikums sind die oben angeführten Vorschriften zu beachten, der Antiepileptikaspiegel ist häufiger als sonst üblich zu kontrollieren.

Allergiegefährdete Patienten: Zwar haben viele Neuroleptika antihistaminische und antiallergische Potenz, im Einzelfall (z. B. durch galenische Komponenten) können diese Präparate aber allergieauslösend sein. Deshalb kann bei besonders allergiedisponierten Patienten eine vorherige Austestung indiziert sein, dies gilt besonders bei Planung einer depotneuroleptischen Behandlung. Patienten mit Komedikation von **Phasenprophylaktika (Lithium, Carbamazepin)** bedürfen der üblichen spezifischen Untersuchungen vor Beginn bzw. während laufender Therapie. Es sei an dieser Stelle darauf hingewiesen, daß (inzipiente, chronische) Lithium-Intoxikationen bei gleichzeitiger Neuroleptikatherapie fälschlich als Parkinsonoid gedeutet und behandelt werden könnten (LENZ et al. 1977). Weiters sei an andere mögliche Medikamenteninteraktionen (z. B. orale Kontrazeptiva, Carbamazepin usw.) erinnert und dazu auf Kap. 4.4 verwiesen.

Patienten mit **Stoffwechselstörungen** (Fettstoffwechsel, Diabetes mellitus) bedürfen zu den spezifischen Untersuchungen und Kontrollen wie der Blutfettwerte, des Cholesterins, des Blutzuckers oder des Glukosetoleranztests ebenfalls noch laufender Körpergewichtskontrollen.

Es ist zu bedenken, daß durch eine neuroleptische Medikation auch die Schmerzempfindlichkeit herabgesetzt werden kann (MALTBIE et al. 1979), wodurch eine wichtige Signalfunktion für die Integrität des Körpers reduziert wird. Diese Reduktion kann sich u. a. bei organischen Krankheiten nachteilig auswirken: Bei unklaren Beschwerden z. B. im Thorax- oder Abdominalbereich unter Neuroleptikatherapie muß daher die Differentialdiagnose einer "verschleierten" schweren organischen Komplikation immer fachärztlich abgeklärt werden.

Literatur

ANGST J, DINKELKAMP T (1974) Die somatische Therapie der Schizophrenie, Literatur der Jahre 1966–1972. Thieme, Stuttgart

BALDESSARINI RJ (1990) Drugs and the treatment of psychiatric disorders, miscellaneus medical uses for neuroleptic drugs. In: GOODMAN LS, GILMAN A, GILMAN AG (eds) The pharmacological basis of therapeutics. Pergamon Press, New York Oxford, pp 383–435

CARPENTER WT, HEINRICHS DW, HANLON ThE (1987) A comparative trial of pharmacologic strategies in schizophrenia. Am J Psychiatry 144: 1466–1470

LENZ G, KÖNIG P, KÜFFERLE B (1977) Durch Neuroleptika kaschierte Lithium-Intoxikation bei der Kombination Lithium – Saluretikum. Nervenarzt 48: 630–631

MALTBIE M, CAVENAR JO, SULLIVAN JL, HAMMETT EB, ZUNG WWK (1979) Analgesia and haloperidol: a hypothesis. J Clin Psychiatry 40: 323–326

MARDER SR, SWANN E, WINSLADE WJ, VAN PUTTEN T, CHIEN CP, WILKINS JN (1984) A study of medication-refusal by involuntary psychiatric patients. Hosp Community Psychiatry 435: 735–739

MÜLLER-OERLINGHAUSEN B, HERMANN WM, BUSCH H (1989) Psychopharmaka, Hypnotika und Nootropika. In: KÜMMERLE HP, HITZENBERGER H, SPITZY KH (Hrsg) Klinische Pharmakologie, 6. Aufl. eco-med III 2.1, S 1–14

MÜLLER-SPAHN F, GROHMANN R, RÜTHER E, HIPPIUS H (1990) Vor- und Nachteile einer Kombinationstherapie mit verschiedenen Neuroleptika. In: HINTERHUBER H, KULHANEK F, FLEISCHHACKER WW (Hrsg) Kombination therapeutischer Strategien bei schizophrenen Erkrankungen. Vieweg, Braunschweig, S 22–32

PIESCHL D, KALTENBACH M, KOBER G, MARKERT F, KULHANEK F (1986) Ergebnisse psychiatrisch-kardiologischer Untersuchungen zur Kardiotoxizität von Psychopharmaka. In: HINTERHUBER H, SCHUBERT H, KULHANEK F (Hrsg) Seiteneffekte und Störwirkungen der Psychopharmaka. Schattauer, Stuttgart New York, S 17–28

Neuro-Psychopharmaka, Bd. 4
Riederer P. / Laux G. / Pöldinger W. (Hrsg.)
© Springer-Verlag Wien 1992

4.6 Praktische Durchführung, allgemeine Behandlungsrichtlinien

W. Schöny und H. Rittmannsberger

Wie im Kapitel 4.1 ausgeführt, liegt eine der Hauptindikationen für Neuroleptika in der Behandlung schizophrener Psychosen. Unsere Ausführungen beziehen sich daher zumeist auf diese Indikation. Da Neuroleptika aber ihre Wirkung syndromspezifisch ohne Rücksicht auf die nosologische Zuordnung entfalten, läßt sich vieles ohne Schwierigkeiten auf andere Krankheiten übertragen.

4.6.1 Beginn einer Therapie mit Neuroleptika

Voruntersuchungen

Vor einer Behandlung mit Neuroleptika empfiehlt sich eine orientierende neurologische und internistische Untersuchung mit Messung von Blutdruck und Puls. An Laborwerten sind Harnstoff, Kreatinin, das komplette Blutbild und die Leberfunktion zu bestimmen. Bei älteren Patienten (> 50 Jahre) empfiehlt sich darüberhinaus die Durchführung eines EKG und eines EEG. Von manchen Autoren werden diese Untersuchungen für alle Patienten empfohlen (BENKERT und HIPPIUS 1986) (s. auch Kap. 4.5; bezüglich Kontraindikationen s. Kap. 4.3).

Wahl des Neuroleptikums

Nach der bislang plausibelsten Hypothese über die Wirkungsweise von Neuroleptika entfalten sie ihren Haupteffekt durch Blokkierung des Dopamin D_2 Rezeptors. Je nach Affinität für diesen Rezeptor spricht man von niedrig-, mittel- oder hochpotenten Neuro-

leptika (Tabelle 4.6.1), wobei als Standard zumeist Chlorpromazin verwendet wird ("Chlorpromazineinheiten"). Hier ist der Angriffspunkt für ihre "antipsychotische" Wirkung, d.h. die Beeinflussung der "produktiven" schizophrenen Symptomatik wie Denkstörungen, Halluzinationen und Wahnideen. Es gibt zur Zeit keine gesicherten Hinweise dafür, daß ein Neuroleptikum einem anderen in der Wirkung am D_2 Rezeptor überlegen ist, sofern sie in äquipotenter Dosierung gegeben werden (BLACK et al. 1985, REMINGTON 1989). Wieweit die erst jüngst erfolgte Beschreibung eines Dopamin D_3 Rezeptors (SOKOLOFF et al. 1990) zu einer Modifikation dieser Theorien führen wird, ist im Augenblick noch nicht abzusehen.

Das Wirkprofil der Neuroleptika ist freilich nicht nur durch ihre Affinität für die Dopaminrezeptoren, sondern auch durch ihre Wirkung auf andere zentrale Rezeptorsysteme bestimmt (s. Kap. 2.2 und 3., Abb. 3.4 S 63). Allgemein gilt, daß die hochpotenten Neuroleptika zumeist auch "reiner" sind, in dem Sinne, daß sie auf die anderen Rezeptorsysteme nur geringe Wirkungen entfalten, während die niedrigpotenten Neuroleptika oft vielfältige und stark ausgeprägte Affinitäten zu den übrigen Rezeptorsystemen haben, was sich in einer breiteren Palette möglicher erwünschter und unerwünschter Wirkungen niederschlägt. Die klinischen Folgen der Blockade der verschiedenen Rezeptoren sind in Tabelle 4.6.2 zusammengestellt.

Tabelle 4.6.1. Einteilung der Neuroleptika nach "neuroleptischer Potenz" (mod. nach Laux 1988).
Angabe der Chlorpromazin-Äquivalente nach Rey et al. (1989) und *Haase (1972)

Präparat	Chlorpromazin-Äquivalente	Präparat	Chlorpromazin-Äquivalente
Hochpotente Neuroleptika		**Schwachpotente Neuroleptika**	
Benperidol	>400*	Alimemazin	
Bromperidol		Chlorprothixen	1–2
Flupentixol	50–80	Dixyrazin	2–3*
Fluphenazin	50–80	Levomepromazin	0,5
Fluspirilen		Pipamperon	0,5*
Haloperidol	40–60	Promazin	0,5*
Perphenazin	5–15	Promethazin	
Pimozid	50–80	Prothipendyl	0,6–0,8*
Tiotixen	20–50	Sulpirid	0,3–0,5
Trifluoperazin	15–30	Thioridazin	0,5*
Trifluperidol	>200*		

Nota: siehe aber auch unterschiedliche Literaturangaben bzw. Dosisbereiche auf den Seiten 50 und 95

Präparat	Chlorpromazin-Äquivalente
Mittelpotente Neuroleptika	
Chlorpromazin	1
Clozapin	1–3
Fluanison	1*
Melperon	
Perazin	0,5*
Periciazin	5–10
Triflupromazin	2–4
Zuclopenthixol	4–6

Tabelle 4.6.2. Nebenwirkungen der Neuroleptika verursacht durch Blockade verschiedener Rezeptoren (modifiziert nach Black 1985, Richelson 1985)

Art des blockierten Rezeptors	Klinischer Effekt
Dopamin D_2	Extrapyramidalmotorische Bewegungsstörungen (Frühdyskinesie, Parkinson-Syndrom, Akathisie, tardive Dyskinesie); Endokrine Wirkungen durch Prolaktinanstieg (Galaktorrhoe, Gynäkomastie, Menstruationsstörungen, Potenzstörungen)
Muskarin (cholinerg)	Harnverhaltung, trockener Mund, Tachykardie, Obstipation, Akkommodationsstörungen, vermindertes Schwitzen, Dysarthrie, mnestische Störungen, Steigerung des Augendrucks bei Engwinkelglaukom
Histamin H_1	Sedierung, Benommenheit, Hypotonie (?), Gewichtszunahme (?)
Histamin H_2	Depression (?)
Alpha 1 adrenerg	Orthostase, reflektor. Tachykardie, Benommenheit; Potenzierung von Prazosin
Alpha 2 adrenerg	Blockade der antihypertensiven Wirkung von Clonidin und Methyldopa

Die Wahl des Neuroleptikums wird von folgenden Faktoren bestimmt:

Die Affinität für den D₂ Rezeptor ("antipsychotische Potenz")

Die Affinität für den D_2 Rezeptor ("antipsychotische Potenz")
Je intensiver die antipsychotische Wirkung sein soll, umso eher wird man ein hochpotentes Neuroleptikum wählen. Allerdings bewirkt dieses auch eine starke Besetzung der D_2 Rezeptoren im nigrostriatalen System und führt damit zu häufigeren und stärker ausgeprägten extrapyramidalen Nebenwirkungen. Bei Patienten mit bekanntem diesbezüglichen Risiko muß man daher entweder sehr niedrig dosieren oder Neuroleptika den Vorzug geben, die eine geringere Affinität zum D_2 Rezeptor haben (niederpotente Neuroleptika). Einen möglichen Ausweg aus diesem Dilemma bieten die "atypischen" Neuroleptika, bei denen die extrapyramidalmotorischen Nebenwirkungen im Vergleich zur antipsychotischen Wirkung weniger ausgeprägt sind (siehe Kap. 4.6.4).

Die Wirkung des Neuroleptikums auf andere Rezeptoren (Nebenwirkungsprofil)
Die vor allem bei den niedrigpotenten Neuroleptika stark ausgeprägte sedierende, affektiv entspannende Wirkung – in erster Linie durch Blockade der Histamin H_1 und/oder der adrenergen alpha 1 Rezeptoren verursacht – ist oft eine erwünschte Wirkung bei unruhigen Patienten und zur Schlafanbahnung. Andererseits sind die niedrigpotenten Neuroleptika mit ihren vielfältigen Wirkungen auf das vegetative System bei Patienten mit Risikofaktoren, insbesonders bei älteren Menschen, nur mit Vorsicht zu verwenden.

Die Medikamentenanamnese des Patienten
Die Resultate früherer Behandlungen geben wichtige Aufschlüsse über die Erfolgsaussichten einzelner Präparate. Wenn ein Patient bereits einmal erfolgreich (bei tolerablen Nebenwirkungen) mit einem bestimmten Medikament behandelt worden ist, so stellt es das Mittel erster Wahl dar (BLACK et al. 1985). Ebenso ist es ratsam, Medikamente, die der Patient schlecht vertragen hat, zu meiden, auch wenn sie aus anderen Überlegungen heraus als günstig erscheinen mögen. Manchmal erweist sich auch die Medikamentenanamnese der Angehörigen als hilfreich.

Die Erfahrungen des behandelnden Arztes
Da sich auf dem Markt eine Vielzahl von Medikamenten befindet, die in ihrem Wirkungsspektrum recht ähnlich sind, ist es ratsam, sich auf einige wenige zu beschränken, um ausreichend Erfahrungen sammeln zu können. Wie Tabelle 4.6.3 am Beispiel der Psychiatrischen Klinik der Freien Universität Berlin (SCHMIDT 1988) zeigt, ist es leicht möglich, mit einigen wenigen Standardpräparaten den überwiegenden Teil der Patienten zu behandeln.

Wie bereits erwähnt, unterscheiden sich die einzelnen Neuroleptika in ihrer Wirkung auf den D_2 Rezeptor nur in Bezug auf ihre Affinität; "äquipotente" Dosierungen verschiedener Medikamente sollten deshalb beliebig austauschbar sein. Allerdings ist dabei zu bedenken, daß die Äquivalenzdosen in der Literatur durchaus nicht einheitlich angegeben werden und vor allem für die hochpotenten Neuroleptika bis ums Dreifache variieren (REY et al. 1989). Die klinische Erfahrung zeigt außerdem, daß manche Patienten nur auf bestimmte Präparate ansprechen und Umstellung zur Verschlechterung führen kann. Der von der Theorie herleitbaren prinzipiellen beliebigen Austauschbarkeit der Neuroleptika sind im Alltag daher oft Grenzen gesetzt (SCHMIDT und SIEMETZKI 1988, TEGELER 1987, WOGGON 1987). Obwohl im klinischen Alltag die Tendenz feststellbar ist, differentielle Wirkprofile einzelner Neuroleptika zu hypostasieren, ist es andererseits bis jetzt nicht gelungen, solche für einzelne Neuroleptika konsistent zu beschreiben (SCHMIDT und SIEMETZKI 1988). Das

Tabelle 4.6.3. Anwendungsdaten von Neuroleptika an der Psychiatrischen Klinik der Freien Universität Berlin bei 17448 schizophrenen Patienten (SCHMIDT und SIEMETZKI 1988)

Neuroleptika	Verordnungs-häufigkeit (%)	Durchschnittl. tägl. Dosis (mg/Tag)	Durchschnittl. Behandlungsdauer (Tage)
Perazin	65,0	346,8	37,3
Haloperidol	40,3	15,0	27,3
Levomepromazin	31,9	86,2	10,7
Clozapin	21,1	196,0	51,6
Flupentixol-Decanoat	17,0	2,8	27,5
Pimozid	9,7	3,7	31,1
Fluphenazin-HCl	6,0	3,4	32,6
Fluspirilen	5,6	1,0	26,5
Thioridazin	5,1	164,0	23,5

könnte freilich auch daran liegen, daß unsere klinischen Klassifikationssysteme diesbezüglich zu wenig spezifisch sind.

Dosierung

Trotz der jahrzehntelangen Erfahrung mit Neuroleptika gibt es keine allgemein anerkannten Dosierungsrichtlinien und die durchschnittlich verabreichten Neuroleptikadosen können von Klinik zu Klinik um das neunfache variieren (WYATT 1976). Bei allen Fragen der Dosierung ist zu berücksichtigen, daß es eine extreme interindividuelle Variabilität der Höhe der Plasmaspiegel auf eine konstante Dosierung gibt. Für Fluphenazin etwa wurden bei parenteraler Gabe Differenzen um den Faktor 15 (WILES et al. 1980), bei peroraler Gabe um den Faktor 40 gefunden (DYSKEN et al. 1981). Dosierungsrichtlinien sind daher immer unter dem Aspekt dieser sehr unterschiedlichen individuellen Ansprechbarkeit zu sehen.

Allerdings besteht in letzter Zeit zunehmender Konsens, daß einer niedrigen Dosierung der Vorzug gegeben werden soll (BECKMANN und LAUX 1990). Studien, die hohe mit niedrigen Dosierungsschemata verglichen, fanden durchwegs, daß die hohe Dosierung

keine Vorteile in Bezug auf die antipsychotische Wirkung, sondern eher Nachteile durch eine Zunahme der Nebenwirkungen bringt (TUPIN 1985, WOGGON 1987, SOLANO et al. 1989, VAN PUTTEN et al. 1990). Generell kann daher empfohlen werden, bei der Akutbehandlung nicht mit mehr als 1000 mg Chlorpromazin-Einheiten pro Tag (entsprechend ca 15–20 mg Haloperidol oder Fluphenazin p.o.) zu beginnen (PIETZCKER 1988, TUPIN 1985). Im Einzelfall können freilich vielfach höhere Dosen notwendig werden – leider sind wir aber zur Zeit nicht in der Lage, diese Fälle prospektiv zu erkennen. Gerade die hochpotenten Neuroleptika verfügen über eine große therapeutische Breite, was aber auch zu unnötig hohen Dosierungen (ver)führen kann.

Während es bei ambulanter Behandlung auf jeden Fall günstig erscheint, die Dosierung einschleichend zu beginnen, ist dies bei stationärer Behandlung nicht nötig. Bei sehr akuten Krankheitsbildern kann man im Sinne einer "Focal Neuroleptization" am ersten Tag die Annäherung an die erforderliche Dosis durch wiederholte (parenterale) Gabe kleiner Dosen von Neuroleptika (z.B. 2–5 mg Haloperidol) durchführen (TUPIN 1985). Richtlinie für die Beurteilung des Erfolges sind dabei die Wirkung auf die psychotische Symptomatik, die Sedierung und eventuelle Nebenwirkungen. Da die Nebenwirkungen zumeist früher auftreten als die Remission der Psychose, kommt ihnen bei der Festlegung der Dosis eine wichtige Bedeutung zu, was zum Prinzip der "**nebenwirkungsgeleiteten Therapie**" führt (HEINRICH 1987). Vermeidung von Nebenwirkungen ist essentiell für die Bereitschaft der Patienten, sich der Behandlung zu unterziehen, vor allem bei jenen, die von vornherein eine kritische Einstellung haben. Beim Auftreten von Nebenwirkungen ist es immer ratsam, zunächst nach Möglichkeit die Dosis des Neuroleptikums zu reduzieren oder ev. auch einen Wechsel des Präparats zu erwägen, ehe man sie durch Zugabe anderer Pharmaka behandelt. Bezüglich einer detaillierten Erörterung der Nebenwirkungen und deren Behandlungsmöglichkeiten muß auf das entsprechende Kapitel in diesem Band verwiesen werden (Kap. 4.3). Eine Übersicht bietet Tabelle 4.6.4.

Ein möglicher Indikator für die adäquate Dosishöhe ist die "**neuroleptische Schwelle**", jene Dosierung eines Neuroleptikums, bei der erste, zunächst nur in der Feinmotorik erkennbare Anzeichen einer extrapyramidalen Hypokinesie auftreten – dies wird von HAASE (1982) als Mindestdosis für eine "antipsychotische" Wirkung angesehen. Daß sich dieses Konzept nicht umfassend durchgesetzt hat liegt wohl daran, daß die Erfassung der feinmotorischen Beeinträchtigung aufwendig ist (Handschrifttest) und daß es nicht gesichert ist, ob tatsächlich ein so enger Zusammenhang zwischen antipsychotischer und extrapyramidalmotorischer Wirkung besteht (GERKEN et al. 1987); insbesonders wird dieses Konzept durch die "atypischen" Neuroleptika wie Clozapin, Thioridazin und die Benzamide in Frage gestellt (SIMPSON und LEVINSON 1988). Die Hoffnungen, durch Bestimmung von Plasmaspiegeln die Dosierung optimieren zu können, haben sich bislang nur in sehr beschränktem Ausmaß erfüllt, weil sich keine verläßlichen Konzentrations-Wirkungs-Beziehungen herstellen ließen (vgl. Kap. 4.2, Abb. 4.2.1). Außerdem erfordern die Bestimmungen einen hohen technischen Aufwand, sodaß sie nur in wenigen Zentren durchgeführt werden. Zur Zeit läßt sich damit höchstens differenzieren, ob ein Patient eher über- oder unterdosiert ist und ob er das Medikament einnimmt. Für den Routinebetrieb hat die Bestimmung von Plasmaspiegeln z. Z. keine Bedeutung.

Applikationsform

Kriterien für die Entscheidung zwischen oraler und parenteraler Therapie

Die Wahl der Applikationsform ist eng mit der Frage der Dosishöhe verbunden. Die parenterale Applikation weist gegenüber der oralen folgende Vorteile auf:

• Mit gleichen Dosen werden höhere und besser vorhersehbare Serumspiegel erreicht. Die Unsicherheitsfaktoren der Resorption aus dem Gastrointestinaltrakt und der Metabolisierung in Darm und Leber ("First-Pass-Effekt") werden umgangen.

• Durch die schnellere Anflutung läßt sich ein rascherer Wirkungseintritt (in erster Linie in Hinblick auf Sedierung) in den ersten Stunden der Behandlung erreichen, was vor allem bei sehr erregten und aggressiven Patienten von Vorteil ist.

• Bei Patienten mit unsicherer Compliance gibt die parenterale Verabreichung die Gewähr, daß der Patient tatsächlich mit dem Medikament behandelt wird.

• Die parenterale Applikation bringt einen vermehrten Aufwand an Zuwendung und Pflege von seiten des Personals mit sich. Auch die rasch einsetzende Sedierung wird von manchen Patienten als angenehm empfunden.

Für die orale Applikation spricht,

• daß gerade die zuletzt genannte Sedierung und Immobilisierung von vielen Patienten als traumatisch erlebt wird,

Tabelle 4.6.4. Unerwünschte Begleitwirkungen der Neuroleptika und ihre Behandlung (MÖLLER et al. 1989)

Störung	Gegenmaßnahme
Extrapyramidale Störungen:	Anticholinergika, z. B. 5 mg Biperiden i.m.
· Frühdyskinesien	oder langsam i.v.; ggf. Dosis wiederholen
· Parkinsonoid	Anticholinergika, z. B. 3 x 4 mg Biperiden oral p.d.; ggf Reduktion der Neuroleptika-Dosis bzw. Umsteigen auf ein niederpotentes Neuroleptikum
· Akathisie	Reduktion der Neuroleptikadosis bzw.Umsetzen auf ein niederpotentes Neuroleptikum
· Spätdyskinesien	Wenn möglich Absetzen aller Neuroleptika. Versuch mit Tiaprid. Ggf. sedierende Neuroleplika
· Malignes neuroleptisches Syndrom	Absetzen dcr Neuroleptika. Versuch mit Anticholinergika. Versuch mit Dantrolen
Zerebrale Krampfanfälle	Reduktion oder Absetzen der Neuroleptika. Falls nicht möglich, Kombination mit Antiepileptikum
Pharmakogenes Delir	Absetzen von stark anticholinergen Trizyklika. Umsetzen auf Butyrophenone. Bei schwerem Delir 2 mg Physostigmin i.m.
Hypotone Kreislaufdysregulation	Dihydroergotamin. Ggf. Umsetzen auf Neuroleptika mit weniger ausgeprägten vegetativen Bcgleitwirkungen
Sedierung	Falls unerwünscht, Reduktion der Neuroleptikadosis oder Umsetzen auf weniger sedierende Neuroleptika.
Pharmakogene Depression	Reduktion der Neuroleptikadosis. Versuch mit Anticholinergika. Antidepressiva.
EKG-Veränderungen/ Herzrhythmusstörungen	Bei gravierenden Herzrhythmusstörungen Umsetzen auf Butyrophenone bzw. Absetzen der Neuroleptika.
Anticholinerge vegetative Effekte: Mundtrockenheit, Störungen der Blasenfunktion, Pylorospasmus, Verstopfung, Akkommodationsstörungen, Glaukom	Bei schwereren Nebenwirkungen ggf.Umsetzen auf Butyrophenone oder Absetzen der Neuroleptika. Bei Blasenfunktionsstörungen Carbachol
Störungen der Leberfunktion: passagere Erhöhung leberspezifischer Enzyme; cholestatischer Ikterus, toxische Hepatose	Mäßige Erhöhung der Leberwerte klinisch ohne Konsequenzen. Bei Ikterus oder Hepatose Absetzen der Neuroleptika.
Blutbildveränderungen: passagere Leukozytose, Eosinophilie. Lymphozytose, Leukopenie bzw. Agranulozytose	Leukozytose, Eosinophilie, Lymphozytose klinisch ohne Konsequenzen. Bei Leukozytenwerten unter 4000 Absetzen trizyklischer Neuroleptika oder Umsetzen auf Butyrophenone. Ggf. internistische Therapie.
Hyperprolaktinämie, Gynäkomastie, Galaktorrhoe	Bei Gynäkomastie und Galaktorrhoe Reduktion der Neuroleptika.
Sexuelle Störungen: Erektionsstörungen, Libidostörungen, Orgasmusstörungen u. a.	Ggf. Dosisreduktion
Dermatologische Störungen: Hautallergien, Fotosensibilisierung	Bei Hautallergien, wenn möglich, Absetzen der Neuroleptika. Dermatologische Therapie.
Ophthalmologische Störungen: Linsen- u. Hornhauttrübungen, Pigmenteinlagerung in der Retina	Umsetzen auf Butyrophenone
Störungen des Glukosestoffwechsels und des Eßverhaltens: verminderte Glukosetoleranz; vermehrte Eßlust	Ggf. Dosisreduktion

• daß die orale Therapie einfacher, schmerzlos und mit einer geringeren Belastung durch Nebenwirkungen und Komplikationen (z. B. Phlebitis, Spritzenabszesse) durchführbar ist und

• daß sich in vergleichenden Studien die parenterale Therapie der oralen nur in den ersten Stunden der Behandlung überlegen erwiesen hat, sonst aber die orale Therapie gleich effektiv und weniger durch Nebenwirkungen belastet war und zu einer geringeren Medikamentengesamtdosis führte (MÖLLER et al. 1982, RITTMANNSBERGER und UNTERLUGGAUER 1991).

Zusammenfassend ist zu empfehlen, eine parenterale Applikation nur dann in Erwägung zu ziehen, wenn

• die Symptomatik so akut ist, daß ein möglichst rascher Wirkungseintritt notwendig erscheint oder

• eine orale Zufuhr nicht möglich ist oder

• eine orale Therapie, auch in höherer Dosierung, ohne Erfolg bleibt und man vermuten kann, daß beim Patienten über den oralen Weg zuwenig Wirkstoff an die Rezeptoren gelangt.

Durchführung einer oralen Therapie mit Neuroleptika

Für die orale Therapie stehen Medikamente in fester, von manchen Präparaten auch in flüssiger Form (Tropfen, Saft) zur Verfügung. Letztere haben den Vorteil, daß sie leichter zu schlucken sind, ihre Einnahme besser kontrolliert werden kann und daß sie besser im Magen-Darmtrakt resorbiert werden; allerdings sind sie zumeist teurer als Tabletten und Dragees.

Neuroleptika haben durchwegs lange Eliminationshalbwertszeiten in der Größenordnung von 24 Stunden, sodaß im Prinzip eine zweimalige oder einmal tägliche Gabe (vorzugsweise vor dem Schlafengehen) ausreicht (BLACK et al. 1985, BREYER-PFAFF 1987, DAVIS 1986). Die Aufteilung auf mehrere tägliche Dosen erscheint nur bei den niederpotenten Neuroleptika mit ihrer stark sedierenden Komponente und den ausgeprägten vegetativen Nebenwirkungen oder bei höherer Dosierung sinnvoll. Die einmalige, abendliche Gabe hat den Vorteil, daß eventuelle Nebenwirkungen mit ihrem Maximum in die Zeit des Schlafes verlegt werden, daß erfahrungsgemäß die Compliance des Patienten umso besser ist, je weniger Tabletten er einnehmen muß und daß höherdosierte Tabletten einer Spezialität gegenüber der gleichen Dosis in kleineren Tabletten kostengünstiger sind.

Bei der oralen Therapie ist zu bedenken, daß es zu Interaktionen mit Nahrungsbestandteilen oder andern Medikamenten kommen kann, die die Resorption behindern können. So etwa können sich bei gleichzeitigem Genuß von Tee oder Kaffee schwerlösliche Komplexe bilden (KULHANEK et al. 1979); Anticholinergica (durch Verminderung der Darmmotilität; BLACK et al. 1985) und Antazida (REMINGTON 1989) können ebenfalls die Resorption behindern.

Durchführung einer parenteralen Therapie mit Neuroleptika

Die parenterale Applikation kann intramuskulär oder intravenös erfolgen; für die intravenöse Therapie kommen nur hochpotente Neuroleptika in Frage, da die niederpotenten zu viele vegetative Nebenwirkungen verursachen. Die intravenöse Gabe kann durch langsame Injektion oder (besser) durch Kurzinfusionen erfolgen, wobei sich physiologische Kochsalzlösung als Trägersubstanz günstiger als Laevulose oder Glukose erwiesen hat, weil es damit zu geringerer Venenreizung kommt.

Eine weitere Möglichkeit der parenteralen Einleitung einer Neuroleptikatherapie ist die Gabe eines kurzwirksamen Depotpräparats (z. B. Zuclopenthixol Acetat in Viscoleo), welches bei einer Halbwertszeit von 48–72 Stunden den Vorteil der selteneren Applikation mit einer noch relativ guten Steuerbarkeit kombiniert. Ausdrücklich abzuraten ist vom Beginn einer neurolepti-

schen Therapie mit langwirksamen Depotpräparaten, da dann bei eventuell auftretenden Unverträglichkeitserscheinungen über
Wochen keine Möglichkeit besteht, die Dosis zu reduzieren.

Die parenterale Therapie wird im Regelfall
nur so lange wie unbedingt nötig durchgeführt (oft genügt eine einzige Injektion) und
man trachtet, den Patienten so bald wie
möglich auf orale Therapie (oder auch
schon Depotpräparate) umzustellen. Die
Festsetzung der Höhe der oralen Therapie
erfolgt individuell; um eine in etwa äquipotente Dosis zu erzielen, kann man als
Faustregel annehmen, daß man oral etwa
doppelt so hoch wie parenteral dosieren
muß (REMINGTON 1989). Folgt man der Emp-
fehlung, dem Patienten die gleiche Tagesdosis, die er parenteral erhalten hat, oral zu
verabreichen (TUPIN 1985), ist zu bedenken,
daß dies zugleich eine Dosisreduktion bedeutet.

Neuroleptika bei besonderen Risikopopulationen

Kinder und Jugendliche
Bezüglich der Problematik der Indikation
und der Dosierung bei Kindern muß auf das
einschlägige Kapitel (Bd.1, Kap.16) verwiesen werden. Die Behandlung von Jugendlichen unterscheidet sich nicht wesentlich
von der Erwachsener; die Dosierung sollte
einschleichend und so nieder wie möglich
erfolgen. Erwähnenswert ist die erhöhte Inzidenz von Frühdyskinesien und Absetz-
dyskinesien bei Kindern und Jugendlichen
(EGGERS 1987).

Gravidität und Laktation
Gemessen an der breiten Verwendung, die
Neuroleptika gefunden haben, liegen sehr
wenige Berichte über teratogene Nebenwirkungen vor. Epidemiologische Studien zeigen keine oder nur eine geringfügige Erhöhung der Inzidenz von Mißbildungen
(ROBINSON et al. 1986), sodaß die Teratogenität der Neuroleptika gering einzuschät-
zen, aber nicht auszuschließen ist. Typische
Mißbildungen sind nicht beschrieben worden (ELIA et al. 1987).

Höhere Dosen von Neuroleptika in den
Wochen vor der Geburt können beim Kind
post partum reversible Nebenwirkungen
wie extrapyramidale Störungen, cholestati-
schen Ikterus und Thrombozytopenie hervorrufen (THIELS 1987). Weiters sind kindliche Verhaltensstörungen auf die intrauteri-
ne Exposition mit Neuroleptika zurückgeführt worden (GALENBERG 1984).

Für die Praxis ist zu empfehlen, die Gabe
von Neuroleptika während der Schwangerschaft auf dem niedrigst möglichen Dosisniveau fortzusetzen, sofern nicht auch aus
anderen Gründen das Absetzen der Medikation möglich erscheint. Ein eventueller
Rückfall während der Schwangerschaft und
die damit verbundene Notwendigkeit der
Hospitalisierung und intensiven Behandlung erscheint in dieser Situation als größe-
res Risiko.

Obwohl die Konzentration der Neuroleptika in der Muttermilch nur ein Drittel der
ohnehin sehr niedrigen Plasmaspiegel beträgt, ist Stillen unter Neuroleptikamedikation möglichst zu vermeiden (ROBINSON et al.
1986).

Alte Menschen
Generell sollte bei geriatrischen Patienten
die Dosis nur ein Drittel der üblichen Er-
wachsenendosis betragen. Eine ausführli-
chere internistische und neurologische Abklärung ist erforderlich, neben den üblichen
Routineuntersuchungen sollten EEG und
EKG durchgeführt werden.

Als besondere Risken der Neuroleptika
beim alten Menschen sind zu erwähnen:
• Die erhöhte Vulnerabilität des Herzkreis-
laufsystems: Neuroleptika können sowohl
zu Hypotonie und orthostatischen Beschwerden führen als auch zu einem verminderten Ansprechen auf antihypertensive
Therapie mit Clonidin oder α-Methyl-Dopa
(α2-antagonistische Wirkung).

• Die erhöhte Vulnerabilität des extrapyramidalen Systems: dies äußert sich sowohl in einer erhöhten Inzidenz des pharmakogenen Parkinson-Syndroms als auch im bis zu zehnmal häufigerem Auftreten von Spätdyskinesien (KANE 1989). Angesichts dieser Risiken sollte eine neuroleptische Behandlung bei Alterspatienten nur zeitlich begrenzt (einige Monate) durchgeführt werden. Anticholinergika zur Behandlung des Parkinsonsyndroms sind nach Möglichkeit zu vermeiden (s.u.).

• Die erhöhte Vulnerabilität des cholinergen Systems: Neuroleptika mit starken anticholinergen Eigenschaften können delirogen wirken. Weiters bewirkt die anticholinerge Aktion eine Verschlechterung der Gedächnisfunktion (McEVOY et al. 1987). An peripheren Wirkungen sind Harnverhaltung (cave Prostatahypertrophie), Obstipation, Mundtrockenheit und verschwommenes Sehen (cave Glaukom) zu berücksichtigen. Diese Wirkungen können natürlich auch durch eine eventuelle Begleittherapie mit Anticholinergika verstärkt oder verursacht werden.

Sehr niedrig dosierte hochpotente Neuroleptika (25–50 Chlorpromazineinheiten) sind wegen der geringeren vegetativen Nebenwirkungen bei geriatrischen Patienten vorzuziehen. Ist eine ausgeprägtere Sedierung notwendig (oder zur Schlafanbahnung), haben sich als niederpotente Neuroleptika mit relativ wenig Nebenwirkungen Prothipendyl, Melperon (Halbwertszeit 3h!), Pipamperon und Dixyrazin bewährt. Depotneuroleptika sollten wegen der schlechten Steuerbarkeit nur ausnahmsweise verwendet werden.

4.6.2 Neuroleptische Langzeittherapie

Dosierung bei Langzeittherapie
Üblicherweise wird zwischen symptomsuppressiver und rezidivprophylaktischer Langzeittherapie unterschieden. Die symptomsuppressive Therapie orientiert sich am Vorhandensein der entsprechenden Zielsymptome und liegt damit meist in einem höheren Dosisbereich als die rezidivprophylaktische Therapie, die definitionsgemäß bereits eine völlige Remission voraussetzt. Die rezidivprophylaktische Wirkung der Neuroleptika bei schizophrenen Psychosen ist mittlerweile unbestritten. DAVIS et al. (1980) fanden in ihrer Zusammenfassung über placebokontrollierte Studien bei insgesamt 3500 Patienten eine Rückfallsrate von 55% bei Patienten unter Placebo gegenüber 19% bei Patienten unter Neuroleptika (statistisch hoch signifikanter Unterschied). Allerdings ist es auch für die Langzeitbehandlung mit Neuroleptika nicht möglich, ein allgemein verbindliches Dosisschema vorzugeben. Während seit Einführung der hochpotenten Neuroleptika allgemein eine Tendenz zu immer höheren Dosierungen erkennbar war (REARDON et al. 1989) – im Bezirkskrankenhaus Haar/München etwa verdreifachte sich im Zeitraum 1970–1981 die durchschnittliche Tagesdosis (ausgedrückt in Chlorpromazineinheiten; GREIL et al. 1988) – hat das zunehmende Wissen um die Risiken der neuroleptischen Behandlung, insbesondere die Gefahr der tardiven Dyskinesie, dazu geführt, daß man immer mehr bemüht ist, die Dosis und die Dauer der Therapie so gering wie möglich zu halten (KANE 1989). Die Dauer der neuroleptischen Behandlung erscheint in den meisten Untersuchungen als gesicherter Risikofaktor für das Auftreten von tardiver Dyskinesie (RITTMANNSBERGER und SCHÖNY 1986, WÖLLER und TEGELER 1983). Zur Frage, inwieweit auch die Dosishöhe einen Einfluß darauf hat, liegen unterschiedliche Ergebnisse vor (WÖLLER und TEGELER 1983). Im Zweifelsfall gilt es, das Risiko und damit die Dosis so gering wie möglich zu halten. Allerdings zeigte sich beim Versuch, routinemäßig mit extrem niedrigen Dosen auszukommen (z. B. 1,25–5mg Fluphenazin-

Decanoat/2 Wochen), daß diese der zehnfach höheren "Standarddosierung" in Bezug auf Rezidivprophylaxe klar unterlegen sind (KANE et al. 1983). Es darf daraus geschlossen werden, daß diese " Standarddosierung" unterschritten werden kann, daß man aber unter einer Dosis von z. B. 5 mg Fluphenazin-Decanoat/2 Wochen kaum noch mit einem rezidivprophylaktischem Effekt rechnen darf, was nicht heißt, daß im Einzelfall nicht auch noch niedrigere, aber auch wesentlich höhere Dosen sinnvoll sein können (MÖLLER 1987). Als Richtwert für die Höhe der erforderlichen Dosierung können 200–400 Chlorpromazinäquivalente pro Tag gelten (MÖLLER 1988).

Eine weitere Strategie, Neuroleptika einzusparen, ist die sogenannte "**Frühintervention**", wobei nach eingetretener Stabilisierung das Neuroleptikum ausgeschlichen wird und die Behandlung erst dann wieder aufgenommen wird, wenn der Patient über "Frühwarnsymptome" eines beginnenden Rezidivs berichtet (HERZ et al. 1982). Zwar führt dies zu einer höheren Rezidivrate, jedoch gelingt es durch die "Frühintervention" größtenteils, die sich anbahnenden Rezidive abzufangen, sodaß auch stationäre Aufenthalte nicht wesentlich häufiger notwendig sind (JOLLEY et al. 1989). Insgesamt können so innerhalb eines Jahres bis zu zwei Drittel der Medikation gegenüber einer dauerbehandelten Kontrollgruppe eingespart werden. Freilich ist diese Strategie nur bei ausgewählten Patienten möglich und erfordert eine enge Betreuung. Medikamentenkarenz ohne Absicherung durch "Frühintervention" führt dazu, daß die Patienten durch die häufigere Notwendigkeit höherdosierter Akutbehandlungen letztlich mehr Neuroleptika benötigen als Patienten mit Dauertherapie (JOHNSON et al. 1983).

Die Sinnhaftigkeit sogenannter " Drug Holidays" (Aussetzen der Medikation für einige Tage, etwa am Wochenende), welche früher auch zur Prophylaxe der tardiven Dyskinesie empfohlen worden sind, ist sehr zu be-

zweifeln (WÖLLER und TEGELER 1983).

Wahl des Präparats und der Applikationsform

Üblicherweise wird man die Dauertherapie mit dem gleichen Medikament, das sich bei der Akuttherapie bewährt hat, fortführen und die Dosis durch schrittweise Reduktion soweit wie möglich senken.

Einschränkungen unterliegt die Präparatwahl, wenn man sich für die Gabe von Depotneuroleptika entscheidet, da eine solche Darreichungsform nur für einige Medikamente besteht. Ist von vornherein klar, daß eine Langzeittherapie mit Depotneuroleptika vorgesehen ist, sollte man nach Möglichkeit die Behandlung auch mit einem Präparat beginnen, von dem eine Depotform erhältlich ist, um eine Umstellung zu vermeiden (s. auch Tabelle 4.6.5).

Von der rezidivprophylaktischen Wirksamkeit ist eine orale Therapie einer Therapie mit Depotneuroleptika ebenbürtig, sofern die orale Medikation tatsächlich eingenommen wird. Der Vorteil der Depotmedikation liegt daher vor allem im besseren "Management": Der Arzt kann sicher sein, daß der Patient in den Wochen nach der Injektion tatsächlich unter Medikamentenwirkung steht; der Patient hat weniger oder keine Tabletten in der Hand, was die Möglichkeit von absichtlichen oder versehentlichen Überdosierungen reduziert; die regelmäßigen Injektionen sind eine gute Gelegenheit, ein tragfähiges therapeutisches Bündnis mit dem Patienten herzustellen. Daneben vermeidet die Depotmedikation auch eventuelle Unsicherheiten der Absorption aus dem Magen-Darm-Trakt und gewährleistet stabilere Plasmaspiegel. Bezüglich detaillierter Angaben zur Therapie mit Depotneuroleptika muß auf das einschlägige Kapitel in diesem Band verwiesen werden (S. 153ff.).

Tabelle 4.6.5. Richtlinien für die Langzeitrezidivprophylaxe bei schizophrenen Patienten (Möller et al. 1989)

1. Indikation	Schon bei der Erstmanifestation einer schizophrenen Psychose an die Rezidivprophylaxe denken
2. Dosierung	So niedrig wie möglich, größenordnungsmäßig etwa 200 mg Chlorpromazin-Äquivalent p.d., je nach Verträglichkeit und rezidivprophylaktischem Effekt anpassend dosieren. Keine Dauergabe von Anticholinergika!
3. Applikationsweise	Depot-Neuroleptikum garantiert insbesondere bei problematischen Patienten größere Compliance
4. Wahl des Präparates	vor allem abhängig vom Nebenwirkungsspektrum und bei Depot-Präparaten vom Applikationsintervall. Bei schizoaffektiven Psychosen Rezidivprophylaxe mit Lithium den Neuroleptika vorzuziehen.

Tabelle 4.6.6. Indikation und Dauer der neuroleptischen Rezidivprophylaxe bei schizophrenen Psychosen (Möller et al. 1989)

a) Bei Erstmanifestation oder langen symptomfreien Intervallen sollte eine 1–2jährige Rezidivprophylaxe erfolgen.

b) Wenn bereits insgesamt 2–3 Manifestationen vorlagen oder wenn ein Rezidiv innerhalb eines Jahres aufgetreten ist, mindestens 2–5jährige Rezidivprophylaxe.

c) Bei besonders häufig rezidivierenden Psychosen oder Fremd- und/oder Selbstgefährdung sollte die zeitlich unbegrenzte Rezidivprophylaxe erwogen werden.

d) Neben diesen allgemeinen Regeln sollten individuelle Nutzen-Risiko-Erwägungen bestimmend sein, u. a. Konsequenzen eines möglichen Rezidivs? Beeinträchtigung durch Nebenwirkungen?

Dauer der Behandlung

Als in der Praxis bewährte Faustregeln (s. auch Tabelle 4.6.6) können gelten: Nach dem ersten schizophrenen Schub ist eine etwa einjährige Behandlung über die Remission hinaus empfehlenswert (Black et al. 1985, Möller et al. 1989), wobei die Medikation langsam ausgeschlichen werden sollte. Nach dem zweiten Schub wird eine zwei- bis fünf-jährige Behandlung, bei noch häufigerem Auftreten eine unbefristete Dauermedikation empfohlen (Möller 1987). De-ren Beendigung kann nach mehrjährigem rezidivfreien Intervall erwogen werden, wobei man zunächst die Reaktion des Patienten auf immer niedrigere Dosen beobachtet. Sosehr es wünschenswert ist, den Patienten nicht länger als notwendig zu behandeln, so sehr ist doch zu bedenken, daß auch jahrelang rezidivfreie Patienten nach Absetzen der Neuroleptika zu 60% innerhalb eines Jahres erneut erkrankten (Hogarty et al. 1977).

Beendigung der Therapie

Generell sollte eine Behandlung mit Neuroleptika ausschleichend beendet werden – sowohl in Hinblick auf die Gefahr eines eventuellen Wiederauftretens der Zielsymptomatik, als auch wegen der Möglichkeit von Absetzerscheinungen.

Absetzerscheinungen

Bei akutem Absetzen der Neuroleptika nach längerfristiger (Monate – Jahre), höherdosierter Anwendung können Symptome wie Schlaflosigkeit, Angst, Unruhe, Spannung, Nausea, aber auch dyskinetische Syndrome (tardive Dyskinesie) und produktivpsychotische Symptome auftreten. Vegetative Absetzerscheinungen sind besonders nach hochdosierter Behandlung mit niederpotenten Neuroleptika zu erwarten (DILSAVER und ALESSI 1988). Tardive Dyskinesien, die durch plötzliches Absetzen der Neuroleptika ausgelöst werden, weisen eine bessere Rückbildungstendenz auf als Dyskinesien, die während der Behandlung entstehen (WÖLLER und TEGELER 1983). Stehen die psychotischen Symptome im Vordergrund, wurden diese Erscheinungen Supersensitivitäts- oder Reboundpsychosen (CHOUINARD et al. 1978) genannt. Sie werden, analog der Hypothese zur Entstehung der tardiven Dyskinesie, mit Toleranzentwicklung und Sensitivitätssteigerung der Dopaminrezeptoren bzw. mit einer Imbalance zwischen cholinergen und dopaminergen Neuronen erklärt. Auch diese Reboundphänomene treten besonders nach abruptem Absetzen höherer Dosen oder einer sehr langfristigen Therapie mit Neuroleptika auf (BÖNING 1989). Sie sind durch kurzfristige Sedierung mit Clomethiazol zu beherrschen, oft aber phänomenologisch vom Wiederauftreten der Grundkrankheit nicht zu unterscheiden, sodaß das Konzept der Reboundpsychose nicht unumstritten ist. Insbesondere konnte die von der Theorie her naheliegende Koinzidenz von tardiven Dyskinesien und Reboundpsychosen empirisch nicht nachgewiesen werden (JAIN 1988).

Erzwungene Beendigung

Die Notwendigkeit zur Beendigung einer Neuroleptikatherapie kann sich beim Auftreten schwerer Nebenwirkungen ergeben. Sind Anzeichen einer tardiven Dyskinesie zu erkennen, so sollte, wenn möglich, die neuroleptische Therapie abgesetzt werden, um die Chance der Rückbildung zu wahren. Schrittweises Absetzen ist dabei besonders bei hohen Dosen wichtig. Allerdings verbieten oft Symptomatik und Verlauf der Erkrankung ein Absetzen, sodaß man zumindest die Reduktion der Dosis oder Umsetzen auf ein atypisches Neuroleptikum erwägen sollte. Jüngste Ergebnisse sprechen dafür, daß tardive Dyskinesien auch bei fortgeführter Neuroleptikabehandlung zumeist keine Tendenz zur Verschlechterung zeigen (KANE 1989).

Das pharmakogene Parkinsonsyndrom und die Akathisie werden bei akutem Auftreten eher zur Dosisreduktion oder zum Wechsel des Päparates denn zu einer Therapiebeendigung führen. Ein sofortiges Absetzen der neuroleptischen Medikation ist allerdings beim malignen Neuroleptikasyndrom erforderlich. Diese sehr seltene, lebensbedrohliche Komplikation bedarf intensivmedizinischer Behandlung. Besonders wichtig ist das frühzeitige Erkennen der Symptomatik des malignen Neuroleptikasyndroms, insbesondere in der Differentialdiagnose zur Katatonie (s. Kap. 4.3).

Schwere interkurrente Erkrankungen können ebenfalls eine sofortige Unterbrechung der Neuroleptikamedikation erforderlich machen. Zu erwähnen sind alle mit Bewußtseinsstörungen einhergehenden Erkrankungen, hochfieberhafte Infekte, schwerste Leber- und Nierenkrankheiten, Herzdekompensation oder schwerste hormonelle Dysfunktionen. Nach deren Besserung kann die Neuroleptikamedikation zumeist wiederaufgenommen werden.

4.6.3 Kombinationstherapie
(vergl. Bd. 1, Kap. 19)

Kombination von Neuroleptika miteinander

Prinzipiell ist eine Monotherapie anzustreben. Eine Kombination verschiedener Neuroleptika ist nur dann sinnvoll, wenn sie unterschiedliche Zielsymptome aufweisen. Am häufigsten ist die Kombination eines hochpotenten mit einem stark sedierenden niederpotenten Neuroleptikum; dies vor allem bei starker Erregung oder wenn unter der Medikation mit hochpotenten Neuroleptika alleine kein ausreichender Schlaf auftritt. Auch wird für diese Kombinationen eine bessere Verträglichkeit reklamiert, weil die anticholinergen Eigenschaften des niederpotenten Neuroleptikums die extrapyramidalen Nebenwirkungen des hochpotenten Neuroleptikums reduzieren (SCHMIDT und SIEMETZKI 1988). Wenig sinnvoll ist die Kombination von Neuroleptika mit ähnlichem Wirkungsprofil: die antipsychotische Wirkung einer derartigen Therapie entspricht einem additiven Effekt, der auch durch Dosiserhöhung einer Substanz allein erreicht werden kann; hingegen können unvorhersehbare Interaktionen im Bereich vieler anderer Rezeptorsysteme auftreten und es besteht damit die Gefahr einer Potenzierung von Nebenwirkungen (MÜLLER-SPAHN et al. 1990).

Tranquilizer

Die Kombination mit Tranquilizern ist dann günstig, wenn Angst und Erregung im Vordergrund stehen. Sie stellen in dieser Indikation eine Alternative zu den niederpotenten Neuroleptika dar. Kombination hochpotenter Neuroleptika mit Tranquilizer weist gegenüber der Monotherapie mit Neuroleptika keine Vorteile in Bezug auf das Endergebnis der Behandlung auf, kann aber zu einer rascheren Beruhigung und einer Reduktion der extrapyramidalen Nebenwirkungen

führen (ALTAMURA et al. 1987). Auch bei hartnäckigen Einschlafstörungen kann auf Tranquilizer zurückgegriffen werden. Die Therapie sollte, wie immer bei Tranquilizern, zeitlich begrenzt werden. Es gibt allerdings auch kritische Stimmen zur Kombination von Benzodiazepinen mit Neuroleptika (GALLHOFER und MARGUC 1990). So wurde über schwere Kollapszustände bei kombinierter Behandlung mit Clozapin und Benzodiazepinen berichtet (SASSIM und GROHMANN 1988).

Lithium, Carbamazepin

Beiden Substanzen wird ein verstärkender Effekt auf die Wirkung der Neuroleptika zugeordnet; dies wurde für die produktiv-psychotische und manische Symptomatik, sowie für Erregungs- und Aggressionszustände beschrieben (DOSE und EMRICH 1990, WALDMEIER 1987, RITTMANNSBERGER 1990). In der Langzeittherapie weisen sie einen phasenunterdrückenden Effekt bei affektiv getönten Schizophrenien und schizoaffektiven Psychosen auf.

Sowohl für Lithium (GOLDNEY und SPENCE 1986, PÜHRINGER et al. 1979) als auch für Carbamazepin (KANTER et al. 1984, YEREVANIAN und HODGMAN 1985) wurden in der Kombination mit (vor allem hochpotenten) Neuroleptika eine erhöhte Neurotoxizität beschrieben. Neuere Untersuchungen haben jedoch, zumindest für die Kombination mit Lithium, kein erhöhtes Risiko für Nebenwirkungen gefunden (GOLDNEY und SPENCE 1986, LERNER et al. 1988)

Antidepressiva

Depressive Syndrome sind eine häufige Begleiterscheinung bei Psychosen des schizophrenen Formenkreises, wobei umstritten ist, wie sie nosologisch einzuordnen sind. Eine der diskutierten Möglichkeiten ist die Annahme eines depressiogenen Effektes der Neuroleptika, welcher vor allem den hochpotenten Neuroleptika zugeordnet wird. In diesem Falle ist die Reduktion der Dosis und die Gabe eines Anticholinergikums zu empfehlen (BERNER und SCHÖNBECK 1987).

Depressive und apathische Syndrome, sowie Residualzustände mit Minus-Symptomatik im Rahmen schizophrener Psychosen werden in der Praxis sehr häufig durch eine zusätzliche Gabe von Antidepressiva behandelt, wobei zur Zeit nicht mit Sicherheit feststeht, ob dies gegenüber der alleinigen Behandlung mit Neuroleptika Vorteile bringt. So fand eine kontrollierte Studie bei Patienten mit produktiv psychotischer Symptomatik und depressivem Syndrom die neuroleptische Monotherapie der Kombinationstherapie mit Antidepressiva insofern überlegen, als es in beiden Gruppen gleichermassen zu einer Besserung der Depression kam, die Patienten mit Antidepressiva aber mehr Halluzinationen und Denkstörungen aufwiesen (KRAMER et al. 1989). Auch ist in Rechnung zu stellen, daß die depressive Symptomatik möglicherweise Ausdruck eines extrapyramidalen Syndroms mit dominanter Akinese ist (RIFKIN und SIRIS 1990). Für das apathische Syndrom werden in der klinischen Praxis vor allem antriebssteigernde Antidepressiva und MAO-Hemmer empfohlen (MÖLLER et al. 1989).

Eine Alternative zur Kombination mit Antidepressiva ist die Verordnung von Neuroleptika mit "antidepressivem" Effekt wie z. B. Thioridazin, Flupentixol oder Sulpirid.

Anticholinergika

Die prophylaktische Beigabe von Anticholinergika ist umstritten. Ihre Befürworter argumentieren, daß sich dadurch die Inzidenz extrapyramidaler Nebenwirkungen signifikant reduzieren läßt, wovon eine bessere Compliance des Patienten zu erwarten ist (VAN PUTTEN 1974, WINSLOW et al. 1986). Junge, männliche Patienten, die mit hochpotenten Neuroleptika behandelt werden, stellen jene Gruppe dar, die davon am meisten profitieren kann (KEEPERS et al. 1983). Andererseits kommt es bei niedriger Dosierung nur selten, bei hohen Dosierungen keineswegs bei allen Patienten zu extrapyramidalen Nebenwirkungen. Es gibt Hinweise dafür, daß Anticholinergika die Gefahr für das Auftreten tardiver Dyskinesien erhöhen (GREIL et al. 1988) und ev. auch die produktiv-psychotische Symptomatik verstärken, indem sie den Neuroleptikaeffekt abschwächen (SINGH und KAY 1975). Die Beobachtung, daß Anticholinergika die subjektive Befindlichkeit von Patienten unter Neuroleptikamedikation verbessern, konnte bei doppelblinden Untersuchungsbedingungen nicht oder nur für einen kleinen Teil der Patienten bestätigt werden (VAGEN und GÖTESTAM 1986, McEVOY et al. 1990), allerdings gibt es auch gar nicht selten Berichte über einen Mißbrauch von Anticholinergika bei psychotischen Patienten, wobei ein euphorisierender und anxiolytischer Effekt erzielt wird (KAMINER et al. 1982, PULLEN et al. 1984).

Im klinischen Bereich ist die routinemäßige prophylaktische Zugabe eines Anticholinergikums nicht vertretbar (WHO CONSENSUS 1990). Zweckmäßiger erscheint es, den Patienten genau zu beobachten und beim Auftreten erster Symptome die neuroleptische Dosis zu reduzieren und Anticholinergika nur dann zu verordnen, wenn die Symptome für den Patienten störend sind. Im ambulanten Bereich kann bei Patienten mit schlechter Compliance oder mit großer Angst vor Neuroleptika eine prophylaktische Gabe von Anticholinergika sinnvoll sein, um die Mitarbeit des Patienten nicht zu gefährden. In jedem Fall sollte die Beigabe der Anticholinergika kurzfristig sein und deren Notwendigkeit immer wieder überprüft werden, um die oben beschriebenen Komplikationen nicht hervorzurufen.

Amantadin, welches seine Wirkung indirekt über das dopaminerge System entfaltet (ALLEN 1983; KORNHUBER Band 5), stellt eine Alternative zu den Anticholinergika dar: es treten weniger anticholinerg verursachte periphere Nebenwirkungen auf und die Gedächtnisfunktion werden nicht (wie bei den Anticholinergika) beeinträchtigt (Borison 1983, Van Putten et al. 1987). Insbesonders bei schwerer medikamentös induzierter Akinese ist es, als Infusion verabreicht, ausgezeichnet wirksam.

Alkohol – Nikotin – Kaffee
Neuroleptika verstärken die **Alkohol**wirkung, im Akutstadium der Behandlung ist daher diese Kombination grundsätzlich abzulehnen. Bei mittel- oder langfristiger Einnahme von Neuroleptika ist allerdings gegen einen mäßigen Genuß von Alkohol kein Einwand zu erheben. Ein Glas Bier oder Wein zum Essen hilft bei einem nicht abhängigkeitsgefährdeten Patienten ein normales Lebensgefühl aufrecht zu erhalten und kann dazu beitragen, die durch die psychische Krankheit bedingte Außenseiterrolle zu minimieren.

Nikotin führt zu einer ausgeprägten Enzyminduktion in der Leber und damit zu einer rascheren Metabolisierung von Medikamenten und kann über diesen Effekt die Wirksamkeit der Neuroleptika abschwächen (Black et al. 1985); Raucher brauchen daher oft bis zu doppelt so hohe Dosen wie Nichtraucher (Ereshefsky et al. 1984). Bei chronisch-schizophrenen Patienten sieht man häufig exzessives Rauchverhalten. Dies sollte Anlaß geben, die Dosierung zu überprüfen, einerseits in Hinblick auf einen möglichen Wirkverlust des Neuroleptikums, andrerseits könnte dies auch als Versuch der Selbstbehandlung störender Nebenwirkungen aufgefaßt werden.

Koffein steigert die Angstempfindung, wirkt aktivierend und damit den Neuroleptika entgegensteuernd. Übermäßiger Kaffeegenuß kann Unruhe- und Angstzustände auslösen und damit ein Rezidiv vortäuschen und wird manchmal ebenfalls im Sinne einer Selbstbehandlung (Stimulation gegen die dämpfende Wirkung der Neuroleptika) eingesetzt.

Andere Substanzen
Hypotone Kreislaufregulationsstörungen sind vor allem bei Verwendung niederpotenter Neuroleptika eine häufige Nebenwirkung und machen oft die Beigabe kreislauffördernder Mittel notwendig. Allerdings sollte man auch hier zurückhaltend sein, da unter Umständen bei adrenergen Substanzen psychoseprovozierende Wirkung auftreten könnte. Adrenalinhaltige Medikamente sollen überhaupt vermieden werden, da es zu paradoxen Reaktionen kommen kann (Adrenalinumkehr). Günstig ist der Einsatz von Dihydroergotaminderivaten. Auch hier ist zu prüfen, ob nicht besser andere Maßnahmen, wie Dosisreduktion, Umstellung auf ein Präparat mit geringerer Kreislaufwirkung oder körperliches Kreislauftraining eingesetzt werden können.
Der Einsatz von kontrazeptiven Medikamenten ist ebenfalls möglich, allerdings kommt es zu leichten Abschwächungen des kontrazeptiven Effekts, sodaß hier in der Regel ein etwas stärkeres Hormonpräparat angewendet werden muß.

4.6.4 Therapieresistenz

Beurteilung des Therapieerfolges
Wie gut das Ansprechen der psychotischen Symptomatik ist, kann man gelegentlich schon sehr früh feststellen: Rasche Verbesserung der Symptomatik innerhalb des erstens Tages ist ein prognostisch gutes Zeichen für den Behandlungsverlauf insgesamt (Möller et al. 1983); dysphorische Reaktionen innerhalb der ersten 48 Stunden sind prognostisch ungünstig (van Putten und May 1978, Simpson und Levinson 1988). Mit einem endgültigen Urteil über die Wirksamkeit eines Medikaments sollte man sich aber mindestens 10 Tage Zeit lassen (Black et al. 1985), wobei man davon ausgehen kann, daß nach 5 Tagen 50% und nach 10 Tagen 75% der Gesamtveränderung erkenntlich sind (Woggon 1980).

Vorgehen bei ungenügendem Therapieerfolg

Ist die Wirkung der Behandlung in den ersten 5–10 Tagen unbefriedigend, ist es ratsam, zunächst die Dosis ein- oder zweimal um die Ausgangsdosis zu erhöhen; bringt dies keinen Erfolg, kann man das gleiche Medikament in der Ausgangsdosis in parenteraler Applikation versuchen (MÖLLER 1989), ehe man auf ein anderes Medikament umstellt. Dabei sollte man tunlichst ein Präparat einer anderen chemischen Substanzklasse wählen.

Atypische Neuroleptika

Darunter versteht man Substanzen, welche in Tierversuchen kein typisches Neuroleptikamuster aufweisen, beim Menschen aber dennoch antipsychotisch wirksam sind und extrapyramidale Nebenwirkungen nur in geringem Umfang oder gar nicht auslösen. Als Ursache dafür werden sowohl eine substanzeigene hohe anticholinerge Potenz als auch eine geringere Affinität für die D_2 Rezeptoren des nigrostriatalen Systems diskutiert. Üblicherweise werden Thioridazin, Melperon, die Benzamidderivate (Sulpirid, Remoxiprid) und Clozapin zu den atypischen Neuroleptika gerechnet.

Speziell für Clozapin ist belegt, daß es bei gegenüber herkömmlichen Neuroleptika therapieresistenten Patienten im doppelblinden Vergleich mit Chlorpromazin diesem bei weitem überlegen war (30% Responder auf Clozapin vs 4% auf Chlorpromazin; KANE et al. 1988). Weil ein erhöhtes Risiko für das Auftreten einer Agranulozytose besteht, ist Clozapin nur unter besonderen Vorsichtsmaßnahmen einsetzbar (LIEBERMAN et al. 1989).

Absetzversuch

Bleiben mehrere, höherdosierte Behandlungsversuche mit verschiedenen Typen von Neuroleptika erfolglos, ist ein Absetzversuch empfehlenswert. Üblicherweise wird dabei die Neuroleptikamedikation ab-

rupt sistiert, falls eine Sedierung notwendig ist, werden Tranquilizer gegeben. Oft kommt es alleine durch diese Maßnahme zu einer drastischen Besserung im Befinden des Patienten; manche Patienten sprechen dann auf eine nachfolgende Neuroleptikatherapie besser an und kommen mit niedrigeren Dosen aus (KUHS und EIKELMANN 1988).

Hochdosierung

Nach HAASE (1982) spricht man von Hochdosierung, wenn die neuroleptische Schwelle um das zehnfache überschritten wird – für Fluphenazin bei oraler Gabe also etwa 80 mg täglich. Fallweise wurden aber auch Dosen bis zu 1500mg gegeben (PLATZ und HINTERHUBER 1981). Man spricht dann auch von "Ultrahochdosierung" oder "Megadosen". Als Zielsyndrome gelten vor allem das Hostilitätssyndrom sowie schwerste chronische paranoid-halluzinatorische Psychosen, die zur Notwendigkeit einer langdauernden stationären Therapie führen. Diese Therapie sollte in jedem Falle nur unter strengster klinischer Observanz durchgeführt werden. Die Reduktion der Ultrahochdosierung darf nur langsam erfolgen, weil bei zu schnellem Absetzen schwerste extrapyramidale Störungen beobachtet worden sind. Da bei dieser Behandlung alle der Neuroleptikatherapie innewohnenden Risiken mit erhöhter Intensität auftreten können, ist sie auf Einzelfälle beschränkt; es kann unter diesem Regime allerdings manchmal auch bei ansonsten therapieresistenten Fällen noch eine Besserung erwartet werden (MÜLLER 1987).

Andere Maßnahmen bei Therapieresistenz

Als weitere Maßnahmen bei "therapieresistenten Psychosen" können eine hochdosierte Behandlung mit Benzodiazepinen, die adjuvante Therapie mit Lithium oder Carbamazepin und die Elektrokrampftherapie erwogen werden. Auf diese und weitere Möglichkeiten (Clonidin, Propanolol, Neuropeptide, Vitamin C, Vasopressinanaloga...) kann im Rahmen dieses Beitrages nicht weiter eingegangen werden (Übersichten bei MELTZER 1986, REMINGTON 1989).

4.6.5 Führung von Patienten unter Neuroleptikatherapie

Information

Der Patient muß über die wesentlichen Wirkungen und Nebenwirkungen der Medikation ausreichend informiert werden. Neben dieser rechtlicher Verpflichtung zur Information ist diese auch für die Bereitschaft des Patienten zur Mitarbeit bei der Therapie von großer Bedeutung. Im Akutstadium der Erkrankung ist es häufig schwierig, die Information zu vermitteln, sodaß sie schrittweise, dem Krankheitsstadium entsprechend, dargebracht werden muß. Nach Möglichkeit sollten auch die Angehörigen in den Informationsprozess eingebunden werden. Gerade bei der in der Öffentlichkeit vorhandenen, eher kritischen und oft unsachgemäßen Einstellung Psychopharmaka gegenüber, ist der gute Kontakt zum Umfeld des Patienten von großer Bedeutung. Es ist darauf hinzuweisen, daß die erforderliche Wirkung u.U. nur langsam eintritt und somit eine gewisse Latenzzeit zu erwarten ist. Nebenwirkungen der Therapie wie Müdigkeit, Schwindel, Kreislaufstörungen, aber auch die gefürchteten neurologischen Nebenerscheinungen sind zu besprechen. In jedem Fall sind bei der Ersteinstellung kurzfristig ärztliche Kontrollen zu empfehlen.

Compliance

Der Therapieerfolg hängt nicht nur von der pharmakologischen Wirkung der Medikamente ab. Wir wissen, daß etwa 25–30% positive Wirkungen alleine bei Plazebo zu sehen sind. Das Verhalten des Arztes dem Patienten gegenüber, die Stimmigkeit seiner Persönlichkeit, seine Sicherheit im Umgang mit dem Patienten und in der Handhabung der Behandlung, sowie seine Bereitschaft, sich mit dem Patienten auseinanderzusetzen, spielen für den Erfolg auch der medikamentösen Behandlung eine wesentliche Rolle.

Der Anteil schizophrener Patienten, die die ärztlichen Verordnungen nicht befolgen – "Non-Compliance" – muß mit mindestens 40–50% angenommen werden (VAN PUTTEN 1974). In der Auseinandersetzung mit diesem Problem ist es günstiger, die Frage positiv zu formulieren und sich damit zu befassen, was einen Patienten mit guter Compliance auszeichnet (LINDEN 1987). Dabei zeigt sich, daß die Patienten, die einen guten Behandlungserfolg haben, auch eine positive Einstellung zur Neuroleptikatherapie haben, während die Non-Compliance-Patienten keine Erwartungen in die Therapie haben. Non-Compliance-Patienten sehen keinen Sinn in der Medikamenteneinnahme, halten sich beispielsweise nicht für krank bzw. Medikamente für den falschen Behandlungsweg. Die Drohung mit negativen Konsequenzen ist hier die weniger effektive Strategie. Besser ist es, dem Patienten Gründe anzubieten, die ihm die Behandlung sinnvoll machen, indem man ihm die positiven Wirkung der Neuroleptika verdeutlicht, wie beispielsweise die Verbesserung der Denkfähigkeit, verstärkte Hinwendung zur Umwelt, größere Leistungs- und Konzentrationsfähigkeit, erhöhtes Wohlbefinden, Sistieren von Halluzinationen, weniger innere Unruhe usw.

Weitere Faktoren, die zur Verbesserung der Compliance beitragen können, sind die Anzahl der verordneten Medikamente und Teildosen so niedrig wie möglich zu halten und Klagen über Nebenwirkungen ernstzunehmen und so weit wie möglich Abhilfe zu schaffen (BLONDIAUX et al. 1988) sowie die Gabe von Depotpräparaten .

Fahrerlaubnis

Neuroleptika beeinträchtigen das Fahrvermögen. Der Grad der Beeinflußung ist von der Dosierung und vom Krankheitsstadium abhängig. Allerdings kann bei vielen Patienten die Fahrfähigkeit erst durch die Therapie mit Neuroleptika wiederhergestellt werden. Die Entscheidung, ob das Lenken von KFZ erlaubt wird, ist daher individuell zu treffen. Im Anfangsstadium der Behandlung und bei Intensivtherapien sollte auf das Lenken von KFZ verzichtet werden (s. Bd.l, Kap. 14). Später sind neben der Dosishöhe, den eventuell vorhandenen Nebenwirkungen und dem psychischen Befinden auch die individuelle Erfahrung des Patienten mit dem Medikament und die Grundpersönlichkeit des Patienten zu berücksichtigen. Grundsätzlich ist auf eine genaue ärztliche Verlaufskontrolle des Patienten zu achten. In diesem Zusammenhang ist es besonders wichtig, daß der Patient über etwaige Nebenwirkungen informiert ist. Bei Kombination von Alkohol und Neuroleptika ist in jedem Fall auf das Lenken von KFZ zu verzichten. Grundsätzlich sollte die Regel gelten, daß auf individuelle Kontraindikationen für das Lenken von KFZ zu achten ist und keine generellen Verbote ausgesprochen werden, die ja wiederum zur Diskriminierung des betroffenen Patienten beitragen würden (SCHÖNY und GUTH 1990).

4.6.6 Gesamtbehandlungskonzept

Wie es dem Thema entspricht, wurden ausschließlich die Aspekte der medikamentösen Behandlung mit Neuroleptika erörtert. Dadurch soll aber nicht der Eindruck erweckt werden, dies sei die einzig mögliche oder die einzig richtige Behandlungsmethode. Im Gegenteil vertreten die Autoren die Ansicht, daß eine medikamentöse Therapie immer nur Teil eines Gesamtbehandlungskonzepts sein kann, das auch psychotherapeutische und soziotherapeutische Verfahren inkludiert (RITTMANNSBERGER und SCHÖNY 1990, SCHÖNY und RITTMANNSBERGER 1990). In zahlreichen Untersuchungen konnte gezeigt werden, daß der Verlauf schizophrener Psychosen in hohem Maße von peristatischen Faktoren abhängig ist und daß die Einbeziehung psychologischer und soziotherapeutischer Verfahren die Behandlungsergebnisse gegenüber einer alleinigen medikamentösen Behandlung deutlich verbessert (Übersichten in BÖKER und BRENNER 1986, 1989). Bezüglich detaillierter Information muß auf das entsprechende Kapitel in diesem Band verwiesen werden (Kap. 4.8).

Literatur

ALLEN RM (1983) Role of amantadine in the management of neuroleptic-induced extrapyramidal syndromes: overview and pharmacology. Clin Neuropharmacol 6: S 64–73

ALTAMURA AC, MAURI MC, MANTERO M, BRUNETTI M (1987) Clonazepam/haloperidol combination therapy in schizophrenia: a double blind study. Acta Psychiatr Scand 76: 702–706

BECKMANN H, LAUX G (1990) Guidelines for the dosage of antipsychotic drugs. Acta Psychiatr Scand 82 [Suppl 358]: 63–66

BENKERT 0, HIPPIUS H (1986) Psychiatrische Pharmakotherapie. Springer, Berlin Heidelberg New York Tokyo

BERNER P, SCHÖNBECK G (1987) Biologische Behandlungsmethoden. In: KISKER KP, LAUTER H, MEYER J-E, MÜLLER C, STRÖMGREN (Hrsg) Psychiatrie der Gegenwart, Bd 4. S 237–284

BLACK JL, RICHELSON E, RICHARDSON JW (1 985) Antipsychotic agents: a clinical update. Mayo Clin Proc 60: 777–789

BLONDIAUX I, ALAGILLE M, GINESTET D (1988) L'adhesion au traitement neuroleptique chez les patients schizophrenes. L'Encephale XIV: 43 1–438

BÖKER W, BRENNER HD (Hrsg) (1986) Bewältigung der Schizophrenie. Huber, Bern

BÖKER W, BRENNER HD (Hrsg) (1989) Schizophrenie als systemische Störung. Huber, Bern

Böning J (1989) Psychopathologie und Klinik von Rebound-Phänomenen bei psychopharmakologischer Langzeitbehandlung. Psychiatria Danubina 2: 119–122

Borison RL (1983) Amantadine in the management of extrapyramidal side effects. Clin Neuropharmacol 6: S 57–63

Breyer-Pfaff U (1987) Klinische Pharmakokinetik der Neuroleptika: Ergebnisse und Probleme. In: Pichot P, Möller HJ (Hrsg) Neuroleptika. Rückschau 1952-1986. Künftige Entwicklungen. Springer, Berlin Heidelberg New York Tokyo, S 37–46

Chouinard C, Jones BD, Annable L (1978) Neuroleptic-induced supersensitivity-psychosis. Am J Psychiatry 135: 1409–1410

Davis JM (1986) Neuroleptika. In: Freedman AM, Kaplan HI, Sadock BJ, Peters UH (Hrsg) Psychiatrie in Klinik und Praxis, Bd 2. Biologische und organische Psychiatrie. Thieme, Stuttgart New York, S 142–182

Davis JM, Schaffer CB, Killian GA, Kinnard C, Chan C (1980) Important issues in the drug treatment of schizophrenia. Schizophr Bull 6: 70–87

Dilsalver SC, Alessi NE (1988) Antipsychotic withdrawal symptoms: phenomenology and pathology. Acta Psychiatr Scand 77: 241–246

Dose M, Emrich HM (1990) Antikonvulsiva und Lithium als Adjuvantien der medikamentösen Therapie schizophrener Psychosen. In: Hinterhuber H, Kulhanek F, Fleischhacker WW (Hrsg) Kombination therapeutischer Strategien bei schizophrenen Erkrankungen. Vieweg, Braunschweig Wiesbaden, S 50–59

Dysken MW, Javaid JI, Chang SS, Schaffer C, Shahid A, Davis JM (1981) Fluphenacine pharmacokinetics and therapeutic response. Psychopharmacology 73: 205–210

Elia J, Katz IR, Simpson GM (1987) Teratogenicity of psychotherapeutic medications. Psychopharmacol Bull 23: 531–586

Ereshefsky L, Saklad SR, Davis CM, Jann MW, Richards AL, Burch NR (1984) Clinical implications of fluphenacine pharmacokinetics. The University of Texas

McEvoy JP, McCue M, Spring B, Mohs RC, Lavori PW, Farr RM (1987) Effects of amantadine and trihexyphenidyl on memory in elderly normal voluteers. Am J Psychiatry 44: 573–577

McEvoy JP, Hogarty GE, Carter M, Ortlip P, Ulrich R (1990) Pharmakotherapie des Distress bei remittierten schizophrenen Patienten: Behandlung mit Anticholinergica und die Dosierung von Fluphenazindecanoat. In: Hinter-

Huber H, Kulhanek F, Fleischhacker WW (Hrsg) Kombination therapeutischer Strategien bei schizophrenen Erkrankungen. Vieweg, Braunschweig Wiesbaden, S 40–49

Galenberg AJ (1984) Psychotropic drugs and the fetus. Biol Ther Psychiatry 7: 13–14

Gallhofer B, Marguc K (1990) Kombinationstherapie bei schizophrenen Patienten: Ist die Kombinationstherapie von Neuroleptika mit Benzodiazepinen unbestritten? In: Hinterhuber H, Kulhanek F, Fleischhacker WW (Hrsg) Kombination therapeutischer Strategien bei schizophrenen Erkrankungen. Vieweg, Braunschweig Wiesbaden, S 60–67

Gerken A, Holsboer F, Benkert O (1987) Kontrollierte Untersuchung zum Zusammenhang zwischen extrapyramidal-motorischen Nebenwirkungen und klinischer Wirksamkeit unter Perphenazin-Therapie bei schizophrenen Patienten. In: Heinrich K, Klieser E (Hrsg) Probleme der neuroleptischen Dosierung. Schattauer, Stuttgart New York

Goldney RD, Spence ND (1986) Safety of the combination of lithium and neuroleptic drugs. Am J Psychiatry 143: 882–884

Greil W, Haag H, Rüther E (1988) Spätdyskinesie: Untersuchungen zur Entstehung und Behandlung. In: Bender W, Dencker SJ, Kulhanek K (Hrsg) Schizophrene Erkrankungen. Therapie, Therapieresistenz – eine Standortbestimmung. Vieweg, Braunschweig Wiesbaden, S 36–49

Haase H-J (1972) Therapie mit Psychopharmaka und anderen psychotropen Medikamenten. Schattauer, Stuttgart New York

Haase H-J (1982) Die Dosierung der Neuroleptika unter feinmotorischer Kontrolle als konstruktiver Beitrag zum Thema der " Pharmakeule". In: Haase H-J (Hrsg) Psychopharmakotherapie. Optimale Dosierung der Neuroleptika. Perimed, Erlangen, S 13–57

Heinrich K (1987) Depotneuroleptika – ein Fortschritt? In: Pichot P, Möller HJ (Hrsg) Neuroleptika. Rückschau 1952–1986. Künftige Entwicklungen. Springer, Berlin Heidelberg New York, S 93–102

Herz MJ, Szymanski H, Simon JC von (1982) Intermittent medication for stable schizophrenic outpatients; an alternative to maintenance medication. Am J Psychiatry 139: 918–922

Hogarty GE, Ulrich RF, Mussare F, Aristigueta N (1977) Drug discontinuation among long term, successfully maintained schizophrenic outpatients. Dis Nerv Syst 37: 494–500

Jain AK, Kelwala S, Gershon S (1988) Antipsychotic drugs in schizophrenia: current issues. Int Clin

Psychopharmacol 3: 1–30

JOHNSON DAW, PASTERSKI G, LUDLOW JM, STREET K, TAYLOR RWD (1983) The discontinuance of maintenance neuroleptic therapy in chronic schizophrenic patients: drug and social consequences. Acta Psychiatr Scand 67: 33–35

JOLLEY AG, HIRSCH SR, McRINK A, MANCHANDA R (1989) Trial of brief intermittent neuroleptic prophylaxis for selected schizophrenic outpatients: clinical outcome at one year. Br Med J 298: 985–90

KAMINER Y, MÜNITZ H, WIJSENBEEK H (1982) Trihexyphenidyl (Artane) abuse: euphoriant and anxiolytic. Br J Psychiatry 140: 473–474

KANE JM (1989) The current status of neuroleptic therapy. J Clin Psychiatry 50: 322–328

KANE JM, RIFKIN A, WOERNER M, REARDON G, SARANTAKOS S, SCHIEBEL D, RAMOS LORENZI J (1983) Low dose neuroleptic treatment of outpatient schizophrenics. Relapse rates preliminary results. Arch Gen Psychiatry 40: 893–895

KANE JM, HONIGFELD C, SINGER J et al. (1988) Clozapine for the treatment resistant schizophrenic: a double blind comparison with chlorpromazine. Arch Gen Psychiatry 45: 789–796

KANTER GL, YEREVANIAN BI, CICCONE JR (1984) Case report of a possible interaction between neuroleptics and carbamazepine. Am J Psychiatry 141: 1101–1102

KEEPERS GA, CLAPPISON YJ, CASEY DE (1983) Initial anticholinergic prophylaxis for neuroleptic – induced extrapyramidal symptoms. Arch Gen Psychiatry 40: 1113–1117

KRAMER MS, VOGEL WH, DIJOHNSON C, DEWEY DA, SHEVES P, CAVICCHIA S, LITLE P, SCHMIDT R, KIMES I (1989) Antidepressants in "depressed" schizophrenic inpatients. Arch Gen Psychiatry 6: 922–928

KUHS H, EIKELMANN B (1988) Suspension of neuroleptic therapy in acute schizophrenia. Pharmacopsychiatry 21: 197–202

KULHANEK F, LINDE OK, MEISENBERG G (1979) Precipitation of antipsychotic drugs in interaction with coffee or tea. Lancet ii: 1130

LAUX G (1988) Psychopharmaka. Ein Leitfaden. Gustav Fischer, Stuttgart New York

LERNER Y, MINTZER Y, SCHESTATZKY M (1988) Lithium combined with haloperidol in schizophrenic patients. Br J Psychiatry 153: 359–362

LIEBERMAN JA, KANE JM, JOHNS CA (1989) Clozapine: guidelines for clinical management. J Clin Psychiatry 50: 329–338

LINDEN M (1987) Negative vs positive Therapieerwartungen und Compliance vs Non-Compliance. Psychiat Prax 14: 132–136

MELTZER HY (1986) Novel approaches to the phar-

macotherapy of schizophrenia. Drug Dev Res 3: 23–40

MÖLLER HJ (1987) Indikation und Differentialindikation der neuroleptischen Langzeitmedikation. In: PICHOT P, MÖLLER HJ (Hrsg) Neuroleptika. Rückschau 1952–1986. Künftige Entwicklungen. Springer, Berlin Heidelberg New York, Tokyo, S 63–79

MÖLLER HJ (1988) Kontinuierliche Langzeitbehandlung schizophrener Patienten mit niedrig dosierten Neuroleptika. In: HIPPIUS H, LAAKMANN G (Hrsg) Therapie mit Neuroleptika - Niedrigdosierung. Perimed, Erlangen, S 30–37

MÖLLER HJ, KISSLING W, LANG CH, DOERR P, PIRKE K-M, VON ZERSSEN D (1982) Efficacy and side effects of haloperidol in psychotic patients: oral versus intravenous administration. Am J Psychiatry 139: 1571–1575

MÖLLER HJ, KISSLING W, VON ZERSSEN D (1983) Die prognostische Bedeutung des frühen Ansprechens schizophrener Patienten auf Neuroleptika für den weiteren stationären Behandlungsverlauf. Pharmacopsychiatry 16: 46–49

MÖLLER HJ, KISSLING W, STOLL K-D, WENDT G (1989) Psychopharmakotherapie. Kohlhammer, Stuttgart Berlin Köln

MÜLLER P (1987) Neuroleptische Dosierung bei therapieresistenter Schizophrenie. In: HEINRICH K, KLIESER E (Hrsg) Probleme der neuroleptischen Dosierung. Schattauer, Stuttgart New York

MÜLLER-SPAHN F, GROHMANN R, RÜTHER E, HIPPIUS H (1990) Vor- und Nachteile einer Kombinationstherapie mit verschiedenen Neuroleptika. In: HINTERHUBER H, KULHANEK F, FLEISCHHACKER WW (Hrsg) Kombination therapeutischer Strategien bei schizophrenen Erkrankungen. Vieweg, Braunschweig Wiesbaden, S 22–32

PIETZCKER A (1988) Akutbehandlung von schizophrenen Patienten mit niedrig dosierten Neuroleptika. In: HIPPIUS H, LAAKMANN G (Hrsg) Therapie mit Neuroleptika-Niedrigdosierung. Perimed, Erlangen, S 20–27

PLATZ TH, HINTERHUBER H (1981) Die hochdosierte Neuroleptikatherapie. Pharmacopsychiatry 14: 141–147

PÜHRINGER W, KOCHER R, GASTPAR M (1979) Zur Frage der Inkompatibilität einer Lithium-Neuroleptika-Kombinationstherapie. Nervenarzt 50: 124–127

PULLEN GP, BEST NR, MAGUIRE J (1984) Anticholinergic drug use: a common problem? Br Med J 289: 612–613

PUTTEN T VAN (1974) Why do schizophrenic patients refuse to take their drugs? Arch Gen Psychiatry 31: 67–72

Putten T van, May PRA (1978) Subjective response as a predictor of outcome in pharmacotherapy. Arch Gen Psychiatry 35: 477–480

Putten T van, Gelenberg AJ, Lavori PW, Falk WE, Marder SR, Spring B, Mohs RC, Brotman AW (1987) Anticholinergic effects on memory: benztropine vs. amantadine. Psychopharmacol Bull 23: 26–29

Putten T van, Marder SR, Mintz J (1990) A controlled dose comparison of haloperidol in newly admitted schizophrenic patients. Arch Gen Psychiatry 47: 754–758

Reardon GT, Rifkin A, Schwartz A, Myerson A, Siris SG (1989) Changing patterns of neuroleptic dosage over a decade. Am J Psychiatry 146: 726–729)

Remington G (1989) Pharmacotherapy of schizophrenia. Can J Psychiatry 34: 211–219

Rey M-J, Schulz P, Costa C, Dick P, Tissot R (1989) Guidelines for the dosage of neuroleptics. Chlorpromazine equivalents of orally administered neuroleptics. Int Clin Psychopharmacol 4: 95–104

Richelson E (1985) Pharmacology of neuroleptics in use in the united states. J Clin Psychiatry 46 (Sec 2): 8–14

Rifkin A, Siris SG (1990) Die Kombination von Antidepressiva und Neuroleptika bei der Behandlung der Schizophrenie. In: Hinterhuber H, Kulhanek F, Fleischhacker WW (Hrsg) Kombination therapeutischer Strategien bei schizophrenen Erkrankungen. Vieweg, Braunschweig Wiesbaden, S 33–39

Rittmannsberger H (1990) Carbamazepin in der Behandlung psychischer Erkrankungen: Wirkungen und Nebenwirkungen. Wien Med Wochenschr 140: 398–404

Rittmannsberger H, Schöny W (1990) Neue psychosoziale Verfahren in der Behandlung schizophrener Patienten. In: Schönbeck G, Platz T (Hrsg) Schizophrene erkennen, verstehen, behandeln. Springer, Wien New York, S 121–132

Rittmannsberger H, Schöny W (1986) Prävalenz tardiver Dyskinesien bei langzeithospitalisierten schizophrenen Patienten. Nervenarzt 57: 116–118

Rittmannsberger H, Unterluggauer H (1991) Akutbehandlung mit Neuroleptika: intravenöse versus orale Applikation. In: Hinterhuber H, Kulhanek F, Neumann R (Hrsg) Prädiktoren und Therapieresistenz in der Psychiatrie. Vieweg, Braunschweig Wiesbaden

Robinson GE, Stewart DA, Flak E (1986) The rational use of psychotropic drugs in pregnancy and postpartum. Can J Psychiatry 31: 183-190

Sassim N, Grohmann R (1988) Adverse drug reactions with clozapine and simultaneous application of benzodiazepines. Pharmacopsychiatry 21: 306–307

Schmidt LG, Siemetzki H (1988) Differentielle Wirkprofile der neuroleptischen Therapie akut Schizophrener? Ergebnisse einer klinisch-naturalistischen Studie. Nervenarzt 59: 721-726

Schöny W, Guth Ch (1990) Führerscheingutachten bei Schizophrenen. In: Platz TH, Schubert H, Neumann R (Hrsg) Fortschritte im Umgang mit schizophrenen Patienten. Springer, Wien New York, S 69–77

Schöny W, Rittmannsberger H (1990) Einsatz psychosozialer Behandlungsverfahren in der Psychiatrie. In: Schönbeck G, Platz T (Hrsg) Schizophrene erkennen, verstehen, behandeln. Springer, Wien New York, S 133–140

Simpson GM, Levinson DF (1988) Können wir das Ansprechen auf die somatischen Therapien der Schizophrenie verbessern? In: Bender W, Dencker SJ, Kulhanek K (Hrsg) Schizophrene Erkrankungen. Therapie, Therapieresistenz – eine Standortbestimmung. Vieweg, Braunschweig Wiesbaden, S 164–177

Singh MM, Kay SR (1975) A comparative study of haloperidol and chlorpromazine in terms of clinical effects and therapeutic reversal with benztropine in schizophrenia. Psychopharmacology 43: 103–113

Sokoloff P, Giros B, Martres M-P, Bouthenet M-L, Schwartz J-Ch (1990) Molecular cloning and characterization of a novel dopamine receptor (D_3) as a target for neuroleptics. Nature 347: 146–15 1

Solano OA, Saow T, Ananth J (1989) Rapid tranquilization: a reevaluation. Neuropsychobiology 22: 90–96

Tegeler J (1987) Differentielle Indikationen der neuroleptischen Akutbehandlung Schizophrener. In: Pichot P, Möller HJ (Hrsg) Neuroleptika. Rückschau 1952–1986. Künftige Entwicklungen. Springer, Berlin Heidelberg New York Tokyo, S 47–61

Thiels C (1987) Pharmacotherapy of psychiatric disorders in pregnancy and during breastfeeding: a review. Pharmacopsychiatry 20: 133–146

Tupin JP (1985) Focal neuroleptization: an approach to optimal dosing for initial and continuing therapy. J Clin Psychopharmacol 5: 15–21 S

Vagen R, Götestam KG (1986) An experimental evaluation of the euphoric properties of antiparkinson drugs on psychotic patients. Acta Psychiatr Scand 74: 519–523

WALDMEIER PC (1987) Is there a common denominator for the antimanic effect of lithium and anticonvulsants? Pharmacopsychiatry 20: 37–47

WILES D, FRANKLIN M, DENCKER SJ, JOHANSSON R, LUNDIN L, MALM U (1980) Plasma fluphenazine and prolactine levels in schizophrenic patients during treatment with low and high doses of fluphenazine enanthate. Psychopharmacology 71: 131–136

WINSLOW RS, STILLNER V, COONS DJ, ROBINSON MW (1986) Prevention of acute dystonic reactions in patients beginning high-potency neuroleptics. Am J Psychiatry 143: 706–710

WORLD HEALTH ORGANIZATION (1990) Prophylactic use of anticholinergics in patients on long-term neuroleptic treatment. A consensus statement. Br J Psychiatry 156: 412

WOGGON B (1980) Veränderung der psychopathologischen Symptomatik während 20-tägiger antidepressiver oder neuroleptischer Behandlung. Psychiatr Clin (Basel) 13: 150–164

WOGGON B (1987) Dosierung von Neuroleptika. In: PICHOT P, MÖLLER HJ (Hrsg) Neuroleptika. Rückschau 1952–1986. Künftige Entwicklungen. Springer, Berlin Heidelberg New York Tokyo, S 81–91

WÖLLER W, TEGELER J (1983) Späte extrapyramidale Hyperkinesien. Klinik – Prävalenz -Pathophysiologie. Fortschr Neurol Psychiat 51: 131–157

WYATT RJ (1976) Biochemistry and schizophrenia, part IV. The neuroleptics, their mechanism of action: a review of the biochemical literature. Psychopharmacol Bull 12: 5–50

YEREVANIAN BL, HODGMAN CH (1985) A haloperidol-carbamazepine interaction in a patient with rapid-cycling disorder. Am J Psychiatry 142: 785–786

Neuro-Psychopharmaka, Bd. 4
Riederer P. / Laux G. / Pöldinger W. (Hrsg.)
© Springer-Verlag Wien 1992

4.7 Neuroleptische Rezidivprophylaxe und Langzeitbehandlung schizophrener Psychosen

H.-J. Möller

Bei der neuroleptischen Langzeitbehandlung schizophrener Erkrankungen muß man grundsätzlich unterscheiden zwischen der prophylaktischen Langzeitmedikation zur Verhinderung von psychotischen Rezidiven und der symptomsuppressiven Langzeitmedikation zur Kupierung chronischpsychotischer Symptomatik. Diese theoretisch plausible Unterscheidung wirft aber in der Praxis erhebliche Probleme auf. Die Frage, ob eine nach der neuroleptischen Akutbehandlung durchgeführte Langzeitbehandlung mit Neuroleptika rezidivprophylaktisch oder symptomsuppressiv ist, läßt sich prinzipiell nur entscheiden, wenn nach dem Abklingen der psychotischen Symptomatik unter der Akutbehandlung die Neuroleptika abgesetzt werden und eine mehrwöchige neuroleptikafreie Phase eingeschoben wird, in der geprüft werden kann, ob es zu einem Wiederaufflackern der psychotischen Symptomatik kommt oder der Patient symptomfrei bleibt (MÜLLER 1983). Dieses Vorgehen, das aus erkenntnistheoretischen Gründen eine Exazerbation der Symptomatik in Kauf nimmt, wird nur im Rahmen von Forschungsprojekten angestrebt, im klinischen Alltag hingegen wird die neuroleptische Akutbehandlung in der Regel ohne neuroleptikafreies Intervall direkt in die Langzeitbehandlung übergeführt.

4.7.1 Wirksamkeit und Verträglichkeit der neuroleptischen Rezidivprophylaxe

Die Wirksamkeit der neuroleptischen Rezidivprophylaxe mit im Vergleich zur Akutbehandlung wesentlich niedrigeren Neuroleptikadosierungen ist durch zahlreiche kontrollierte Studien empirisch sehr gut gesichert (vgl. die Übersichten von DAVIS et al. 1980, KANE 1990, KANE und LIEBERMAN 1987, MÖLLER 1990). Die Rezidivquoten unter Neuroleptika lagen in allen Studien deutlich niedriger als unter Placebo, in der Mehrzahl mit Placebo-Verum-Differenzen in der Größenordnung von 50%. Abgesehen von dieser Gesamttendenz differieren die Untersuchungsergebnisse beträchtlich, offensichtlich in Abhängigkeit von Faktoren wie diagnostische Kriterien, Chronizität der Erkrankung, Applikationsmodus etc. (Abb. 4.7.1). Die meisten placebokontrollierten Studien zur neuroleptischen Rezidivprophylaxe beziehen sich auf einen Zeitraum von maximal 2 Jahren.

Aus mehreren einfachen oder placebokontrollierten Absetzstudien (HIRSCH et al. 1973, HOGARTY et al. 1976, LEFF und WING 1971, RIFKIN et al. 1975, SCHOOLER et al. 1980 a, b) ergibt sich, daß nach einer neuroleptischen Langzeitmedikation ein erhebliches Rezidivrisiko weiterbesteht. In der placebokontrollierten Absetzstudie von HOGARTY et al. (1976), bei der unter Neuroleptika gut stabilisierte Patienten nach 2 bis 3jähriger Neuroleptikalangzeittherapie untersucht wurden, betrug die 1-Jahresrezidivquote nach Placebosubstitution 65%, die meisten Rezidive ereigneten sich im 3. bis 7. Monat nach Absetzen. In der mit Neuroleptika weiterbehandelten Gruppe traten nur bei 18% Rezidive auf. Wegen des noch längeren Untersuchungszeitraums ist auch die analoge Studie von Cheung (1981) bemer-

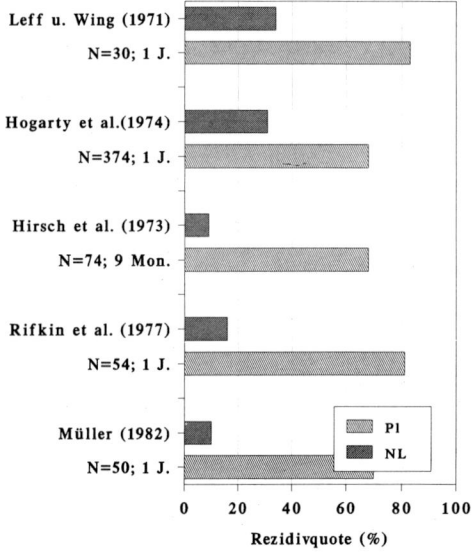

Abb. 4.7.1. Rezidivprophylaxe mit oralen Neuroleptika. Neuroleptikum (NL) vs Placebo (Pl) (aus Möller 1990)

kenswert, die in der Tendenz zu vergleichbaren Resultaten führte (Tabelle 4.7.1). Aus diesen Untersuchungen läßt sich insgesamt ableiten, daß die neuroleptische Rezidivprophylaxe sinnvollerweise wenigstens über einen Zeitraum von 5 Jahren fortgesetzt werden sollte, sofern die Medikation bei optimaler Behandlungsstrategie gut vertragen wird.

Wegen erheblicher organisatorischer Schwierigkeiten und auch aus ethischen Gründen sind placebokontrollierte Studien über mehrjährige Zeiträume kaum durchführbar. Über den rezidivprophylaktischen Wert einer langjährigen Neuroleptikatherapie können nur Untersuchungen nach der sog. Spiegelmethode eine Aussage machen, in denen intraindividuell identische Zeiträume eines Patienten unter zwei verschiedenen medikamentösen Bedingungen verglichen werden, also Zeiten, in denen der Patient keine oder relativ kurzfristig Neuroleptika bekommen hat, und Zeiten, in denen er langfristig Neuroleptika bekommen hat (Möller 1986). Insgesamt weisen diese Studien darauf hin, daß der rezidivprophylaktische Effekt der Neuroleptikamedikation auch über erheblich längere Zeiträume als 5 Jahre nicht abnimmt (Tegeler et al. 1980, Gottfries 1978, Pietzcker et al. 1981). So haben z. B. Pietzcker et al. (1981) bei 33 Schizophrenen, die durchschnittlich 18 Jah-

Tabelle 4.7.1. Placebokontrollierte Absetzstudien

	Neuroleptika weitergegeben	Neuroleptika abgesetzt (Placebo)
Hogarty et al. (1976) (nach 2-3 Jahren erfolgreicher neuroleptischer Prophylaxe)	18% Rezidive	65% Rezidive
	in 1 weiteren Jahr	
Cheung (1981) (nach 3-5 Jahren erfolgreicher neuroleptischer Prophylaxe)	13% Rezidive	62% Rezidive
	in 1½ weiteren Jahren	

re kontinuierlich mit Perazin behandelt worden waren, eine Reduktion der jährlichen Rehospitalisierungsquote von 0,58 vor auf 0,07 während der Behandlung festgestellt.

Schon HOGARTY et al. (1974) wiesen darauf hin, daß ein wesentlicher Grund für die Rezidive unter Neuroleptika darin zu sehen ist, daß ca. 50% der Patienten die Neuroleptika vorzeitig absetzten. Die niedrige Compliance-Rate Schizophrener, gerade unter den Bedingungen der Langzeittherapie, wurde auch in anderen Studien beschrieben (CHIEN 1975, LEFF und WING 1971, FALLOON et al. 1978 u. a.). Die Depot-Neuroleptika können zwar nicht prinzipiell verhindern, daß ein Patient die ärztliche Betreuung und damit die neuroleptische Medikation abbricht. Zumindest aber bei solchen Patienten, die in der ärztlichen Betreuung bleiben, ist eine bessere Compliance durch die Depot-Neuroleptika garantiert. Damit sind theoretisch auch bessere Therapieresultate zu erwarten. Die Ergebnisse kontrollierter Studien, in denen eine orale Neuroleptikabehandlung mit einer Depot-Neuroleptikabehandlung verglichen wurde (Tabelle 4.7.2), weisen allerdings nicht immer eindeutig in diese Richtung (CRAWFORD und FORREST 1974, DEL GIUDICE et al. 1975, FALLOON et al. 1978, HOGARTY et al. 1979, RIFKIN et al. 1977, SCHOOLER und LEVINE 1976, SCHOOLER et al. 1980 a). Daraus sollte nicht die Schlußfolgerung gezogen werden, daß es in der praktischen Routineversorgung irrelevant wäre, ob man ein orales Neuroleptikum gibt oder ein Depot-Präparat. Statt dessen sollten die Ergebnisse dieser kontrollierten Studien kritisch betrachtet werden, u. a. unter dem Aspekt, daß bei diesen wissenschaftlichen Studien der Vorteil der Depot-Neuroleptika dadurch nicht so zum Tragen kommt, daß eine gute Compliance bei der oralen Behandlung bereits durch die außerordentlich aufwendige Studienbetreuung garantiert werden kann (MÖLLER 1986). Auch ist zu berücksichtigen, daß sich

unter oraler Medikation eine Non-Compliance häufig erst allmählich entwickelt, was dann wegen der bekannten mehrmonatigen Latenz zwischen Absetzen des Neuroleptikums und Rezidiv der Psychose bei einer nur 1jährigen Studiendauer dazu führen kann, daß der Nachteil der oralen Behandlung nicht erkennbar wird.

Neben den bisher diskutierten Effizienzaspekten sind zwei pharmakokinetische Vorteile der Depot-Neuroleptika zu nennen: im Vergleich zur oralen Applikation bessere Verfügbarkeit und stabilere Plasmaspiegel (KAPFHAMMER und RÜTHER 1987). Man braucht bei der Behandlung mit Depot-Neuroleptika aufgrund der Umgehung des "first pass"-Effektes weniger Substanz zuzuführen. Die durch die Depot-Behandlung erzielbaren stabileren Plasmaspiegel sind möglicherweise nicht nur für die Wirksamkeit von Interesse, sondern haben auch Relevanz für die Nebenwirkungen. So wurde z. B. darüber diskutiert, daß Spätdyskinesien ggf. eher mit einer Instabilität der Plasmaspiegel über lange Zeiträume zusammenhängen könnten (MÖLLER und KISSLING 1986).

Die Nebenwirkungen der neuroleptischen Rezidivprophylaxe sind die gleichen wie unter der Akutbehandlung mit Neuroleptika. Wegen der niedrigeren Dosierung sind allerdings die meisten Nebenwirkungen viel seltener und in der Regel, wenn sie auftreten, nicht so intensiv. Unter Langzeitbehandlungsbedingungen sind neben Sedierung, affektiver Nivellierung, Antriebsminderung, depressiver Verstimmung und Parkinsonoid vor allem die Spätdyskinesien von Bedeutung.

4.7.2 Indikationsprobleme

Die verfügbaren Daten zur neuroleptischen Rezidivprophylaxe machen ein Grundproblem der Indikation für die rezidivprophylaktische Langzeitmedikation deutlich. Wenn man nur Studien mit einer Studien-

Tabelle 4.7.2. Kontrollierte Vergleiche zwischen Depot-Neuroleptika (Fluphenazin-Depot) und oralen Neuroleptika bei ambulanten Patienten - nach GLAZER 1984 (aus KAPFHAMMER und RÜTHER 1987)

DEL GIUDICE et al. (1975)	Fluphenazinönanthat (Fö) versus orales Fluphenazin (FPZ)	Modifizierte Doppelblind-studie mit Randomisierung von 82 männlichen Schizo-phrenen, die während einer Krankenhausbehandlung auf FPZ ansprachen, 18monatiger Follow up	Überlegenheit von Fö gegenüber FPZ in der Verhütung einer Rehospitalisie-rung; Zeitlänge nach Entlassung für einen mit mehr als 50% wahrschein-lichen Rückfall: 140 Tage für FPZ, 420 Tage für Fö
CRAWFORD und FORREST (1974)	Fluphenazindecanoat (FD) versus orales Trifluoperazin (TFP)	Doppelblindstudie mit Ran-domisierung von 29 (aus 97) schizophrenen Patienten einer "Fluphenazindecanoat"-Klinik: stabiler Status der Patienten, zuverlässige Compliance, Einwilligung in einen 40wöchigen Follow up	26,6% der TFP-Patienten rehospitali-siert; 0% der FD-Patienten; kein stati-stisch signifikanter Unterschied, doch positiver Trend von FD gegenüber TFP in der Rückfallprophylaxe
RIFKIN et al. (1977)	Fluphenazindekanoat vs orales Fluphenazin	Doppelblindstudie mit Ran-domisierung von 73 schizo-phrenen Patienten, die sich nach einer 4wöchigen Be-handlung mit FD und FPZ in stabiler Remission befanden; gute Kooperationsbereitschaft; keine bedeutsamen Nebenwir-kungen; 1jähriger Follow up	10,7% Rückfälle in der FPZ-Gruppe gegenüber 8,7% in der FD-Gruppe (keine statistische Signifikanz)
FALLOON et al. (1978)	Fluphenazindecanoat versus orales Pimozid	Doppelblindstudie mit Ran-domi-sierung von 44 jüngst entlassenen schizophrenen Patienten, 1jähriger Follow up	24% Rückfälle in der Pimozidgruppe gegenüber 40% in der FD-Gruppe (keine statistische Signifikanz); Über-legenheit von Pimozid in den Rating-skalen für soziale Anpassung
HOGARTY et al. (1979)	Fluphenazindecanoat versus Sozialtherapie (ST) versus FD+struktu-rierte Sozialtherapie, versus orales Fluphe-nazin + einfache ST, versus orales Fluphe-nazin + strukturierte ST	Doppelblindstudie (bezüglich Medikation) mit Randomisierung von 105 entlassenen schizo-phrenen Patienten, 24monatigerFollow up	Vergleichbare Effizienz von FD u. FPZ in der Verhütung bedeutsamer klini-scher Verschlechterung; keine Unter-schiede in den Rückfallquoten, psycho-pathologischen Niveaus, Anpassung; FD+strukturierte ST niedrigste monat-liche Rückfallquote, FPZ+strukturierte ST höchste Quote
NIMH-Collabo-rative-Studie: SCHOOLER und LEVINE (1976) SCHOOLER et al. (1980a)	Fluphenazindecanoat vs orales Fluphenazin	Doppelblindstudie mit Randomisierung von 214 Patienten nach stabiler FPZ-Medikation für 1 Woche, 1jähriger Follow up	Keine signifikanten Unterschiede in Rückfallquoten (33% in FPZ- vs 24% in FD-Gruppe). Keine Unterschiede in den Ratingskalen für soziale Anpassung

dauer bis zu 2 Jahren in die Überlegungen einbezieht, so haben etwa 30% der Patienten auch unter Placebo kein Rezidiv, etwa 20% der Patienten haben trotz Neuroleptika ein Rezidiv, nur etwa 50% der Patienten sind Verum-Responder. Eine sehr breit angelegte Indikation der neuroleptischen Rezidivprophylaxe nach dem Prinzip, jeder Patient mit einer schizophrenen Psychose sollte auf diese Weise behandelt werden, würde demnach bedeuten, daß ein Großteil der Patienten eine medikamentöse Langzeitmedikation mit für den einzelnen unterschiedlich starken Nebenwirkungen erhalten würde, ohne daß diese von der Medikation profitieren, da sie entweder ohnehin ohne Rezidiv bleiben würden oder aber trotz Medikation ein Rezidiv erleiden würden. Eine traditionelle Indikationsstellung der Neuroleptika-Rezidivprophylaxe geht in die Richtung, für die Rezidivphrophylaxe nur schizophrene Patienten eines gewissen Chronizitätsgrades (WOGGON et al. 1975), z. B. Vorliegen mindestens eines Rezidivs der Erkrankung, vorzusehen. Eine Studie von KANE et al. (1982), die placebokontrolliert den Effekt der Neuroleptika-Rezidivprophylaxe bei Patienten mit Erstmanifestation einer schizophrenen Erkrankung geprüft hat, ergab aber, daß die mit Neuroleptika behandelten Patienten im ersten Jahr nach der Erkrankung keine Rezidive erlebten, während in der Placebogruppe bei 41% der Patienten Rezidive auftraten. Auch CROW et al. (1986) wiesen auf die ungünstige Prognose von Patienten mit schizophrenen Erstmanifestationen hin. Diese Studien sollten Anlaß geben, die bisherige Indikationspraxis zu überdenken, zumindest wenn an der Diagnose der Schizophrenie im konkreten Fall kein Zweifel besteht. Eine mindestens 1jährige neuroleptische Rezidivprophylaxe für Patienten mit Erstmanifestation einer schizophrenen Psychose wurde bereits 1979 von HELMCHEN empfohlen, allerdings nur bei Patienten mit postpsychotischen Reintegrationsschwierigkeiten.

Unter diagnostischen Aspekten wurden die **schizoaffektiven Psychosen** als eine Sondergruppe dargestellt, bei der die rezidivprophylaktische Behandlung mit Lithium einen guten Effekt bringt (GOODNICK und MELTZER 1984) und die wegen der im allgemeinen besseren Verträglichkeit von Lithium deswegen den Neuroleptika vorzuziehen ist. Dies gilt aber nur bei deutlich affektiv geprägten Psychosen. Überwiegt hingegen die schizophrene Symptomatik, so scheint die Rezidivprophylaxe mit Neuroleptika besser wirksam zu sein (MATTES und NAYAK 1984). Für den Fall, daß eine Lithium-Prophylaxe bei den schizoaffektiven Psychosen nicht ausreichend wirksam ist, sollte unbedingt eine Neuroleptika-Rezidivprophylaxe oder eine Rezidivprophylaxe in der Kombination von Neuroleptika und Lithium durchgeführt werden.

Darüber hinausgehend wurden eine Reihe von Patienten- und Krankheitsmerkmalen ermittelt, die für den weiteren Verlauf der Neuroleptika-Rezidivprophylaxe prognostisch relevant sind (Tabelle 4.7.3). Die prognostische Kraft dieser einzelnen Merkmale ist aber nicht sehr groß und erlaubt nicht die

Tabelle 4.7.3. Prädiktoren für Nicht-Rezidiv (nach GOLDBERG et al. 1977)

A. Allgemeine Prädiktoren

Gute prämorbide Anpassung

Kürzere Dauer früherer Hospitalisation

Weniger ambulante psychiatrische Behandlungen in der Vorgeschichte

Geringes Ausmaß an Symptomatik bei Eintritt in die Studie

B. Neuroleptikaspezifische Prädiktoren

Bei Eltern/Ehepartner lebend

Weibliches Geschlecht

Zufriedenheit mit der eigenen Rolle

Compliance für Neuroleptika

Einzelfallvorhersage. Obendrein sind die stabilsten Prädiktoren nicht neuroleptikaspezifisch, sondern entsprechen eher allgemeinen Verlaufsprädiktoren schizophrener Erkrankungen (GOLDBERG et al. 1977, SCHOOLER et al. 1980 b, MÜLLER et al. 1986, McGLASHAN 1986, v. ZERSSEN und MÖLLER 1980). Diese allgemeinen Verlaufsprädiktoren können dazu beitragen, eine Subgruppe ungünstig verlaufender schizophrener Erkrankungen zu definieren, bei denen, sofern es sich nicht um Neuroleptika-Nonresponder handelt, die Indikation zu einer konsequenten neuroleptischen Langzeitmedikation in besonderem Maße gegeben ist. Die Tatsache, daß die Patienten mit diesen für einen ungünstigen Verlauf sprechenden Prädiktoren auch unter Neuroleptika ungünstiger abschneiden als die anderen, sollte keinesfalls von vorneherein mißinterpretiert werden in dem Sinne, daß sie alle Therapie-Nonresponder sind, sondern weist darauf hin, daß auch unter der Neuroleptika-Langzeitmedikation die relative Bedeutung dieser Prädiktoren noch sichtbar wird. Daß auch die Kenntnis psychosozialer Umgebungsfaktoren von Bedeutung für die Indikation zur neuroleptischen Rezidivprophylaxe ist, wurde in exemplarischer Weise durch die Untersuchungen zur "high expressed emotion", womit eine überprotektive und überkritische Einstellung der Bezugspersonen gemeint ist, gezeigt (LEFF und VAUGHN 1981, VAUGHN et al. 1982, HOGARTY 1984). Wahrscheinlich lassen sich diese Ergebnisse auch auf andere relevante Streßfaktoren des Umgebungsmilieus übertragen, z. B. emotionale Belastung in zwischenmenschlichen Beziehungen, chronische Überforderung am Arbeitsplatz. Patienten, die diesen Umgebungsstreßfaktoren ausgesetzt sind, profitieren offenbar in besonderer Weise von dem neuroleptischen Schutz.

Schwierig ist die Frage zu beantworten, ob bei gewissen Patienten ein bestimmtes Neuroleptikum vorzuziehen ist. Für die neuroleptische Rezidivprophylaxe, bei der ja wesentlich niedrigere Dosen eingesetzt werden als in der Akutbehandlung, gilt wahrscheinlich, daß sich mögliche Wirkprofilunterschiede der Neuroleptika für diesen Indikationsbereich noch schwieriger darstellen lassen als in der Akutbehandlung (MÖLLER 1987). Diese Skepsis an der gruppenstatistischen Beweisbarkeit von unterschiedlichen klinischen Wirkungsqualitäten, z. B. hinsichtlich Antriebssteigerung, Stimmungsaufhellung etc., sollte allerdings nicht zu der Annahme verführen, daß die Neuroleptika bei einem Patienten beliebig austauschbar sind. So zeigte GARDOS (1974) in einer Studie, daß auch bei Verwendung äquivalenter Dosierung im Rahmen der Behandlung chronischer Schizophrenien die Neuroleptika beim einzelnen Patienten nicht austauschbar waren. Wegen der Unsicherheit über unterschiedliche Wirkprofile der Neuroleptika reduziert sich die Wahl bestimmter Neuroleptika in der Langzeitbehandlung, wo wegen der geringeren Dosierung die möglichen Unterschiede sich wahrscheinlich noch mehr verwischen, vorwiegend nach den Begleitwirkungen hinsichtlich Sedierung und extrapyramidalmotorischen Störungen sowie den diesbezüglichen individuellen Prädispositionen des Patienten (Tabelle 4.7.4). Außerdem spielt das jeweils erwünschte Applikationsintervall eines Depot-Präparates, je nach Präparat 1 bis 4 Wochen, eine Rolle. Ein weiterer Gesichtspunkt kann sein, das Präparat als Langzeitmedikation zu geben, das bereits in der Akutbehandlung verordnet wurde, weil so die Umstellung auf äquivalente Dosen leichter möglich ist (Tabelle 4.7.5).

4.7.3 Dosierung und Plasmaspiegel

Die Dosierung der rezidivprophylaktischen Langzeitmedikation mit Neuroleptika im Einzelfall stellt ein besonderes Problem dar,

Tabelle 4.7.4. Wirkungsspektren der Depot-Neuroleptika (modifiziert nach SIEBERNS 1986)

Generic name	Durch-schnittl. Dosierung	Empfohlene Injektions-intervalle	Anti-psycho-tische Wirkung	Spezifische Erregungs-dämpfung	Unspe-zifische (sedative) Dämpfung	Affekt-aus-gleichend (aktivierend)	Neuro-logische (EPS) Wirkung
cis(Z)-Clopen-thixoldecanoat	100–400 mg	2–3 Wo.	++	+(+)	++(+)	+	+(+)
Perphenazin-oenanthat	50–200 mg	2–(3) Wo.	++	+(+)	+++	(+)	+(+)
cis(Z)-Flupen-tixoldecanoat	20–80 mg	2–(3) Wo.	++(+)	+(+)	(+)	++	+(+)
Haloperidol-decanoat	50–300 mg	(2)–4 Wo.	++(+)	+(+)	+(+)	+	++
Fluphenazin-oenanthat	25–100 mg	2 Wochen	+++	++	++	+	+++
Fluphenazin-decanoat	12,5–50 mg	2–(4) Wo.	+++	++	+(+)	+	++(+)

Tabelle 4.7.5. Annähernde "Äquivalenzdosierungen" von oralen Neuroleptika und Depot-Neurolep-tika (nach Angaben aus der Literatur und der Hersteller). Bei Anwendung höherer Dosen gilt die gleiche Relation (aus MÖLLER et al. 1989)

Äquivalente Tages-dosierungen oraler Neuroleptika	Äquivalente Injektions-intervall-Dosierung von Depot-Neuroleptika	1 ml = ... mg	ml-Dosierung pro Intervall etwa entsprechend	
			200 mg	400 mg Chlorpromazin äqui-valente Tagesdosis
100 mg Chlorpromazin				
50 mg Clopenthixol	50 mg cis-Clopenthixol (2–3 Wo.)	200 mg	0,5 ml	1 ml
6 mg Perphenazin	25 mg Perphenazinönanthat (2–3 Wo.)	100 mg	0,5 ml	1 ml
2 mg Flupentixol	10 mg Flupentixoldecanoat (2–3 Wo.)	20 mg	1,5 ml	2 ml
2 mg Fluphenazin	6 mg Fluphenazindecanoat (2–3 Wo.)	25 mg	0,5 ml	1 ml
2 mg Haloperidol	30 mg Haloperidoldecanoat (4 Wo.)	50 mg	1,5 ml	2 ml
	1,5 mg Fluspirilen (1 Woche)	2 mg	1,5 ml	3 ml

denn die zur Rezidivprophylaxe erforderliche Dosierung kann bei verschiedenen Patienten sehr unterschiedlich sein. Auch das Auftreten von unerwünschten Begleitwirkungen ist bei verschiedenen Patienten an unterschiedliche Dosierungen gekoppelt. Insofern nützt die aus gruppenstatistischen Untersuchungen über neuroleptische Langzeitmedikation bekannte mittlere Dosis von 200 bis 400 mg Chlorpromazinäquivalent (Pietzcker 1978, Baldessarini und Davis 1980, Baldessarini et al. 1988) wenig, zumal bei diesen Studien nicht ausreichend zwischen rezidivprophylaktischer Langzeitbehandlung und symptomsuppressiver Langzeitbehandlung unterschieden wurde. Gerade für die Rezidivprophylaxe dürfte die Richtgröße eher im unteren Bereich liegen, also etwa bei 200 mg Chlorpromazinäquivalent (Baldessarini et al. 1988), wobei von großen individuellen Unterschieden auszugehen ist. Im Einzelfall wird die adäquate Dosis im klinischen Alltag, orientiert an dieser Richtgröße, vorsichtig austitriert unter den beiden Gesichtspunkten, daß einerseits Nebenwirkungen so gering wie möglich gehalten werden, andererseits noch ein ausreichender rezidivprophylaktischer Schutz gewährleistet ist (Möller et al. 1989).

Die für die rezidivprophylaktische Langzeitmedikation erforderliche Dosierung ist in der Regel geringer als die Dosierung, die noch gegen Ende der Akutbehandlung gegeben wird. Insbesondere störende, unerwünschte Begleitwirkungen sollten unbedingt langfristig eine vorsichtige Dosisreduktion nach sich ziehen. Das genaue Austitrieren der adäquaten Dosierung ist in der Regel ein Prozeß, der sich über viele Monate hinziehen kann. Im Verlauf des ersten Jahres der Langzeitmedikation kann meistens die bei Entlassung des Patienten verwendete Dosis allmählich auf etwa die Hälfte reduziert werden und im folgenden Jahr um weitere 25% (Johnson 1975).

Plasmaspiegelbestimmungen im Rahmen der neuroleptischen Langzeitmedikation haben bisher kaum praktische Bedeutung erlangt (vgl. Kap. 2.1 Pharmakokinetik). Plasmaspiegel-Wirkungs-Korrelationen im Zusammenhang mit der Rezidivprophylaxe sind insgesamt relativ wenig untersucht worden und zeigten keine eindeutigen Zusammenhänge zwischen Plasmakonzentration und rezidivprophylaktischem Effekt (Kissling et al. 1985, Dudley et al. 1983, u. a.). Bei einem Vergleich einer rezidivprophylaktischen Langzeitmedikation von 25 mg Fluphenazindecanoat 14tägig (Standarddosierung) mit 5 mg 14tägig (Niedrigdosierung) ergaben sich höhere Spiegel unter Standarddosierungsbedingungen (0,6–1,7 ng/ml vs. 0,5–0,6 ng/ml), aber keine statistisch signifikante Beziehung des Plasmaspiegels zum rezidivprophylaktischen Effekt (Marder et al. 1986). Wistedt et al. (1982) beschrieben, daß Patienten mit einem psychotischen Rückfall nach Absetzen der Medikamente einen schnelleren Konzentrationsabfall als die stabil bleibenden Patienten hatten, ein Phänomen, das auch von Pelckmans (1980) bestätigt wurde. Nach Absetzen von Fluphenazindecanoat konnten z. T. noch nach Monaten Plasmaspiegel nachgewiesen werden (Gitlin et al. 1988). Im allgemeinen werden unter der Depot-Neuroleptikabehandlung stabile Plasmaspiegel erreicht, so daß auch am Ende des Injektionsintervalls allenfalls ein geringfügiges Absinken des Spiegels erfolgt. Problematisch können allerdings erhöhte Plasmaspiegel in den ersten Tagen des Injektionsintervalls sein, da sie bei einem gewissen Prozentsatz der Patienten zu erhöhten Nebenwirkungsraten führen (Kapfhammer und Rüther 1987). Dieses "early peak"-Phänomen hängt u. a. ab von der Schnelligkeit der hydrolytischen Aufspaltung des Depot-Präparates durch die körpereigenen aliphatischen Esterasen sowie von dem Anteil der Substanz, der bei der Herstellung als freie Basis unverestert im Präparat bleibt. Die diesbezüglichen Verhältnisse sind offenbar unterschiedlich bei den einzelnen Depot-Präparaten.

Die Frage, auf welchen Plasmaspiegel ein Patient im Rahmen der rezidivprophylakti-schen Langzeitbehandlung einzustellen ist, läßt sich bisher wegen ungenügender Daten und zahlreicher methodischer Probleme bei der klinischen Planung der entsprechenden Studien nicht beantworten. Die in der Tabelle 4.7.6 aufgeführten Konzentrationsberei-che geben deshalb allenfalls eine stark zu relativierende Vorstellung wieder. Solche Daten können hilfreich sein unter dem Aspekt, z. B. bei Patienten, die auch einige Wochen nach der Umstellung von oral auf Depot noch unbefriedigende klinische Re-sultate zeigen, den Plasmaspiegel ggf. ent-sprechend zu adjustieren (KAPFHAMMER 1990).

Selbst die einfache Frage der Konversions-formel (Tabelle 4.7.7) bei der Umstellung von oraler Medikation auf Depot-Medikati-on ist aus verschiedenen methodischen Gründen nicht ausreichend beantwortet (JANN et al. 1985). Die Kalkulation einer adäquaten Dosierung bei der Umstellung von oral auf Depot ist insbesondere dann schwierig, wenn im Rahmen dieser Umstel-lung auch das Neuroleptikum gewechselt wird. Gegenüber den vorgeschlagenen Do-sisumrechnungsfaktoren sollte klinisch eher eine kritische Einstellung eingenom-men werden, zumal die in der Literatur zitier-ten Konversionsfaktoren erheblich diver-gieren. ERESHEFSKY et al. (1984) und YADA-LAM und SIMPSON (1988) empfahlen kompli-

Tabelle 4.7.6. Therapeutisch wirksame mittlere Plasmakonzentrationen der Depot-Neuroleptika (aus KAPFHAMMER 1990)

Neuroleptikum	Mittlere Plasmakonzentration	Autoren[a]
Fluphenazindecanoat	0,20–2,80 ng/ml	DYSKEN et al. (1981)
	0,40–0,80 ng/ml	TUNE et al. (1981)
	1,00–3,00 ng/ml	DUDLEY et al. (1983)
	–4,00 ng/ml	ESCOBAR et al. (1983)
	0,13–0,70 ng/ml	MAVROIDIS et al. (1984a)
	0,50–3,00 ng/ml	ERESHEFSKY et al. (1984)
Perphenazinönanthat	2–6 nmol/l	KNUDSEN et al. (1985)
Perphenazindecanoat		
Pipothiazinpalmitat	–	–
Pipothiazinundecylenat		
Flupentixoldecanoat	2–15 ng/ml	MAVROIDIS et al. (1984b)
	Kein Zusammenhang	JØRGENSEN et al. (1982)
Zuclopenthixoldecanoat	Kein Zusammenhang	DENCKER et al. (1980)
		AAES-JØRGENSEN et al. (1983)
		SZUKALSKI et al. (1986)
Fluspirilen	–	–
Penfluridol	2–12 ng/ml	HEYKANTS (1978)
Haloperidoldecanoat	3–10 ng/ml	FORSMAN und ÖHMAN (1977)
	8–17,7 ng/ml	MAGLIOZZI et al. (1981)
	–50 ng/ml	HOLLISTER und KIM (1982)
	4,2–11 ng/ml	MAVROIDIS et al. (1983)
	15–40 ng/ml	MILLER et al. (1984)
Bromperidoldecanoat	–	–

[a] Literatur s. KAPFHAMMER (1990)

Tabelle 4.7.7. Umstellung von oraler Medikation auf Depot-Medikation (nach KAPFHAMMER 1990)

Substanz	Empfohlene Konversionsformel bei Umstellung oral – Depot
Fluphenazindecanoat	1,6 mal orale Tagesdosis für 4–6 Wochen, dann Reduktion um 50%
Perphenazinönanthat	24–36 mg p. o./die = 100 mg i.m./2 Wochen
Perphenazindecanoat	
Pipothiazinpalmitat	2mal orale Tagesdosis i.m./4 Wochen
Flupentixoldecanoat	10 mg p.o./die = 40 mg i.m./2 Wochen
Zuclopenthixoldecanoat	100–400 mg/2-3 Wochen
Penfluridol	30–50 mg durchschn. Wochendosis
Fluspirilen	2–8 mg durchschn. Wochendosis
Haloperidoldecanoat	15–20 mal orale Tagesdosis i.m./4 Wochen
Bromperidoldecanoat	15–20mal orale Tagesdosis i.m./4 Wochen

ziertere Umsetzungsschemata, die den klinischen Bedürfnissen besser entsprechen. So rieten YADALAM und SIMPSON (1988) zu einer Umstellung nach Art eines Scherenprinzips. Wichtig dabei ist der Beginn mit einer sehr niedrigen Testdosis von Fluphenazindecanoat, um eine seltene Unverträglichkeit gegenüber Sesamöle oder unerwartet exzessive Nebenwirkungen berücksichtigen zu können. Die etablierte orale Medikation wurde zunächst beibehalten, jedoch um ca. 25% reduziert. Bei zugrunde gelegten 2wöchigen Dosierungsintervallen erfolgte eine weitere Reduktion der oralen Dosis von Fluphenazinhydrochlorid um je weitere 25% und während desselben Zeitraums eine Anhebung auf die doppelte Dosis der Depot-Medikation. Die Autoren gehen davon aus, daß eine kurzfristige symptomatische Verschlechterung während der Umstellungsphase am besten über eine Korrektur der oralen Medikation zu kupieren ist, eine nach einer Depot-Injektion während des gesamten Intervalls beobachtbare Verschlechterung des klinischen Status aber vorteilhaft eine Veränderung der Dosierung des Neuroleptikums erfordert.

4.7.4 Alternativen zur neuroleptischen Rezidivprophylaxe in Standarddosierung

Wegen des Compliance-Problems und insbesondere auch wegen der in jüngerer Zeit stärker beobachteten Gefahr tardiver Dyskinesien wurden in den letzten Jahren nach Alternativen für die kontinuierliche Langzeitbehandlung gesucht (KANE 1990). In dem Zusammenhang wurde u. a. auch eine **Niedrigdosierungsstrategie**, also eine rezidivprophylaktische Langzeitbehandlung mit extrem geringen Neuroleptikadosierungen, erprobt. Die Ergebnisse der bisherigen empirischen Untersuchungen zu dieser Niedrigdosierungsstrategie wurden an anderer Stelle detailliert dargestellt (MÖLLER 1988). Hier können nur die wesentlichsten Befunde zusammenfassend hervorgehoben werden (Abb.4.7.2). Niedrigdosierungsstrategien, die rezidivprophylaktisch Neuroleptika-Langzeitmedikation mit Dosierungen durchführten, die eine l0er Potenz niedriger lagen als die Standarddosierung (z. B. zwischen 1,25 bis 5 mg Fluphenazindecanoat 2wöchentlich), waren nicht erfolgreich (KANE et al. 1983) und weisen darauf hin, daß eine zu stark reduzierte Dosis nicht mehr ausreichenden rezidivprophylaktischen Schutz bietet. Auch die zunächst positiv klingenden Ergebnisse der 1-Jahres-Studie von MARDER et al. (1984), in der 5 mg vs. 25 mg Fluphenazindecanoat 2wöchentlich verglichen wurde und keine statistisch signifikanten Unterschiede hinsichtlich der Rezidivquote gefunden wurden, mußten nach Vorliegen der 2-Jahres-Rezidivquoten (MARDER et al. 1987) dieser Studie revidiert werden. Es zeigte sich nämlich, daß die Patienten der Standarddosis mit nur 36% Rezidiven deutlich besser abschnitten als die Patienten der Niedrigdosierungsgruppe, in der zu 69% Rezidive auftraten.

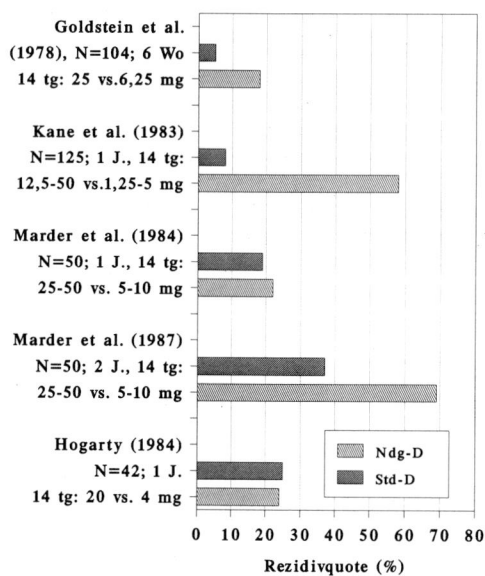

Abb. 4.7.2. Depot-Neuroleptika-Rezidivprophylaxe: Standarddosierung (Std-D) vs Niedrigdosierung (Ndg-D) (nach MÖLLER 1990)

Grundsätzlich sollte berücksichtigt werden, daß in solche Studien z. T. sehr selektierte Patienten eingingen, so z. B. in der Studie von MARDER Patienten, die unter 25 mg Fluphenazindecanoat und weniger langfristig stabilisiert waren. Deutlich zeigte sich in den meisten Untersuchungen zur Niedrigdosierungsstrategie eine bessere Verträglichkeit, insbesondere eine bessere Verträglichkeit hinsichtlich extrapyramidalmotorischer Nebenwirkungen.

Insgesamt ist die Niedrigdosierungsstrategie beim heutigen Wissensstand eher zurückhaltend zu bewerten und kommt als Alternative zur Standarddosierung vor allem in Betracht bei Patienten, die unter starken Nebenwirkungen leiden oder eine Fortsetzung der bisherigen Therapie grundsätzlich ablehnen. Bei Entscheidung für eine solche Niedrigdosierungsstrategie sollte die Dosis nicht zu weit abgesenkt werden.

Als weitere Alternativstrategie zur kontinuierlichen Langzeitmedikation mit Neuroleptika ist die **Frühinterventionsstrategie** zu nennen. Dabei wird nach Abklingen der akuten Psychose die Neuroleptikatherapie sehr langsam ausschleichend abgesetzt. Erst bei Auftreten sog. Frühwarnsymptome (HERZ et al. 1982) für ein Rezidiv – wie z. B. Nervosität, Unruhe, Schlafstörungen, diskrete Realitätsverkennung u. a. – wird eine neuroleptische Medikation wieder angesetzt. In den bisher vorliegenden Studien, die allerdings alle durch eine sehr kleine Fallzahl in ihrer Aussagekraft begrenzt sind, wird insgesamt der bessere rezidivprophylaktische Schutz durch die Langzeitmedikation deutlich (CARPENTER et al. 1982, 1987, PIETZCKER et al. 1986, HIRSCH et al. 1986). Die 2-Jahres-Studienergebnisse von CARPENTER et al. (1987) lassen aber im Vergleich zu den 1-Jahres-Studienergebnissen die Hypothese zu, daß sich ggf. der große Vorteil der rezidivprophylaktischen Langzeitmedikation im Vergleich zur Frühintervention auf Zeiträume bis zu 1 Jahr erstreckt und dann abnimmt, eine Hypothese, die weiter zu prüfen wäre. Bei der kritischen Würdigung der Studien muß man bedenken, daß die in die Studien aufgenommenen Patienten eher eine positive Selektion darstellen und somit die Studienergebnisse nicht generalisierbar sind. Obendrein muß berücksichtigt werden, daß auch noch während des Studienverlaufs zum Teil ein weiterer Selektionsprozeß eintrat. Nur um das zu illustrieren, sei erwähnt, daß in der Studie von CARPENTER et al. (1982) etwa 1/3 der Patienten der Ausgangsstichprobe wegen eines Frührezidivs nach langsamem Absetzen der Neuroleptika von der weiteren Studie ausgeschlossen wurde.

Sicher kann man zum gegenwärtigen Zeitpunkt noch keine endgültigen Schlußfolgerungen ziehen. Bereits jetzt muß aber darauf hingewiesen werden, daß die Frühinterventionsstrategie wahrscheinlich nur für eine eher kleine Gruppe von schizophrenen Patienten geeignet ist, bei denen eine geringe Rezidivgefahr besteht, die einen ausreichend engen Kontakt zu ihrem Arzt halten und die ausreichend kooperativ für ein derartiges therapeutisches Vorgehen sind, das erhebliche Eigeninitiative vom Patienten verlangt (MÖLLER 1990). Abschließend sei noch in Erinnerung gerufen, daß nach einer längeren Behandlung das Absetzen der Neuroleptika wegen der Gefahr von absetzbedingten Psychosen immer sehr langsam und ausschleichend erfolgen sollte.

4.7.5 Symptomsuppressive Langzeitbehandlung

Wie schon erwähnt, muß von der Rezidivprophylaxe mit Neuroleptika die symptomsuppressive Langzeitbehandlung schizophrener Patienten abgegrenzt werden, bei der die Neuroleptika zur Kupierung chronisch-produktiver Symptomatik eingesetzt werden. Die Dosierung richtet sich dabei zunächst nach der Dosierung, die bei Ende der Akutbehandlung zu einer ausreichenden Symptomreduktion bei gleichzeitig noch akzeptabler Beeinträchtigung des Patienten durch unerwünschte Begleitwirkungen geführt hat. Der Patient wird im Rahmen der neuroleptischen Langzeitmedikation mit dieser Dosis weiterbehandelt. Dabei ist aus Compliance-Gründen die intramuskuläre Behandlung mit einem Depot-Neuroleptikum vorzuziehen, sofern Dosierungen erreicht worden sind, die eine Umstellung auf eine Äquivalenzdosis eines Depot-Neuroleptikums möglich machen. Auch im weiteren Verlauf wird darauf geachtet, daß der Patient möglichst frei von psychotischen Symptomen ist und möglichst wenig unter Nebenwirkungen leidet. Das Ideal einer völligen Symptomfreiheit ist aber häufig nicht zu erreichen, wenn dieses Ziel mit zu hohen Nebenwirkungen erkauft werden müßte, die im Einzelfall nicht mehr vertretbar sind. Es muß also eine sinnvolle Nutzen-Risiko-Abwägung stattfinden, die auch ausführlich mit dem Patienten diskutiert werden sollte. Die für die symptomsuppressive Behandlung notwendigen Neuroleptikadosierungen liegen meist wesentlich höher als die für die rezidivprophylaktische Langzeitmedikation.

Ziel der neuroleptischen Langzeitmedikation kann nicht nur ein "frei von" psychotischer Symptomatik und eine Verhinderung stationärer Wiederaufnahmen sein, sondern sollte auch immer ein "fähig zu" besserer psychischer und sozialer Lebensbewältigung bedeuten (HELMCHEN 1978). Dabei muß die Nutzen-Risiko-Abwägung einer Langzeitmedikation nicht nur die Beseitigung der psychotischen Symptomatik und die Verträglichkeit der Neuroleptika, sondern auch die berufliche und soziale Integration und die subjektive Zufriedenheit des einzelnen Patienten berücksichtigen (TEGELER 1992). Der Nutzen einer Langzeitmedikation ist an der Reduktion der Wiederaufnahmeraten eindeutig ablesbar, während der Einfluß auf die soziale Adaptation schwieriger zu beurteilen ist. Nach CURSON et al. (1985),

MÖLLER und v. ZERSSEN (1986), MÜLLER et al. (1986) und SCHUBART et al. (1987) kann eine Langzeitneurolepsie zu einer größeren Stabilität des Krankheitsverlaufs und zu einer allgemeinen allmählichen Besserung der sozialen Funktionsfähigkeit führen, während schwerwiegende Defizite der prämorbiden Persönlichkeitsentwicklung und deren negative Konsequenzen für die Prognose nur begrenzt kompensiert werden können. Placebokontrollierte Studien zur symptomsuppressiven Therapie wurden unseres Wissens nicht durchgeführt. HIRSCH et al. (1973) und HOGARTY et al. (1974) nahmen in ihre Studien zur neuroleptischen Rezidivprophylaxe z. T. auch nicht remit-

tierte Patienten mit einem chronischen Krankheitsverlauf auf, die diesbezüglichen Patienten wurden aber nicht differenziert ausgewertet.

Auch bei einer symptomsuppressiven Therapie sollte die Dosierung der Neuroleptika im Sinne einer "nebenwirkungsgeleiteten Pharmakotherapie" (HEINRICH 1988) so niedrig wie möglich sein. Als Richtwert für eine symptomsuppressive Therapie wurde eine mittlere Dosis von 500 bis 1000 Chlorpromazinäquivalenten angegeben (TEGELER 1992), wobei aber von großen interindividuellen Unterschieden auszugehen ist und häufig wesentlich höhere Dosierungen nicht zu vermeiden sind.

Literatur

BALDESSARINI RJ, DAVIS JM (1980) What is the best maintenance dose of neuroleptics in schizophrenia? Psychiatry Res 3: 115–122

BALDESSARINI RJ, COHEN BM, TEICHER MH (1988) Significance of neuroleptic dose and plasma level in the pharmacological treatment of psychoses. Arch Gen Psychiatry 45: 79–91

CARPENTER WT, STEPHENS JH, REY AC, HANLON TE, HEINRICHS DW (1982) Early intervention vs continuous pharmacotherapy of schizophrenia. Psychopharmacol Bull 18: 21–23

CARPENTER WT, HEINRICHS DW, HANLON TE (1987) A comparative trial of pharmacologic strategies in schizophrenia. Am J Psychiatry 144: 1466–1470

CHEUNG HK (1981) Schizophrenics fully remitted on neuroleptics for 3–5 years – to stop or continue drugs. Br J Psychiatry 138: 490–494

CHIEN CP (1975) Drugs and rehabilitation in schizophrenia. In: GREENBLATT M (ed) Drugs in combination therapies. Grune & Stratton, New York

CRAWFORD R, FORREST A (1974) Controlled trial of depot fluphenazine in outpatient schizophrenics. Br J Psychiatry 124: 385–391

CROW TJ, MacMILLAN JF, JOHNSON AL, JOHNSTONE EC (1986) The Northwick Park study of first episodes of schizophrenia. II. A randomized controlled trial of prophylactic neuroleptic treatment. Br J Psychiatry 148: 120–127

CURSON DA, BARNES TRE, BAMBER RW, PLATT SD, HIRSCH SR, DUFFY JC (1985) Long-term depot maintenance of chronic schizophrenic outpatients: the seven year follow-up of the Medical Research Council fluphenazine/placebo trial. Br J Psychiatry 146: 464–480

DAVIS JM, SCHAFFER CB, KILLIAN GA, KINNARD C, CHAN C (1980) Important issues in the drug treatment of schizophrenia. Schizophr Bull 6: 70–87

DEL GIUDICE J, CLARK WG, GOCKA EF (1975) Prevention of recidivism of schizophrenics treated with fluphenazine enanthate. Psychosomatics 16: 32–36

DUDLEY J, RAUW G, HAMES EM, KEEGAN DL, MIDHA KK (1983) Correlation of fluphenazine plasma levels versus clinical response in patients: a pilot study. Prog Neuropsychopharmacol Biol Psychiatry 7: 791–795

ERESHEFSKY L, SAKLAD SR, JANN MW, DAVIS CM, RICHARDS A, SEIDEL DR (1984) Future of depot neuroleptic therapy: pharmacokinetic and pharmacodynamic approaches. J Clin Psychiatry (Sect 2) 45: 50–59

FALLOON I, WATT DC, SHEPHERD M (1978) A comparative controlled trial of pimozide and fluphenazine decanoate in the continuation therapy of schizophrenia. Psychol Med 8: 59–70

GARDOS G (1974) Are antipsychotic drugs interchangeable? J Nerv Ment Dis 159: 343–348

GITLIN MJ, MIDHA KK, FOGELSON D, NUECHTERLEIN K (1988) Persistence of fluphenazine in plasma after decanoate withdrawal. J Clin Psychopharmacol 8: 53–56

GLAZER WM (1984) Depot fluphenazine: risk/benefit ratio. J Clin Psychiatry 45 (Sect 2): 28–35

GOLDBERG SC, SCHOOLER NR, HOGARTY GE, ROPER M (1977) Prediction of relapse in schizophrenic outpatients treated by drug and sociotherapy. Arch Gen Psychiatry 34: 171–184

GOLDSTEIN MS, RODNIK FM, EVANS JR, MAY PRA, STEINBERG M (1978) Drugs and family therapy in the aftercare of acute schizophrenics. Arch Gen Psychiatry 35: 1169–1177

GOODNICK PJ, MELTZER HY (1984) Treatment of schizoaffective disorders. Schizophr Bull 10: 30–48

GOTTFRIES CG (1978) Flupenthixoldekanoat – Pharmakokinetik und klinische Anwendung. In: HEINRICH K, TEGELER J (Hrsg) Die Praxis der Depotneurolepsie. Das ärztliche Gespräch, 25. Tropon, Köln, S 26–39

HEINRICH K (1988) Nebenwirkungsgeleitete Pharmakotherapie in der Psychiatrie. Münch Med Wochenschr 130: 699–700

HELMCHEN H (1978) Forschungsaufgaben bei psychiatrischer Langzeitmedikation. Nervenarzt 49: 534–538

HELMCHEN H (1979) Neuroleptische Langzeitmedikation in der Praxis. Monatsk Ärztl Fortb 29: 800–801

HERZ MJ, SZYMANSKI H, SIMON JC v (1982) Intermittent medication for stable schizophrenic outpatients: an alternative to maintenance medication. Am J Psychiatry 139: 918–922

HIRSCH SR, GAIND R, ROHDE PD, STEVENS BC, WING JK (1973) Outpatient maintenance of chronic schizophrenic patients with long-acting fluphenazine: double-blind placebo trial. Br Med J I: 633–637

HIRSCH SR, JOLLEY AG, MANCHANDA R, McRINK A (1986) Frühzeitige medikamentöse Intervention als Alternative zur Depot-Dauermedikation in der Schizophreniebehandlung. Ein vorläufiger Bericht. In: BÖKER W, BRENNER HD (Hrsg) Bewältigung der Schizophrenie. Huber, Bern Stuttgart Toronto, S 62–71

HOGARTY GE (1984) Depot-neuroleptics: the relevance of psychosocial factors – a United States perspective. J Clin Psychiatry 45 (Sect 2): 36–42

HOGARTY GE, GOLDBERG S, SCHOOLER N, ULRICH R (1974) Drug and sociotherapy in the aftercare of schizophrenic patients. II. Two-years relapse rates. Arch Gen Psychiatry 31: 603–608

HOGARTY GE, ULRICH RF, MUSSARE F, ARISTIGUETA N (1976) Drug discontinuation among long-term, successfully maintained schizophrenic outpatients. Dis Nerv Syst 37: 494–500

HOGARTY GE, SCHOOLER NR, ULRICH R, MUSSARE F, FERRO P, HERRON E (1979) Fluphenazine and social therapy in the aftercare of schizophrenic patients. Relapse analyses of a two-year controlled study. Arch Gen Psychiatry 36: 1283–1294

JANN MW, ERESHEFSKY L, SAKLAD SR (1985) Clinical pharmacokinetics of the depot antipsychotics. Clin Pharmacokinet 10: 315–333

JOHNSON DAW (1975) Observations on the dose regimens of fluphenazine decanoate in maintenance therapy of schizophrenia. Br J Psychiatry 126: 457–461

KANE JM (1990) Treatment programme and long-term outcome in chronic schizophrenia. Acta Psychiatr Scand 82 [Suppl 358]: 151–157

KANE JM, LIEBERMAN JA (1987) Maintenance pharmacotherapy in schizophrenia. In: MELTZER HY (ed) Psychopharmacology. The third generation of progress. Raven, New York, pp 1103–1109

KANE JM, RIFKIN A, QUITKIN F, NAYAK D, RAMOS-LORENZI J (1982) Fluphenazine vs placebo in patients with remitted, acute first-episode schizophrenia. Arch Gen Psychiatry 39: 70–73

KANE JM, RIFKIN A, WOERNER M, REARDON G, STAVROS S, SCHIEBEL D, RAMOS-LORENZ J (1983) Low-dose neuroleptic treatment of outpatient schizophrenics. I. Preliminary results for relapse rates. Arch Gen Psychiatry 40: 893–896

KAPFHAMMER H-P (1990) Umstellungsregime von Kurzzeit- auf Depot-Neuroleptika. In: MÜLLER-OERLINGHAUSEN B, MÖLLER HJ, RÜTHER E (Hrsg) Thioxanthene in der neuroleptischen Behandlung. Springer, Berlin Heidelberg New York Tokyo, S 173–196

KAPFHAMMER H-P, RÜTHER E (1987) Depot-Neuroleptika. Springer, Berlin Heidelberg New York Tokyo

KISSLING W, MÖLLER HJ, WALTER K, WITTMANN B, KRÜGER R, TRENK D (1985) Double-blind comparison of haloperidol decanoate and fluphenazine decanoate: effectiveness, side-effects, dosage and serum levels during a six months treatment for relapse prevention. Pharmacopsychiatry 18: 240–245

LEFF J, WING JK (1971) Trial of maintenance therapy in schizophrenia. Br Med J III: 599–604

LEFF J, VAUGHN C (1981) The role of maintenance therapy and relatives' expressed emotion in relapse of schizophrenia. A 2-year follow-up. Br J Psychiatry 139: 102–104

MARDER, SR, VAN PUTTEN T, MINTZ J, McKENZIE J, LEBELL

M, Faltico G, May PRA (1984) Costs and benefits of two doses of fluphenazine. Arch Gen Psychiatry 41: 1025–1029

Marder SR, Hubbard JW, van Putten T, Hawes EM, McKay G, Mintz J, May PRA, Midha KK (1986) Plasma fluphenazine levels in patients receiving two doses of fluphenazine decanoate. Psychopharmacol Bull 22: 264–266

Marder SR, van Putten T, Mintz J, Lebell M, McKenzie J, May PRA (1987) Low- and conventional-dose maintenance therapy with fluphenazine decanoate. Arch Gen Psychiatry 44: 518–521

Mattes JA, Nayak D (1984) Lithium vs fluphenazine for prophylaxis in mainly schizophrenic schizoaffectives. Biol Psychiatry 19: 445–449

McGlashan T (1986) The prediction of outcome in chronic schizophrenia. IV. The Chestnut Lodge follow-up study. Arch Gen Psychiatry 43: 167–176

Möller HJ (1986) Methodological problems of long-term studies in psychopharmacology. Pharmacopsychiatry 19: 156–160

Möller HJ (1987) Indikation und Differentialindikation der neuroleptischen Langzeitmedikation. In: Pichot P, Möller HJ (Hrsg) Neuroleptika. Rückschau 1952–1986. Künftige Entwicklungen. Springer, Berlin Heidelberg New York Tokyo, S 63–79

Möller HJ (1988) Kontinuierliche Langzeitbehandlung von schizophrenen Patienten mit niedrig dosierten Neuroleptika. In: Hippius H, Laakmann G (Hrsg) Therapie mit Neuroleptika – Niedrigdosierung. Perimed, Erlangen, S 30–37

Möller HJ (1990) Neuroleptische Langzeittherapie schizophrener Erkrankungen. In: Heinrich K (Hrsg) Leitlinien neuroleptischer Therapie. Springer, Berlin Heidelberg New York Tokyo, S 97–115

Möller HJ, Kissling W (1986) Advantages and disadvantages of depot-neuroleptics as maintenance medication for chronic schizophrenics. Clin Neuropharmacol 9 [Suppl 4]: 259–262

Möller HJ, Zerssen D v (1986) Der Verlauf schizophrener Psychosen unter den gegenwärtigen Behandlungsbedingungen. Springer, Berlin Heidelberg New York Tokyo

Möller HJ, Kissling W, Stoll K-D, Wendt G (1989) Psychopharmakotherapie. Ein Leitfaden für Klinik und Praxis. Kohlhammer, Stuttgart

Müller P (1982) Die Patienten und das Ergebnis der Rezidivprophylaxe. In: Müller P (Hrsg) Zur Rezidivprophylaxe schizophrener Psychosen. Enke, Stuttgart, S 15–23

Müller P (1983) Was sollen wir Schizophrenen raten? Medikamentöse Langzeitprophylaxe oder Intervallbehandlung? Nervenarzt 54: 477–485

Müller P, Günther U, Lohmeyer J (1986) Behandlung und Verlauf schizophrener Psychosen über ein Jahrzehnt. Nervenarzt 57: 332–341

Pelckmans AD (1980) Double-blind study of changes in long-term patients under the influence of regularly fluctuating doses of fluphenazine decanoate. In: Usdin E et al. (eds) Phenothiazines and structurally related drugs: basic and clinical studies. Elsevier, Amsterdam, pp 202–206

Pietzcker A (1978) Langzeitmedikation bei schizophrenen Kranken. Nervenarzt 49: 518–533

Pietzcker A, Poppenberg A, Schley J, Müller-Oerlinghausen B (1981) Outcome and risks of ultra-long-term treatment with an oral neuroleptic drug. Relationship between perazine serum levels and clinical variables in schizophrenic outpatients. Arch Psychiatr Nervenkr 229: 315–329

Pietzcker A, Gaebel W, Köpcke W, Linden M, Müller P, Müller-Spahn F, Tegeler J (1986) A German multicenter study on the neuroleptic long-term therapy of schizophrenic patients. Preliminary report. Pharmacopsychiatry 19: 161–166

Rifkin A, Quitkin F, Klein DF (1975) Akinesia: a poorly recognized drug induced extrapyramidal disorder. Arch Gen Psychiatry 32: 672–674

Rifkin A, Quitkin F, Rabiner CJ, Klein DF (1977) Fluphenazine decanoate, fluphenazine hydrochloride given orally, and placebo in remitted schizophrenics. Relapse rate after one year. Arch Gen Psychiatry 34: 43–47

Schooler NR, Levine J (1976) NIMH-PRB Collaborative fluphenazine study group: the initiation of long-term pharmacotherapy in schizophrenia: dosage and side effect comparisons between oral and depot fluphenazine. Pharmacopsychologia 9: 159–169

Schooler NR, Levine J, Severe JB, Brauzer B, DiMascio A, Klerman, GL, Tuason VB (1980 a) Prevention of relapse in schizophrenia. An evaluation of fluphenazine decanoate. Arch Gen Psychiatry 37: 16–24

Schooler NR, Severe J, Levine J, Escobar J, Gelenberg A, Mandel M, Sovner R, Steinbook R (1980 b) Der Abbruch der neuroleptischen Behandlung bei schizophrenen Patienten und dessen Einfluß auf Rückfälle und auf Symptome der Spätdyskinesie. In: Kryspin-Exner K, Hinterhuber H, Schubert H (Hrsg) Ergebnisse der psychiatrischen Therapieforschung. Schattauer, Stuttgart New York, S 217–234

SCHUBART C, KRUMM B, BIEHL H, MAURER K, JUNG E
(1987) Factors influencing the course and outcome of symptomatology and social adjustment in first-onset schizophrenics. In: HÄFNER
H, GATTAZ WF, JANZARIK W (eds) Search for the
causes of schizophrenia. Springer, Berlin Heidelberg New York Tokyo, pp 98–106

SIEBERNS S (1986) Darstellung der Depotneuroleptika. In: HEINRICH K, SIEBERNS S (Hrsg) Internatio-
nales Fluanxol-Depot-Kolloquium. Das ärztliche Gespräch, 40. Tropon, Köln, S 7–18

TEGELER J (1992) Medikamentöse Langzeittherapie zur Symptomsuppression bei chronisch
Schizophrenen. In: MÖLLER HJ (Hrsg) Therapie
psychiatrischer Erkrankungen. Enke, Stuttgart
(im Druck)

TEGELER J, LEHMANN E, STOCKSCHLÄDER M (1980) Zur
Wirksamkeit der langfristigen ambulanten
Behandlung Schizophrener mit Depot- und
Langzeit-Neuroleptika. Nervenarzt 51: 654–
661

VAUGHN CE, SNYDER KS, FREEMAN W (1982) Family
factors in schizophrenic relapse: a replication.
Schizophr Bull 8: 425–426

WISTEDT B, JØRGENSEN A, WILES D (1982) A depot
neuroleptic withdrawal study. Plasma concentrations of fluphenazine and flupenthixol
and relapse frequency. Psychopharmacology
78: 301–304

WOGGON B, ANGST J, MARGOSES N (1975) Gegenwär-
tiger Stand der neuroleptischen Langzeitbehandlung der Schizophrenie. Nervenarzt 46:
611–616

YADALAM KG, SIMPSON GM (1988) Changing from
oral to depot fluphenazine. J Clin Psychiatry
49: 346–348

ZERSSEN D v, MÖLLER HJ (1980) Psychopathometri-
sche Verfahren in der psychiatrischen Therapieforschung. In: BIEFANG S (Hrsg) Evaluations-
forschung in der Psychiatrie. Fragestellungen
und Methoden. Enke, Stuttgart, S 129–166

Neuro-Psychopharmaka, Bd. 4
Riederer P. / Laux G. / Pöldinger W. (Hrsg.)
© Springer-Verlag Wien 1992

4.8 Psychosoziale Maßnahmen und Neuroleptika-Langzeitmedikation

H. Katschnig, T. Konieczna und E. Etzersdorfer

Einleitung

Seit Einführung der Neuroleptika Mitte der fünfziger Jahre kam es fast überall auf der Welt zu einer dramatischen Abnahme der bis dahin kontinuierlich angestiegenen Patientenzahlen in psychiatrischen Anstalten. Dieser "Pillenknick" dokumentiert, daß psychotische Symptome durch Neuroleptika so weit reduziert werden können, daß schizophrene Patienten zumindest für einige Zeit außerhalb des Krankenhauses leben können. Die Erfahrung zeigt jedoch, daß es unter den üblichen Alltagsbelastungen oft zu Rückfällen und zu Wiederaufnahmen kommt. Das Schlagwort der "Drehtürpsychiatrie" dokumentiert diesen Sachverhalt in prägnanter Weise.

Es ist heute bekannt, daß lebensverändernde Ereignisse (vgl. die Ergebnisse der Life-Event-Forschung; BIRLEY und BROWN 1970) sowie emotionales Überengagement und eine überkritische Haltung von Familienmitgliedern dem Patienten gegenüber (vgl. die "Expressed Emotion"-Forschung; z. B. LEFF 1989) für Rezidive mitverantwortlich sind. Andererseits konnte gezeigt werden, daß die anregungsarme Atmosphäre in psychiatrischen Anstalten alten Stils zu Antriebsarmut, Affektverflachung und Rückzug, also zur Entwicklung "negativer" Symptome beitrug (WING und BROWN 1970). Diese Erkenntnis – daß die Schizophrenie eine auf psychosoziale Einflüsse sehr sensibel reagierende Krankheit ist – hat nach dem "Pillenknick" zur Entwicklung von psychosozialen Interventionsmaßnahmen beigetragen. Gefördert haben diese Entwicklung die Neuroleptika nicht nur indirekt, sondern auch direkt, indem sie viele schizophrene Patienten für psychosoziale Maßnahmen überhaupt erst zugänglich machten.

Der Begriff der psychosozialen Maßnahme ist weitgefaßt und grenzt sich nur unscharf von verwandten Begriffen wie "psychotherapeutische Technik" und "therapeutisch günstige Haltung im Umgang mit dem Patienten" ab. Er schließt psychotherapeutische Techniken im engeren Sinn – mit einer Schwerpunktsetzung auf stützende und übende Verfahren – genauso ein wie primär am sozialen Netzwerk ansetzende Maßnahmen.

Da die Anwendung spezieller psychosozialer Maßnahmen wesentlich personalintensiver, organisatorisch aufwendiger und mühsamer ist als die Verschreibung von Psychopharmaka, kommen diese Methoden im klinischen Alltag heute noch seltener zum Einsatz als Medikamente. Der im therapeutischen Umgang mit schizophrenen Patienten Erfahrene kennt allerdings genügend Gründe, warum eine Kombination von Medikamenten und psychosozialen Maßnahmen versucht werden sollte. Hier seien lediglich fünf auf der Hand liegende Gründe genannt:

• Neuroleptika würden bei vielen Patienten gut wirken, wenn eine entsprechende Compliance gegeben wäre. Diese ist aber gerade bei schizophrenen Patienten oft schlecht.

Psychosoziale Maßnahmen können direkt oder indirekt (über die Angehörigen) zur Erhöhung der Compliance beitragen.

• Neuroleptika wirken bei vielen Patienten zu wenig oder gar nicht, so daß nach alternativen Behandlungsmethoden gesucht werden muß. Dies gilt besonders für negative Symptome.

• Neuroleptika wirken zwar gut, haben aber Nebenwirkungen, die es in manchen Fällen nicht zulassen, daß eine therapeutisch suffizient wirkende Dosierung erreicht wird. Besonders das Parkinson-Syndrom kann durch die Verlangsamung der Bewegungsabläufe, besonders aber auch durch die Einschränkung der Mimik, im Alltag sozial sehr behindernd sein.

• Neuroleptika wirken zwar gut, das Risiko von Langzeitfolgen (Spätdyskinesien) ist aber so groß, daß nach Wegen gesucht werden muß, eine Reduktion der Neuroleptikadosis und der Dauer der Therapie zu ermöglichen (z. B. drug holidays). Der Einsatz psychosozialer Maßnahmen eröffnet solche Wege.

• Da schizophrene Patienten oft erst längere Zeit nach Krankheitsbeginn in Behandlung kommen, haben sich verschiedene negative psychosoziale Konsequenzen ergeben (z. B. Defizite in sozialen und Alltagsfertigkeiten), die trotz einer erfolgreichen medikamentösen Behandlung der psychopathologischen Symptomatik weiter existieren können und einer eigenen Behandlung bedürfen.

Ob eine Kombination einer Langzeitneuroleptikatherapie mit psychosozialen Maßnahmen tatsächlich nützlich ist, kann aber nur durch empirische Studien belegt werden. In Anlehnung an FALLOON und LIBERMAN (1983) erscheint es sinnvoll, sechs mögliche Effekte einer Kombination beider Therapiemethoden zu unterscheiden:

• Pharmakotherapie allein ist wirksam; die Kombination mit psychosozialen Maßnahmen hat keinen zusätzlichen Effekt;

• Psychosoziale Maßnahmen an sich sind wirksam; die Kombination mit Psychopharmaka hat keinen zusätzlichen Effekt;

• Die Kombination von Psychopharmakotherapie und psychosozialen Maßnahmen hat einen additiven Effekt;

• Die Kombination von Psychopharmakotherapie und psychosozialen Maßnahmen hat einen multiplikativen Effekt, das heißt, die Kombination der beiden Maßnahmen ergibt einen Effekt, der über die Summierung der beiden Einzeleffekte hinausgeht;

• Psychopharmakotherapie an sich ist wirksam; der Zusatz einer psychosozialen Behandlungsmethode verringert aber den Effekt der Psychopharmaka;

• Psychosoziale Maßnahmen an sich sind wirksam; der Zusatz einer Psychopharmakotherapie verringert aber diesen Effekt.

Die Antwort auf die Frage, welcher der genannten Effekte tatsächlich zu erwarten ist, ist heute nur sehr unvollständig möglich, in erster Linie, weil es – im Unterschied zu reinen Neuroleptika-Langzeitstudien – sehr wenig einschlägige Kombinationsstudien gibt. Außerdem tragen die Studiendesigns den genannten sechs logischen Möglichkeiten nicht Rechnung. Darüber hinaus sind die eingesetzten psychosozialen Maßnahmen und Medikamente so heterogen, daß die Vergleichsmöglichkeiten zwischen verschiedenen Studien sehr beschränkt sind. Die Unterschiedlichkeit in den pharmakologischen Ansätzen ist Gegenstand anderer Beiträge dieses Handbuches und wird daher hier nicht weiter behandelt. Die verschiedenen in solchen Studien eingesetzten psychosozialen Behandlungsmethoden bedürfen jedoch einer kurzen Beschreibung.

Psychosoziale Behandlungsmethoden

Die derzeit bei der Behandlung der Schizophrenie in Verwendung stehenden psychosozialen Maßnahmen erheben alle nicht den

Anspruch, die Schizophrenie kausal zu behandeln. Sie sind vielmehr pragmatisch auf die Reduktion von Streß, auf Stützung, Mobilisierung vorhandener Ressourcen und ähnliche "Management-Maßnahmen" ausgerichtet. Allen liegt das Vulnerabilitäts-Stress-Modell zugrunde, das davon ausgeht, daß es bei Personen, die an Schizophrenie erkranken, eine prämorbid vorhandene Diathese gibt, in Streßsituationen spezifische psychopathologische Symptome zu entwickeln.

Zu den in Kombinationsstudien mit einer Langzeitmedikation bei der Schizophrenie am häufigsten eingesetzten psychosozialen Maßnahmen gehören die **verhaltenstherapeutisch orientierte Familientherapie**, die verschiedenen Formen von **Angehörigengruppen** und das **Training von sozialen Fertigkeiten**. (Ausführliche Beschreibungen dieser und anderer psychosozialer Interventionsmethoden finden sich in STIERLIN et al. 1983, GOLDSTEIN et al. 1986, MCFARLANE 1983, BÖKER und BRENNER 1986, LIBERMAN und MUESER 1989.)

Die **verhaltenstherapeutisch orientierte Familientherapie** und die Angehörigenarbeit sind in den vergangenen zehn Jahren zu den wichtigsten psychosozialen Interventionsmethoden geworden. Ein wichtiger Grund dafür war die Einsicht, daß die Rehabilitationserfolge bei schizophrenen Patienten offensichtlich stark von der Kooperationsbereitschaft der Angehörigen abhängen und daß sich die Haltung der Fachleute den Angehörigen gegenüber in den vergangenen Jahren deutlich geändert hat – die Angehörigen werden nicht mehr als "Verursacher" der Krankheit angesehen, sondern als Verbündete bei den Rehabilitationsbemühungen (KATSCHNIG und KONIECZNA 1989a).

Alle Formen der verhaltenstherapeutisch orientierten Familientherapie beinhalten gewisse gemeinsame Elemente. Dazu gehören die Herstellung einer empathischen, nicht anschuldigenden Beziehung zwischen dem Therapeuten und den Familien-

angehörigen, die Vermittlung der wesentlichen Informationen über die Krankheit und ihre Behandlung, das Erarbeiten von Umgangsstrategien mit psychopathologischen Symptomen und von Bewältigungsstrategien für den Alltag mit einem psychisch Kranken (SCHOOLER und KEITH 1990). In Europa und in den USA weit verbreitet ist der verhaltenstherapeutisch orientierte Ansatz von FALLOON et al. (1984), in dem den Familien "Grundkommunikationsfertigkeiten" (z. B. "aktiv Zuhören"; "positive und unangenehme Gefühle Mitteilen"; "Wünsche Äußern und Forderungen Stellen") sowie "Problemlösungsstrategien" vermittelt werden, mit denen die im Familienalltag auftretenden Probleme adäquater angegangen werden können. Die dabei vermittelten Problemlösungstechniken umfassen sechs Schritte, die mit den Familien in mehreren gemeinsamen Sitzungen eingeübt werden (Definieren des zu lösenden Problems; Brain-storming in bezug auf Lösungsmöglichkeiten; Diskussion der einzelnen Lösungsmöglichkeiten; Auswahl der besten Lösung(en); Planen, wie die Lösung in die Tat umgesetzt werden kann; Umsetzung und Überprüfung der Umsetzung).

Angehörigengruppen haben im Vergleich zur Familientherapie den Vorteil, daß sie ökonomischer sind – sie können gleichzeitig einer größeren Gruppe von Angehörigen zugute kommen und erfordern keine spezifische therapeutische Ausbildung. Auch in Angehörigengruppen wird großer Wert auf Informationsvermittlung gelegt, wobei üblicherweise mit dem bereits bei einzelnen Gruppenmitgliedern vorhandenen Wissen, aber auch mit den Vorurteilen gearbeitet wird. Angehörigengruppen bieten eine Plattform, Erfahrungen in bezug auf das Krankheitsmanagement im Alltag auszutauschen, Schuldgefühle und andere negative Emotionen zum Ausdruck zu bringen und zu verarbeiten, sowie neue soziale Kontakte zu knüpfen, was im Zusammenhang mit der Tatsache, daß viele Familienmitglieder sozial isoliert leben, ein wichtiger "Nebeneffekt" ist (KATSCHNIG und KONIECZNA 1989b, ANGERMEYER und FINZEN 1984, BERTRAM 1986).

In Anbetracht dessen, daß die Behinderungen schizophrener Patienten hauptsächlich in ihren sozialen Kontakten zum Tragen kommen, wurden schließlich diverse verhaltenstherapeutisch orientierte Ansätze entwickelt, die auf die **Verbesserung sozialer Fertigkeiten** abzielen. In den Vereinigten Staaten erlangte das "Social and Independent Living Skills Training" von LIBERMAN et al. (1985, 1986) große Verbreitung. Dieses, wie auch andere ähnliche Trainingsprogramme, werden üblicherweise recht direktiv durchgeführt und verwenden Techniken wie Modellieren, Rollenspiel, korrektives Feedback, Erteilen sozialer Verstärkung durch Loben und Hausaufgaben (in vivo-Durchführung). Ein mittlerweile im deutschen Sprachraum populär gewordenes Therapieprogramm wurde in Bern entwickelt ("Integriertes psychologisches Therapieprogramm", IPT; BRENNER et al. 1987, RODER et al. 1988). Dieses Gruppentherapieprogramm zur Verbesserung von kognitiven, sozialen und Problemlösungs-Fertigkeiten besteht aus fünf Unterprogrammen (kognitive Differenzierung, soziale Wahrnehmung, verbale Kommunikation, soziale Fertigkeiten und interpersonelles Problemlösen).

Nicht unerwähnt bleiben dürfen hier die Bemühungen, in mehr oder weniger starker Anlehnung an das Modell der "therapeutischen Gemeinschaft", in therapeutischen Einrichtungen wie Wohnheimen und Wohngemeinschaften möglichst patientengerechte "Milieus" zu schaffen (BRÜCHER 1988). Als Beispiele dafür seien die "Soteria"-Projekte von MOSHER in San Francisco (MOSHER und MENN 1975) und von CIOMPI in Bern (CIOMPI und BEINE 1990) sowie ein familientherapeutisch orientiertes Wohnheim in Wien genannt, in dem Familien lernen können, wie ein derartiges patientengerechtes Milieu gestaltet werden kann (KATSCHNIG et al. 1989).

Wissenschaftliche Untersuchungen über die Kombination von psychosozialen Behandlungsmethoden und Langzeitneuroleptikatherapie

Der durch wissenschaftliche Untersuchungen abgesicherte Kenntnisstand über die Kombination einer Neuroleptika-Langzeitmedikation mit psychosozialen Maßnahmen in der Behandlung der Schizophrenie ist heute als noch ungenügend einzustufen. Dies hängt zum einen mit der geringen Anzahl von in der Qualität akzeptablen Studien zusammen, die es zu dieser Frage überhaupt gibt. Zum anderen wirft gerade der Einsatz von psychosozialen Behandlungsmethoden eine Reihe methodischer Fragen auf, mit denen reine Medikamentenstudien weniger oder nicht zu kämpfen haben. So erschwert etwa die Nichtverfügbarkeit einer psychosozialen "Placebo-Therapie" die Generalisierbarkeit von Studienergebnissen und die Frage der richtigen "Dosierung" von psychosozialen Maßnahmen (z. B. Häufigkeit der Sitzungen) ist de facto ungelöst – ganz abgesehen von der Frage der Dosisäquivalenz der Psychopharmakotherapie mit der "Dosis" der psychosozialen Maßnahmen.

Darüber hinaus gelten die beim Vergleich verschiedener psychiatrischer Studien ganz allgemein auftretenden Probleme auch für die hier zu diskutierenden Langzeituntersuchungen (etwa unterschiedliche diagnostische sowie andere Ein- und Ausschlußkriterien, unterschiedliche Outcome-Kriterien, unterschiedliche Studiendauer, unterschiedliche Drop-Out-Raten in verschiedenen Therapiegruppen). Bei Langzeitstudien stellt sich darüberhinaus die Frage des Effizienzkriteriums in besonderer Weise. In der Regel werden hier Rückfallshäufigkeiten verwendet, wobei die Definition eines Rückfalls von Studie zu Studie unterschiedlich ist (z. B. Wiederaufnahme ins Krankenhaus, Wiederauftreten von Symptomen).

Andere möglicherweise relevante Effizienzkriterien, wie Lebensqualität, Arbeitsfähigkeit oder soziale Anpassung, werden offensichtlich wegen der praktischen Schwierigkeiten bei ihrer Erfassung seltener als Erfolgskriterien eingesetzt.

Die erste ausreichend kontrollierte Studie über die relative Bedeutung medikamentöser und psychosozialer Maßnahmen für die Rückfallsprophylaxe bei der Schizophrenie wurde in den siebziger Jahren von HOGARTY und Mitarbeitern in den USA in Zusammenarbeit mit dem National Institute of Mental Health durchgeführt (HOGARTY und GOLDBERG 1973, HOGARTY et al. 1974 a, b; s. Abb. und Tabelle 4.8.1). In einem Vierzellendesign wurden je 90 schizophrene Patienten über zwei Jahre mit Placebo bzw. Chlorpromazin sowie mit bzw. ohne sogenannte "major role therapy" (MRT) behandelt. Eine gewisse Schwäche der Studie stellten die Verwendung von Krankenhausroutinediagnosen als Einschlußkriterium dar, weiters die mangelhafte Definition von "major role therapy" (eine Soziotherapie, die aus intensivem "social case work" und Beratung für berufliche Rehabilitation bestand, wobei einmal im Monat eine Sitzung stattfand) und die fehlende Definition des Outcome-Kriteriums "Rückfall". Eine detaillierte Darstellung der Ergebnisse dieser ersten Studie erscheint uns u. a. deshalb wichtig, weil in dieser inzwischen "klassischen" Untersuchung gezeigt werden konnte, daß in derartigen Langzeitstudien die Studiendauer eine wesentliche Variable ist.

Es zeigte sich, daß nach 12 Monaten Therapie Chlorpromazin im Hinblick auf die Senkung der Rückfallsrate Placebo deutlich überlegen ist, und daß eine zusätzliche "major role therapy" in beiden Fällen keine wesentliche zusätzliche Wirkung entfaltet. Nach vierundzwanzig Monaten hingegen war ein deutlicher Interaktionseffekt zwischen der Neuroleptikamedikation und "major role therapy" in dem Sinn zu beobachten, daß sich in der Patientengruppe, die

beide Therapien erhielt, ein wesentlich stärkerer rückfallsverringernder Effekt zeigte, als lediglich einer Addition der beiden einzelnen Therapieeffekte entsprochen hätte. Nach vierundzwanzig Monaten war "major role therapy" kombiniert mit Placebo nur unwesentlich besser als Placebo allein, wobei in beiden Gruppen die rückfallsverhütende Potenz deutlich unter dem Effekt der Chlorpromazintherapie lag. Im Hinblick auf die soziale Anpassung fanden sich ähnliche Ergebnisse wie für die Rückfallsrate. Ein wichtiger Nebenbefund dieser Studie war, daß die alleinige Anwendung von "major role therapy" bei Patienten, die zahlreiche psychopathologische Symptome aufwiesen, den Verlauf negativ beeinflußte. Dies könnte bedeuten, daß diese psychosoziale Maßnahme ohne medikamentösen Schutz für manche Patienten eine zu einem Rückfall führende Belastung sein kann (siehe auch GOLDBERG et al. 1977).

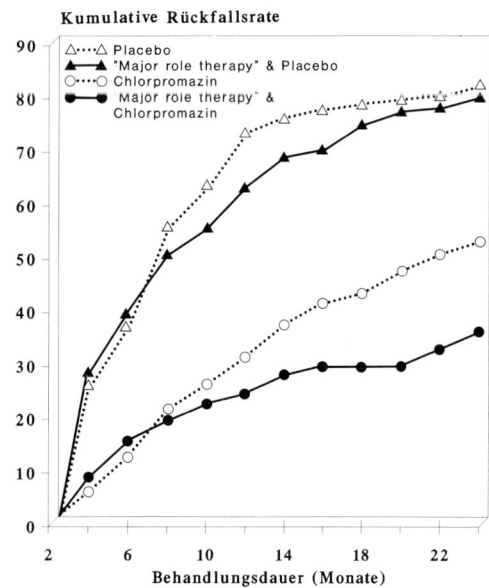

Abb. 4.8.1. Kumulative Rückfallsraten für die einzelnen Behandlungsgruppen (aus: GOLDBERG et al. 1977)

Tabelle 4.8.1. Kombinationstherapiestudien (Neuroleptika-Langzeitmedikation plus psychosoziale Maßnahmen) bei ambulanten schizophrenen Patienten I: Sowohl psychosoziale Maßnahmen als auch Psychopharmakatherapie kontrolliert

NL Neuroleptika, *PM* Psychosoziale Maßnahmen

Autoren	N	Diagnostische Kriterien	Neuroleptikatherapie: Art, Applikationsform, Dosis	Psychosoziale Maßnahmen	Behandlungsdauer
HOGARTY et al. (1973, 1974 a,b) GOLDBERG et al. (1977)	360	"Krankenhausdiagnose"	Chlorpromazin oral (Minimale Dosis 100 mg)	Major role therapy (MRT) 1x monatlich (siehe Text)	2 Jahre

Design: Gruppe 1: Major role therapy und Chlorpromazin
Gruppe 2: Major role therapy und Placebo
Gruppe 3: Ausschließlich Chlorpromazin
Gruppe 4: Ausschließlich Placebo

Erfolgskriterien:
1) Rückfall = klinische Verschlechterung in einem solchem Ausmaß, daß eine Hospitalisierung notwendig erscheint (beurteilt durch behandelnden Psychiater)
2) Soziale Anpassung (Erhebungsinstrumente: Katz Adjustment Scales, Major Role Adjustment Inventory)

Wichtigste Ergebnisse:
NL ist Placebo und PM überlegen; NL kombiniert mit PM zeigen nach 1 Jahr keine Interaktion, nach zwei Jahren jedoch positive Interaktion

HOGARTY et al. (1979)	105	"Krankenhausdiagnose", IMPS (Inpatient Multidimensional Psychiatric Scale)	Fluphenazin oral (Modalwert=10mg) Depot (Modalwert=25 mg zweiwöchentlich)	"Social therapy" ähnlich MRT in HOGARTY et al. (1973)	2 Jahre

Design: Gruppe 1: Fluphenazin Depot und "social therapy"
Gruppe 2: Fluphenazin oral und "social therapy"
Gruppe 3: Fluphenazin Depot
Gruppe 4: Fluphenazin oral

Erfolgskriterien:
wie in HOGARTY et al. (1973), zusätzlich Family Distress Scale

Wichtigste Ergebnisse:
Unterschiede zwischen Behandlungsgruppen erst im 2. Behandlungsjahr (nur trendmäßig, nicht signifikant). Depot NL mit PM beste prophylaktische Wirkung

(Tabelle **4.8.1.** Fortsetzung)

Autoren	N	Diagnostische Kriterien	Neuroleptikatherapie: Art, Applikationsform, Dosis	Psychosoziale Maßnahmen	Behandlungs- dauer
HOGARTY et al. (1986, 1991)	90	RDC schizophren, schizoaffektiv (nur high EE Angehörige)	Fluphenazin Depot (Standarddosis)	"family treatment", "social skills training"	2 Jahre

Design: Gruppe 1: Fluphenazin Depot, Familientherapie und Training sozialer Fertigkeiten
Gruppe 2: Fluphenazin Depot und Familientherapie
Gruppe 3: Fluphenazin Depot und Training sozialer Fertigkeiten
Gruppe 4: ausschließlich Fluphenazin Depot

Erfolgskriterien:
1) Zwei Typen von Rückfällen:
   a) Änderung von "nichtpsychotisch" zum Zeitpunkt der Entlassung zu "psychotisch" (RDC).
   b) Schwere klinische Exazerbation von existierenden psychotischen Symptomen.
2) Reduktion von "Expressed Emotion".

Wichtigste Ergebnisse:
Depot NL mit PM ist Depot NL allein überlegen (nach 1 Jahr und nach 2 Jahren). Nach einem Jahr bestes Ergebnis, wenn beide PM gleichzeitig eingesetzt werden. Nach zwei Jahren verschwindet dieser additive Effekt

| KEITH et al. (1990) | 160 | DSM-III-R | Fluphenazin Depot 1. Standarddosis (12,5–50mg) 2. niedrige Dosis (2,5–10mg) 3. "targeted medication" – nur bei Auftreten von Symptomen | Family management 1. "Applied" (formal verhaltenstherapeutisch) 2. "Supportive" ("Angehörigenarbeit") | 2 Jahre |

Design: 3 (PM) x 2 (NL) Gruppen
Erfolgskriterien:
1) Drei Typen von Rückfällen:
   a) Wiederaufnahme ins Krankenhaus
   b) Wiederauftreten von Symptomen und Einstellung auf offene Medikation für mehr als neun Wochen
   c) Pro Jahr mehr als zwei Episoden wie unter b) definiert.
2) Soziale Anpassung (Erhebungsinstrumente: Quality of Life Scale; Social Adjustment Scale)
Resultate liegen zum Zeitpunkt der Drucklegung dieses Beitrags noch nicht vor.

Tabelle 4.8.2. Kombinationstherapiestudien (Neuroleptika-Langzeitmedikation plus psychosoziale Maßnahmen) bei ambulanten schizophrenen Patienten II: Nur psychosoziale Maßnahmen kontrolliert

NL Neuroleptika, *PM* Psychosoziale Maßnahmen

Autoren	N	Diagnostische Kriterien	Neuroleptikatherapie: Art, Applikationsform, Dosis	Psychosoziale Maßnahmen	Behandlungs- dauer
LEFF et al. (1982, 1985)	24	PSE/CATEGO (nur high EE Angehörige)	Depot-NL	"Package of social interventions"	2 Jahre

Design: Gruppe 1: Depot-NL und PM (psychoedukatives Programm, Angehörigengruppe, Familiensitzungen)
Gruppe 2: nur Depot-NL

Erfolgskriterien:
1) Zwei Typen von Rückfällen:
   a) Wiederauftreten von Symptomen (bei Patienten, die symptomfrei geworden waren)
   b) eine deutliche Verschlechterung der Zahl und/oder der Intensität der Symptome (bei Patienten, die nicht symptomfrei geworden waren)
2) Reduktion von "Expressed Emotion"

Wichtigste Ergebnisse:
Kombinieren von Depot-NL mit PM ist dem alleinigen Einsatz von Depot-NL überlegen (sowohl nach 9 Monaten als auch nach 2 Jahren)

Autoren	N	Diagnostische Kriterien	Neuroleptikatherapie: Art, Applikationsform, Dosis	Psychosoziale Maßnahmen	Behandlungs- dauer
FALLOON et al. (1982, 1985, 1987)	36	DSM-III und PSE/CATEGO (nur high EE Angehörige)	Applikationsform nicht spezifiziert	1. "Family management" 2. "Individual management" (supportive)	2 Jahre

Design: Gruppe 1: NL und "family management" (verhaltenstherapeutisch orientierte Familiensitzungen)
Gruppe 2: NL und "individual management" (stützende Einzeltherapie)

Erfolgskriterien:
1) Rückfall: "major exacerbations" (psychopathologische Symptome, die zumindest eine Woche bestanden oder wesentliche Veränderungen des Managements bewirkten) und "minor exacerbations" (weniger schwere Störungen)
2) Soziale Anpassung (Erhebungsinstrumente: Social Adjustment Scale, Social Behaviour Assessment Schedule)

Wichtigste Ergebnisse:
"Family management" + NL waren "Individual management" + NL im 9-Monate- und im 2-Jahres-Follow-up im Hinblick auf die Psychopathologie und die soziale Anpassung deutlich überlegen

(**Tabelle 4.8.2.** Fortsetzung)

Autoren	N	Diagnostische Kriterien	Neuroleptikatherapie: Art, Applikationsform, Dosis	Psychosoziale Maßnahmen	Behandlungs-dauer
KÖTTGEN et al. (1984)	52	PSE/CATEGO	Applikationsform nicht spezifiziert	Gruppentherapie mit 1) Angehörigen 2) Patienten	9 Monate

Design: Gruppe 1: Patienten mit high-EE Angehörigen, Patienten und Angehörige hatten (getrennt) Gruppentherapie
Gruppe 2: Kontrollgruppe aus Patienten mit high-EE-Angehörigen (ohne Gruppentherapie)
Gruppe 3: Kontrollgruppe aus Patienten mit low-EE-Angehörigen (ohne Gruppentherapie)

Erfolgskriterien:
1) "Rückfall" (mit speziellem Interview erfaßt)
2) Reduktion von "Expressed Emotion"

Wichtigste Ergebnisse:
NL + PM waren im 9 Monate Follow-up der alleinigen NL-Therapie nicht signifikant überlegen (unabhängig von EE-Status der Angehörigen)

Autoren	N	Diagnostische Kriterien	Neuroleptikatherapie: Art, Applikationsform, Dosis	Psychosoziale Maßnahmen	Behandlungs-dauer
TARRIER et al. (1988, 1989)	88	PSE/CATEGO	Applikationsform nicht spezifiziert	1. "Behavioural intervention" 2 Jahre a) "enactive", b) "symbolic" 2. Psychoedukatives Programm	

Design: Gruppe 1: Routinemedikation und "enactive behavioural intervention" (etwa Rollenspiele)
Gruppe 2: Routinemedikation und "symbolic behavioural intervention" (etwa "nur gedanklich")
Gruppe 3: Routinemedikation und psychoedukatives Programm über die Krankheit für Patienten und Angehörige (high-EE)
Gruppe 4: Routinemedikation (high-EE)
Gruppe 5: Routinemedikation und psychoedukatives Programm (nur low-EE-Angehörige)
Gruppe 6: Routinemedikation (low-EE)

Erfolgskriterien:
1) Rückfall: Wiederauftreten oder Verschlechterung von Symptomen (PSE und Psychiatric Assessment Scale)
2) Reduktion von "Expressed Emotion"
Wichtigste Ergebnisse:
NL mit "behavioural intervention" sind NL (mit oder ohne psychoedukatives Programm) überlegen

Im Anschluß an diese erste Untersuchung wurden bis heute nur wenige methodisch einwandfreie Studien über die Kombination einer Neuroleptika-Langzeitmedikation mit psychosozialen Maßnahmen durchgeführt. Der besseren Vergleichbarkeit wegen haben wir die acht wichtigsten Studien samt ihren Ergebnissen in Übersichtstabellen dargestellt. Tabelle 4.8.1 bezieht sich auf vier Untersuchungen, in denen beide Therapiekomponenten, die psychosoziale und die medikamentöse, systematisch variiert wurden. Tabelle 4.8.2 beschreibt vier Studien, in denen lediglich die psychosozialen Maßnahmen systematisch variiert eingesetzt wurden.

Drei der vier Studien der ersten Gruppe stammen von ein und demselben Forscherteam um Hogarty in Pittsburgh. Im Unterschied zur bereits beschriebenen ersten Studie (HOGARTY und GOLDBERG 1973, HOGARTY et al. 1974 a, b) wurde in der zweiten (HOGARTY et al. 1979) und in der dritten Studie (HOGARTY et al. 1986, 1991) kein Placebo verwendet, weil nach Meinung der Autoren eine Placebobehandlung wegen der erwiesenen Effizienz der rückfallsprophylaktischen Wirkung von Neuroleptika aus ethischen Gründen nicht vertretbar sei. Wie Übersichtstabelle 4.8.1 entnommen werden kann, erwies sich in der zweiten Studie eine Depotmedikation gegenüber einer oralen Medikation als überlegen, ohne daß psychosoziale Maßnahmen ("social therapy") einen zusätzlichen positiven Effekt gehabt hätten (HOGARTY et al. 1979). In der dritten Untersuchung führte der zusätzliche Einsatz von Familientherapie und sozialem Training zu deutlich besseren Ergebnissen als die alleinige Gabe von Neuroleptika (HOGARTY et al. 1986, 1991). Zur Frage der sozialen Anpassung und der Lebensqualität finden sich in diesen beiden Studien der Pittsburgh-Gruppe leider keine Aussagen. In einer großen, derzeit noch laufenden Multicenter-Studie des National Institute of Mental Health in den USA (KEITH et al.

1989, SCHOOLER et al. 1989) werden drei Formen der medikamentösen Therapie eingesetzt: zwei Patientengruppen erhalten eine Dauertherapie mit verschieden hohen Fluphenazin-Dosen, eine dritte Gruppe erhält nur im Bedarfsfall eine Neuroleptika-Medikation ("targeted medication"). Bei jeweils der Hälfte der mit einer dieser drei medikamentösen Strategien behandelten Patienten wird eine verhaltenstherapeutisch orientierte Familientherapie durchgeführt, in der anderen Hälfte jeweils Angehörigenarbeit. Ergebnisse sind zum Zeitpunkt der Drucklegung noch nicht bekannt, jedoch verdient die Untersuchung wegen des besonders gut durchdachten Designs hier Erwähnung.

In Tabelle 4.8.2 sind diejenigen Studien zusammengefaßt, die lediglich die psychosozialen Maßnahmen systematisch variieren, die Medikation jedoch der in psychiatrischen Einrichtungen üblichen Routine überlassen. Übereinstimmendes Ergebnis dieser Gruppe von Untersuchungen ist, daß der Einsatz psychosozialer Maßnahmen zusätzlich zur Routinemedikation von Vorteil ist. In allen Studien wurde die Rückfallshäufigkeit als Erfolgskriterium verwendet. In der Untersuchung von FALLOON et al. (1987) wurde zusätzlich die soziale Anpassung erhoben, in drei der vier Studien auch das Ausmaß der Kritikbereitschaft und das emotionale Überengagement der Angehörigen. Auch in diesen Merkmalen zeigten sich positive Effekte.

Schlußfolgerungen

Wenngleich die Ergebnisse der genannten Studien uneinheitlich sind, so zeichnet sich insgesamt doch ab, daß der Einsatz bestimmter psychosozialer Maßnahmen; zusätzlich zu einer Neuroleptika-Langzeitmedikation von Nutzen ist – sowohl für die Reduktion der Rückfallsrate als auch für die Erhöhung der Lebensqualität. Freilich gilt für die genannten Studien das gleiche, was für alle klinischen Prüfungen von Psychopharmaka gilt: Die Transferierbarkeit der Resultate in den klinischen Alltag ist nur sehr beschränkt möglich. Gründe dafür sind unter anderem die in solchen Studien übliche Einschränkung auf ein kleines Spektrum selektierter, strengen Ein- bzw. Ausschlußkriterien entsprechenden Patienten; der in der Forschung mögliche, im klinischen Alltag aber nicht leicht realisierbare hohe personelle Aufwand für psychosoziale Maßnahmen; die zeitliche Begrenzung von Forschungsprojekten; schließlich die hohe Motivation der Therapeuten, komplexe, aufwendige und für sie belastende Therapieformen durchzuführen.

Ungeachtet der unbefriedigenden Absicherung durch wissenschaftliche Forschungsergebnisse ist die Kombination von Psychopharmaka und psychosozialen Maßnahmen im klinischen Alltag heute nicht unüblich. Tagesklinische Programme für schizophrene Patienten enthalten psychosoziale Komponenten, Angehörigengruppen waren vor einigen Jahren schon weit verbreitet (KATSCHNIG und KONIECZNA 1986) und für soziale und kognitive Trainingsprogramme besteht bei Klinikern zunehmendes Interesse (BÖKER und BRENNER 1986) – wobei die Patienten fast immer auch Neuroleptika erhalten.

Als Leitlinie für die Organisation von rückfallsverhütenden Maßnahmen für schizophrene Patienten in der täglichen Praxis hat sich das **Vulnerabilitäts-Streß-Modell** (ZUBIN und SPRING 1977, ZUBIN 1986) bewährt. Dieses Konzept geht davon aus, daß es bei Personen, die an Schizophrenie erkranken, eine innere Bereitschaft dazu gibt, unter Streßbelastung psychopathologische Symptome zu entwickeln. Für den therapeutischen Umgang im Alltag ergeben sich aus dem Vulnerabilitäts-Streß-Modell zwei Stoßrichtungen (CIOMPI 1986): Die Verringerung der Vulnerabilität, was durch Neuroleptika und die "Stärkung des informationsverar-

beitenden Systems" erfolgen kann, und die Reduktion von Alltagsstreß, etwa in Form der Verringerung von "High Expressed Emotion" bei überkritischen Angehörigen.

Ein umfassendes und besonders anschauliches Modell für das Management schizophrener Patienten in der Gemeinde hat WING (1986) mit dem Bild des "Seiltanzes" geschaffen. Nach diesem Modell muß ein schizophrener Patient, um optimal zu leben, einen Seiltanz zwischen "Überstimulierung" und "Unterstimulierung", die beide für ihn nachteilig sein können, durchführen. Ein Übermaß an Stimulierung (z. B. durch Life Events, "High Expressed Emotion", forcierte Rehabilitation, aufdeckende Psychotherapie) führt zum Auftreten produktiver Symptome und damit zu einem Rückfall; Unterstimulierung (z. B. anregungsarme Atmosphäre auf großen Stationen psychiatrischer Krankenhäuser, keine Tagesstruktur, allein leben) geht mit negativen Symptomen (Antriebsarmut, Affektverflachung) einher. Ziel der therapeutischen Maßnahmen ist es, eine "optimale" Stimulierungssituation zu schaffen. In dieser Perspektive kommt auch der Einsatz von Neuroleptika einem schwierigen Seiltanz gleich: sie können einerseits vor Überstimulierung schützen, andererseits aber durch Antriebsverminderung zu sozialem Rückzug beitragen und so die Entstehung negativer Symptome fördern.

Für die Gestaltung eines "optimal stimulierenden" sozialen Kontextes haben sich aus der klinischen Erfahrung im klinischen Alltag eine Reihe von Prinzipien ergeben: Einfachheit, Klarheit und Kontinuität im Umgang mit schizophrenen Patienten werden hier von Klinikern genauso angeführt, wie die Notwendigkeit, den Alltag konkret zeitlich zu strukturieren und durch die spezifische Gestaltung dieser Struktur die gesunden Anteile des Patienten zu stützen (vgl. dazu ausführlicher CIOMPI 1986, sowie BUCHKREMER und WINDGASSEN 1987). Letztlich gehört auch das gemeinsame Erarbeiten von psychologischen Strategien für die Bewältigung von Alltagsstreß zu einem adäquaten Betreuungsprogramm für schizophrene Patienten. Besonderes Augenmerk ist dabei darauf zu richten, den Patienten in die Lage zu versetzen, eine adäquate Umgebung zu suchen oder seine Umwelt so zu gestalten, daß das für ihn richtige Mittelmaß zwischen Überstimulierung und Unterstimulierung gegeben ist. In diesem Zusammenhang ist besonders wichtig, daß der Patient über ein ausreichendes Verständnis für Wirkungen und Nebenwirkungen von Psychopharmaka verfügt und mit den Medikamenten richtig umgehen kann.

Mehr noch als bei anderen psychischen Krankheiten müssen bei der Schizophrenie die Zielsetzungen der einzelnen psychosozialen Maßnahmen auf die Möglichkeiten jedes einzelnen Patienten zugeschnitten werden, wobei auch besonders auf den richtigen Zeitpunkt des Einsatzes geachtet werden muß. So sollten in der Akut- und Subakutphase zusätzlich zu den Psychopharmaka eher unterstützende und weniger komplexe und Anforderungen stellende psychosoziale Maßnahmen eingesetzt werden. Verfahren, die die kommunikativen Fähigkeiten des Patienten beanspruchen, sollten erst später zum Einsatz kommen (McGLASHAN 1986).

Die Berücksichtigung dieser Prinzipien und der Einsatz spezifischer psychosozialer Maßnahmen erscheint heute besonders deswegen wichtig, weil angesichts der möglichen Entwicklung von Spätdyskinesien zunehmend danach getrachtet wird, über kürzere oder längere Zeiträume auch ohne Neuroleptika auszukommen. "Drug holidays" und "early intervention" sind zwei durch diese Überlegungen geprägte Behandlungskonzepte. Bei der Strategie der "drug holidays" werden für einen begrenzten Zeitraum von wenigen Tagen bis zu mehreren Monaten bewußt keine Medikamente verschrieben (NEWTON et al. 1989); bei der Methode der "early intervention" wurden Neuroleptika sogar auf eine unbe-

stimmte Zeit abgesetzt und nur im Falle eines beginnenden Rückfalles wieder gegeben (HERZ 1984, HERZ et al. 1989). Es ist naheliegend, daß während solcher medikamentenfreier Zeiten die oben genannten Prinzipien der psychosozialen Betreuung schizophrener Patienten besonders wichtig sind, um das durch die Nichteinnahme von Neuroleptika erhöhte Rückfallsrisiko in gewisser Weise psychosozial "abzufangen" (JOLLEY et al. 1989, 1990, HERZ 1991). Es gibt heute noch keine gesicherten Hinweise darauf, bei welchen Patienten man es wagen könnte, die genannten Strategien einzusetzen, und bei welchen nicht. Anhaltspunkte dafür, wie derartige Entscheidungen fallen könnten, finden sich in psychopharmakologischen Studien, in denen auch die "Expressed Emotion" der Angehörigen gemessen wurde. So zeigte sich etwa in einer Untersuchung von HOGARTY et al. (1988), bei der allerdings die Besetzungszahlen der einzelnen Therapiezellen relativ gering waren, daß die höchste Rückfallsrate im zweiten Jahr der Studie bei denjenigen Patienten auftrat, die eine minimale Neuroleptikadosis erhielten und in Familien mit hohen "Expressed Emotion"-Werten lebten.

Im Grunde gilt aber heute noch immer, daß noch nicht hinreichend geklärt ist, welche therapeutischen Maßnahmen für welchen Zeitraum bei welchen schizophrenen Patienten eingesetzt werden müssen. Es gibt viele Anhaltspunkte dafür, daß zahlreiche schizophrene Patienten nur mit einer lebenslangen Behandlung bzw. Betreuung außerhalb einer psychiatrischen Anstalt leben können. Gerade wegen der Spätfolgen einer allzu langen Neuroleptikatherapie kommt bei einem derartigen "lebenslänglichen" Betreuungsprogramm den psychosozialen Maßnahmen ein hoher Stellenwert zu. Neue Behandlungssettings – wie etwa das Konzept des "training in community living", wie es STEIN und TEST (1980) in Wisconsin entwickelt haben – und die vermehrte Einbeziehung und Schulung der Angehö-

rigen, wie etwa in einem familienorientier-
ten Wohnheim in Wien (KATSCHNIG et al.
1989), dürften sich für die Realisierung einer

derartigen langfristigen Hilfe für schizophrene Patienten in der Gemeinde in Zukunft als besonders wichtig erweisen.

Literatur

ANGERMEYER MC, FINZEN A (Hrsg) (1984) Die Angehörigengruppe. Enke, Stuttgart

BERTRAM W (1986) Angehörigenarbeit. Psychologie Verlags Union, München Weinheim

BIRLEY JLT, BROWN GW (1970) Crises and life changes preceding the onset or relapse of acute
schizophrenia: clinical aspects. Br J Psychiatry
116: 327–333

BÖKER W, BRENNER HD (Hrsg) (1986) Schizophrenie als systemische Störung. Hans Huber, Bern
Stuttgart Toronto

BRENNER HD, HODEL B, KUBE G, RODER V (1987)
Kognitive Therapie bei Schizophrenen: Pro-
blemanalyse und empirische Ergebnisse. Nervenarzt 58: 72–83

BRÜCHER K (1988) Wohnheimstrukturen als Mittel
der Therapie. Psych Praxis 15: 71–77

BUCHKREMER G, WINDGASSEN K (1987) Leitlinien des
psychotherapeutischen Umgangs mit schizophrenen Patienten. Psychother Med Psychol
37: 407–412

CIOMPI L (1986) Auf dem Weg zu einem kohären-
ten multidimensionalen Krankheits- und The-
rapieverständnis der Schizophrenie: Konver-
gierende neue Konzepte. In: BÖKER W, BRENNER
HD (Hrsg) Bewältigung der Schizophrenie.
Hans Huber, Bern Stuttgart Toronto, S 47–61

CIOMPI L, BEINE K (1990) "Soteria Bern" und
"Schneiderhaus Gütersloh", zwei sozialpsychiatrische Alternativen – oder: Die Zeit der
akuten und der chronischen Psychose. In:
CIOMPI L, DAUWALDER H-P (Hrsg) Zeit und Psychiatrie – Sozialpsychiatrische Aspekte. Hans
Huber, Bern Stuttgart Toronto, S 111–124

FALLOON IRH, LIBERMAN RP (1983) Interactions between drug and psychosocial therapy in schizophrenia. Schizophr Bull 9: 543–554

FALLOON IRH, BOYD JL, McGILL CW, RAZANI J, MOSS
HB, GILDERMAN AM (1982) Family management
in the prevention of exacerbations of schizophrenia. A controlled study. N Engl J Med 306:
1437–1440

FALLOON IRH, BOYD JL, McGILL CW (1984) Family
care of schizophrenia. Guilford Press, New
York London

FALLOON IRH, BOYD JL, McGILL CW, WILLIAMSON M,
RAZANI J, MOSS HB, GILDERMAN AM, SIMPSON GM
(1985) Family management in the preven-
tuion of morbidity of schizophrenia. Clinical
outcome of a two year longitudinal study. Arch
Gen Psychiatry 42: 887–896

FALLOON IRH, McGILL CW, BOYD JL, PEDERSON J
(1987) Family management in the prevention
of morbidity of schizophrenia: social outcome
of a two-year longitudinal study. Psychol Med
17: 59–66

GOLDBERG SC, SCHOOLER NR, HOGARTY GE, ROPER M
(1977) Prediction of relapse in schizophrenic
outpatients treated by drug and sociotherapy.
Arch Gen Psychiatry 34: 171–184

GOLDSTEIN MJ, HAND I, HAHLWEG K (eds) (1986)
Treatment of schizophrenia. Springer, Berlin
Heidelberg New York Tokyo

HERZ IM (1984) Recognizing and preventing relapse in patients with schizophrenia. Hosp
Comm Psychiatry 35: 344–349

HERZ IM (1991) Intermittent vs. maintenance medication in schizophrenia. Two-year results.
Arch Gen Psychiatry 48: 333–339

HERZ IM, GLAZER W, MIRZA M, MOSTERT M, HAFEZ H,
SMITH P, TRIGOBOFF E, MILES D, SIMON J, FINN J,
SCHOHN M (1989) Die Behandlung prodroma-
ler Episoden zur Prävention von Rückfällen in
der Schizophrenie. In: BÖKER W, BRENNER HD
(Hrsg) Schizophrenie als systemische Störung.
Die Bedeutung intermediärer Prozesse für
Theorie und Therapie. Hans Huber, Bern
Stuttgart Toronto, S 270–282

HOGARTY GE, GOLDBERG SC (1973) Drug and sociotherapy in the aftercare of schizophrenic patients. I. One-year relapse rates. Arch Gen
Psychiatry 28: 54–64

HOGARTY GE, GOLDBERG SC, SCHOOLER NR, ULRICH RF
(1974a) Drug and sociotherapy in the aftercare
of schizophrenic patients. II. Two-year relapse
rates. Arch Gen Psychiatry 31: 603–608

HOGARTY, GE, GOLDBERG SC, SCHOOLER NR (1974b)
Drug and sociotherapy in the aftercare of schizophrenic patients. III. Adjustment of nonre-
lapsed patients. Arch Gen Psychiatry 31: 609–
618

HOGARTY GE, SCHOOLER NR, ULRICH R, MUSSARE F, FERRO P, HERRON E (1979) Fluphenazine and social therapy in the aftercare of schizophrenic patients. Relapse analyses of a two-year controlled study of fluphenazine decanoate and fluphenazine hydrochloride. Arch Gen Psychiatry 36: 1283–1294

HOGARTY GE, ANDERSON CM, REISS DJ, KORNBLITH SJ, GREENWALD DP, JAVNA CD, MADONIA MJ (1986) Family psychoeducation, social skills training, and maintenance chemotherapy in the aftercare treatment of schizophrenia. Arch Gen Psychiatry 43: 633–642

HOGARTY GE, McEVOY, JP, MUNETZ M, DiBARRY AL, BARTONE P, CATHER R, COOLEY SJ, ULRICH RF, CARTER M, MADONIA MJ (1988) Dose of fluphenazine, familial expressed emotion, and outcome in schizophrenia. Arch Gen Psychiatry 45: 797–805

HOGARTY GE, ANDERSON CM, REISS DJ, KORNBLITH SJ, GREENWALD DP, ULRICH RF, CARTER M (1991) Family psychoeducation, social skills training and maintenance chemotherapy in the aftercare treatment of schizophrenia II. Two year effects of a controlled study on relapse and adjustment. Arch Gen Psychiatry 48: 340–347

JOLLEY AG, HIRSCH SR, McRINK A, MANCHANDA R (1989) Trial of brief intermittent neuroleptic prophylaxis for selected schizophrenic outpatients: clinical outcome at one year. Br Med J 298:985–990

JOLLEY AG, HIRSCH SR, MORRISON E, McRINK A, WILSON L (1990) Trial of brief intermittent neuroleptic prophylaxis for selected schizophrenic outpatients. Br Med J 301: 837–842

KATSCHNIG H, KONIECZNA T (1986) Die Philosophie und Praxis der Selbsthilfe für Angehörige psychisch Kranker. In: BÖKER W, BRENNER HD (Hrsg) Bewältigung der Schizophrenie. Hans Huber, Bern Stuttgart Toronto, S 200–210

KATSCHNIG H, KONIECZNA T (1989a) Was ist in der Angehörigenarbeit wirksam? – Eine Hypothese. In: BÖKER W, BRENNER HD (Hrsg) Schizophrenie als systemische Störung. Hans Huber, Bern Stuttgart Toronto, S 315–328

KATSCHNIG H, KONIECZNA T (1989b) Neue Formen der Angehörigenarbeit in der Psychiatrie. In: KATSCHNIG H (Hrsg) Die andere Seite der Schizophrenie: Patienten zu Hause, 3. Aufl. Psychologie Verlags Union, München, S 207–228

KATSCHNIG H, KONIECZNA T, MICHELBACH H, SINT PP (1989) Intimität auf Distanz – ein familienorientiertes Wohnheim für schizophrene Patienten. In: KATSCHNIG H (Hrsg) Die andere Seite der Schizophrenie: Patienten zu Hause, 3. Aufl. Psychologie Verlags Union, München, S 229–242

KEITH SJ, BELLACK A, FRANCES A, MANCE R, MATTHEWS S (1989) The influence of diagnosis and family treatment on acute treatment respond and short term outcome in schizophrenia. Treatment strategies in Schizophrenia Collaborative Study Group. Psychopharmacol Bull 25: 336–339

KÖTTGEN C, SÖNNICHSEN I, MOLLENHAUER K, JURTH R (1984) Group therapy with the families of schizophrenic patients: results of the Hamburg Camberwell family interview study III. Int J Fam Psychiatry 5: 83–94

LEFF JP (1989) Die Angehörigen und die Verhütung des Rückfalls. In: KATSCHNIG H (Hrsg) Die andere Seite der Schizophrenie: Patienten zu Hause, 3. Aufl. Psychologie Verlags Union, München, S 167–180

LEFF J, KUIPERS L, BERKOWITZ R, EBERLEIN-VRIES R, STURGEON D (1982) A controlled trial of social intervention in the families of schizophrenic patients. Br J Psychiatry 141: 121–134

LEFF J, KUIPERS L, BERKOWITZ R, STURGEON D (1985) A controlled trial of social intervention in the families of schizophrenic patients: two year follow-up. Br J Psychiatry 146: 594–600

LIBERMAN RP, MASSEL HK, MOSK MD, WONG SE (1985) Social skills training for chronic mental patients. Hosp Comm Psychiatry 36: 396–403

LIBERMAN RP, MUESER KT, WALLACE CJ (1986) Social skills training for schizophrenic individuals at risk for relapse. Am J Psychiatry 143: 523–526

LIBERMAN RP, MUESER KT (1989) Schizophrenia: psychosocial treatment. In: KAPLAN H, SADOCK B (eds) Comprehensive textbook of psychiatry. Williams & Wilkins, Baltimore, pp 792–806

McFARLANE WR (1983) Family therapy in schizophrenia. Guilford Press, New York London

McGLASHAN TH (1986) Schizophrenia: psychosocial treatments and the role of psychosocial factors in its etiology and pathogenesis. In: FRANCES AJ, HALES RE (eds) Annual review, vol 5. American Psychiatric Association, Washington DC, pp 96–111

MOSHER LR, MENN A (1975) Soteria: an alternative to hospitalization for schizophrenia. In: MASSERMAN JH (ed) Current psychiatric therapies, vol 15. Grune & Stratton, New York, pp 287–296

NEWTON JEO, CANNON DJ, COUCH L, FODY EP, McMILLAN DE, METZER WS, PAIQE SR, REID GM, SUMMERS BN (1989) Effects of repeated drug holidays on serum haloperidol concentrations, psychiatric symptoms, and movement disorders in schizophrenic patients. J Clin Psychiatry 50: 132–135

RODER V, BRENNER HD, KIENZLE N, HODEL B (1988) Integriertes psychologisches Therapieprogramm für schizophrene Patienten (IPT). Psychologie Verlags Union, München Weinheim

SCHOOLER NR, KEITH SJ (1990) Role of medication in psychosocial treatment. In: HERZ MI, KEITH SJ, DOCHERTY JP (eds) Handbook of schizophrenia. Elsevier, Amsterdam New York Oxford, pp 45–67

SCHOOLER NR, KEITH SJ, SEVERE JB, MATTHEWS S (1989) Acute treatment of the NIMH treatment strategies in schizophrenia study. Treatment strategies in Schizophrenia Collaborative Study Group. Psychopharmacol Bull 25(3): 331–335

STEIN LI, TEST MA (1980) Alternative to mental hospital treatment. Arch Gen Psychiatry 37: 392–397

STIERLIN H, WYNNE LC, WIRSCHING M (1983) Psychosocial intervention in schizophrenia. Springer, Berlin Heidelberg New York Tokyo

TARRIER N, BARROWCLOUGH C, VAUGHN C, BAMRAH JS, PORCEDDU K, WATTS S, FREEMAN H (1988) The community management of schizophrenia. A controlled trial of a behavioural intervention with families to reduce relapse. Br J Psychiatry 153: 532–542

TARRIER N, BARROWCLOUGH C, VAUGHN C, BAMRAH JS, PORCEDDU K, WATTS S, FREEMAN H (1989) Community management of schizophrenia. A two-year follow-up of a behavioural intervention with families. Br J Psychiatry 154: 625–628

WING JK (1986) Der Einfluß psychosozialer Faktoren auf den Langzeitverlauf der Schizophrenie. In: BÖKER W, BRENNER HD (Hrsg) Bewältigung der Schizophrenie. Hans Huber, Bern Stuttgart Toronto, S 11–28

WING JK, BROWN GW (1970) Institutionalism and schizophrenia. Cambridge University Press, London

ZUBIN J (1986) Mögliche Implikationen der Vulnerabilitätshypothese für das psychosoziale Management der Schizophrenie. In: BÖKER W, BRENNER HD (Hrsg) Bewältigung der Schizophrenie. Hans Huber, Bern Stuttgart Toronto, S 29–41

ZUBIN J, SPRING B (1977) Vulnerability – a new view of schizophrenia. J Abnorm Psychol 86: 103–126

Neuro-Psychopharmaka, Bd. 4
Riederer P. / Laux G. / Pöldinger W. (Hrsg.)
© Springer-Verlag Wien 1992

5
(Potentielle) Antipsychotika mit neuartigen Wirkmechanismen

J. Kornhuber

Nur ein Teil der paranoid-halluzinatorischen Patienten profitiert von der neuroleptischen Therapie, denn die bislang verfügbaren Neuroleptika wirken hauptsächlich gegen akute produktiv-psychotische Symptome, sind jedoch wenig effektiv bei Negativ-Symptomatik (ANGRIST et al. 1980) und zeigen insbesondere bei chronischen Residualzuständen eine ungenügende Wirkung. Die häufig auftretenden extrapyramidalen Nebenwirkungen einschließlich der nach längerer Zeit gehäuften tardiven Dyskinesie stellen weitere schwere Nachteile der neuroleptischen Therapie dar. Die Notwendigkeit neuerer und besserer Antipsychotika ist offensichtlich.

Zunächst wurde das Konzept der klassischen Neuroleptika mit ihrer Unspezifität bezüglich Region und Rezeptor-Typ verändert. Dabei lassen sich verschiedene neue Therapieprinzipien herausarbeiten (Tabelle 5.1). Daneben gibt es auch neue Entwicklungen, die weitgehend unabhängig sind von dem bisher vorherrschenden Konzept der Neuroleptika mit ihrer Wirkung auf das dopaminerge System.

Einige der im folgenden aufgezählten Substanzen vereinen verschiedene der in Tabelle 5.1 aufgezählten Therapie-Prinzipien in sich und werden daher eventuell mehrfach genannt. So werden beispielsweise die günstigen Effekte von Clozapin mit der gemischten D_2/5-HT$_2$ Blockade in Verbindung gebracht, aber ebenso mit der Affinität zum D_1-Rezeptor, D_3-Rezeptor oder mit einem präferentiell mesolimbischen Angriffspunkt. Zusätzlich wurde kürzlich über eine hohe Affinität von Clozapin zum Ionenkanal des NMDA-Rezeptors berichtet, so daß auch eine Wirkung über das glutamaterge System im Sinne der Glutamat-Hypothese der Schizophrenien denkbar ist.

Tabelle 5.1. Verschiedene neuere antipsychotische Therapieprinzipien

Dopaminerger Ansatz

D_1-Antagonisten
selektive D_2-Antagonisten
D_3-Antagonisten
partielle D_2-Agonisten
D_2/ 5-HT$_2$-Antagonisten
5-HT$_3$-Antagonisten
selektiv mesolimbisch wirkende Substanzen
Dopamin-Autorezeptor Agonisten
Cholezystokinin und Neurotensin

Nicht-dopaminerger Ansatz

glutamaterges System
sigmaerges System
endorphinerges System
Benzodiazepin-Tranquilizer und Carbamazepin

5.1 D$_1$-Rezeptor Antagonisten

Die neuroleptische Wirkung verschiedener Neuroleptika korreliert am besten mit der Wirkung am D$_2$-Rezeptor (SEEMAN 1987). Mit der Einführung selektiver D$_1$-Rezeptor Antagonisten wurde jedoch wahrscheinlich, daß es zwischen D$_1$- und D$_2$-Rezeptor eine Interaktion gibt in der Form, daß eine D$_1$-Aktivierung für eine volle D$_2$-Antwort nötig ist. Daher könnten selektive D$_1$-Antagonisten wie **SCH23390** die Antwort des D$_2$-Rezeptors herabsetzen und neuroleptisch wirken (MILLER et al. 1990; siehe jedoch: HIETALA et al. 1990). **SCH39166** (CHIPKIN et al. 1988) ist ein neuer selektiver D$_1$-Antagonist, der im Gegensatz zu SCH23390 eine längere Halbwertszeit aufweist und klinisch als Antipsychotikum getestet werden soll (CHIPKIN 1990). Es wird auch vermutet, daß das besondere klinische Profil von **Clozapin** auf der kombinierten D$_1$- und D$_2$-antagonistischen Eigenschaft beruhen soll (CHIPKIN und LATRANYI 1987, WIESEL et al. 1990).

5.2 Selektive D$_2$-Antagonisten

Die bisher vorhandenen klinisch eingesetzten selektiven D$_2$-Antagonisten kommen aus der Gruppe der substituierten Benzamide und leiten sich damit von der Muttersubstanz Sulpirid ab: **Racloprid**, **Remoxiprid** und **Amisulprid**. Amisulprid ist strukturchemisch eng dem Sulpirid verwandt und in Frankreich bereits seit 1986 als Neuroleptikum zugelassen. Hierzu liegen auch schon verschiedene kontrollierte Studien vor (RÜTHER et al. 1989, PICHOT und BOYER 1989). Remoxiprid wurde kürzlich für den deutschen Markt zugelassen (Übersicht in: SEDVALL 1990, WADWORTH und HEEL 1990). Racloprid wurde bislang hauptsächlich in offenen, teilweise jedoch auch in kontrollierten Studien klinisch geprüft (FARDE et al. 1988). Verglichen mit Sulpirid haben die letztgenannten Substanzen eine höhere Affinität zum D$_2$-Rezeptor und höhere Lipophilie. Remoxiprid hat zusätzlich eine hohe Affinität zum Sigma-Rezeptor (siehe unten, LARGENT et al. 1988), was zur antipsychotischen Wirkung beitragen mag.

5.3 D$_3$-Antagonisten

Kürzlich wurde der D$_3$-Rezeptor, ein neuartiger Dopamin-Rezeptor, in seiner molekularen Struktur, Bindungsverhalten und Lokalisation im Gehirn beschrieben (SOKOLOFF et al. 1990). Verglichen mit der Wirkung am D$_2$-Rezeptor zeigen sog. atypische Neuroleptika wie **Clozapin**, **Sulpirid**, **Thioridazin** oder **Amisulprid** eine höhere Affinität zu D$_3$-Rezeptoren als klassische Neuroleptika wie beispielsweise Haloperidol. Die präferentielle Lokalisation des D$_3$-Rezeptors in limbischen Gebieten könnte daher die geringen extrapyramidalen Nebenwirkungen atypischer Neuroleptika erklären. Die Affinität von Clozapin zum D$_4$-Rezeptor wird auf den Seiten 63 und 64 dargestellt.

5.4 Partielle D$_2$-Agonisten

Partielle D$_2$-Agonisten wie **Tergurid, SDZ/ HDC 911** oder **SDZ/HDC 912** besitzen durch ihre hohe Affinität zum D$_2$-Rezeptor und niedrige intrinsische Aktivität eine puffernde Wirkung im dopaminergen System. Bei dopaminerger Überaktivität wirken sie als Dopamin-Antagonisten, bei reduzierter dopaminerger Aktivität als Dopamin-Agonisten. Aufgrund dieser pharmakologischen Eigenschaft erwartet man von partiellen Dopamin-Agonisten einen Effekt bei produktiv-psychotischen Psychosen, aber auch eine Besserung der Negativ-Symptomatik (COWARD et al. 1989). In offenen Studien mit Tergurid fanden OLBRICH und SCHANZ (1988) eine Besserung der Negativ-Symptomatik bei schizophrenen Patienten bei nur geringer Wirkung auf die Positiv-Symptomatik (1991). In einer doppel-blind-kontrollierten Studie mit SDZ/HDC 912 fanden NABER et al. (1991) eine im Vergleich zu Haloperidol ähnliche antipsychotische Wirkung ohne besondere Beeinflussung der Negativ-Symptomatik.

5.5 Kombinierte D$_2$/5-HT$_2$-Rezeptor-Blockade

Clozapin besitzt neben der D$_2$-, α_1-, H$_1$- und Azetylcholin-blockierenden Wirkung auch starke 5-HT$_2$-antagonistische Eigenschaften (FINK et al. 1984). Gerade die kombinierte D$_2$/5-HT$_2$-antagonistische Eigenschaft wird vielfach für das günstige Wirkspektrum von Clozapin bezüglich des extrapyramidalen Systems und der antipsychotischen Wirkung verantwortlich gemacht (MELTZER 1989, MELTZER et al. 1989, GELDERS 1990, NIEMEGEERS et al. 1990). Ein Verhältnis von $\geq 1,12$ zwischen den K$_i$ Werten der 5-HT$_2$- und D$_2$-Rezeptoren scheint charakteristisch für atypische Neuroleptika zu sein (MELTZER et al. 1989). In tierexperimentellen Studien wurde gezeigt, daß eine verminderte serotonerge Transmission die Neuroleptika-induzierte Katalepsie vermindert (KOSTOWSKI et al. 1972, COSTALL et al. 1975). Auch wurde gezeigt, daß der 5-HT$_2$-Antagonist Ritanserin die extrapyramidalen Symptome unter Neuroleptika-Therapie des Menschen vermindert (BERSANI et al. 1986, GELDERS et al. 1986). Zusätzlich scheint der 5-HT$_2$-Antagonismus günstige Effekte auf die Negativ-Symptome der Schizophrenien zu haben (REYNTJENS et al. 1986). Ausgehend vom Clozapin wurde daher versucht Substanzen mit einem ähnlichen Rezeptor-Bindungsprofil, jedoch geringeren unerwünschten Wirkungen bezüglich des cholinergen Systems und des hämatopoetischen Systems zu entwickeln.

Risperidon ist ein stark wirksamer 5-HT$_2$- und D$_2$-Antagonist (zusätzlich auch Affinität zu H$_1$- und α_1-Rezeptoren, jedoch keine anticholinergen Wirkungen). In verschiedenen offenen Studien zeigten sich gute antipsychotische Eigenschaften, eine niedrige Inzidenz extrapyramidaler Symptome und ein günstiger Effekt auf die Negativ-Symptome der Schizophrenien (MESOTTEN et al. 1989, BERSANI et al. 1990, GELDERS et al. 1990). Auch erste Doppelblind-Studien im Vergleich mit Haloperidol (zitiert in: GELDERS 1990) und Clozapin (SCHNITZLER et al. 1991) bestätigen diese Ergebnisse.

Zotepin (MATUSSEK 1987) ist seit 1990 in Deutschland zugelassen. Verglichen mit Perazin besitzt es eine ähnliche antipsychotische Wirksamkeit bei vergleichbarer Verträglichkeit (DIETERLE et al. 1988). Diese

Ergebnisse konnten in kontrollierten Doppelblind-Studien versus Haloperidol (FLEISCHHACKER et al. 1989) oder Perazin (WETZEL und BENKERT 1990) bestätigt werden.

Amperozid (CHRISTENSSON und BJORK 1990) besitzt deutliche $5HT_2$- und D_2-antagonistische Eigenschaften und wird derzeit in Phase II-Studien getestet.

5.6   5-HT$_3$-Rezeptor Antagonisten

Selektive 5-HT$_3$-Rezeptor Antagonisten wie **Ondansetron**, **Granesetron** oder **Zacoprid** scheinen das mesolimbische dopaminerge System zu hemmen ohne mit dem nigrostriatalen System zu interagieren: sie hemmen in tierexperimentellen Studien dopaminerg vermittelte motorische Überaktivität ohne sedierende und ohne kataleptogene Effekte auszuüben (BARNES et al. 1990). Daher könnten selektive 5-HT$_3$-Rezeptor Antagonisten eine gute antipsychotische Wirkung bei geringen extrapyramidal-motorischen Effekten aufweisen (TRICKLEBANK 1989, ABBOTT 1990, COSTALL et al. 1990). Bislang wurden jedoch keine klinischen Studien publiziert. Zacoprid ist ein substituiertes Benzamid, jedoch mit geringerer Affinität zum D_2-Rezeptor.

5.7   Selektiv mesolimbisch wirkende Substanzen

Allgemein wird angenommen, daß die antipsychotische Wirkung der Neuroleptika auf der Hemmung der Transmission in den dopaminergen mesolimbischen und mesohippokampalen Systemen beruht, während die extrapyramidalmotorischen Begleitwirkungen mit einer Beeinflussung der nigrostriatalen dopaminergen Transmission in Zusammenhang gebracht werden (DELINI-STULA 1986). Die dazugehörigen dopaminergen Zellgruppen liegen in den Gebieten A10 (mesolimbisch) und A9 (nigrostriatal). Die geringen extrapyramidalen Begleitwirkungen atypischer Neuroleptika sollen teilweise auf einer selektiven Beeinflussung des mesolimbischen dopaminergen Systems beruhen. In Übereinstimmung damit findet sich nach chronischer Applikation klassischer Neuroleptika wie Haloperidol ein Depolarisationsblock von sowohl A9 als auch A10 Neuronen, während **Clozapin** und Thioridazin allein die Entladungsfrequenz der A10-Neurone hemmt (BUNNEY 1984). Der Grund für dieses unterschiedliche Ansprechen der nigrostriatalen und mesolimbischen dopaminergen Neurone ist nicht ganz klar.

Savoxepin (Cipazoxapin) besitzt eine höhere Affinität zu hippokampalen als zu striatalen D_2-Rezeptoren (BISCHOFF et al. 1986). In offenen Studien zeigten sich antipsychotische Eigenschaften, wobei sich jedoch die Hoffnungen auf geringe extrapyramidalmotorische Nebenwirkungen nicht erfüllt haben (MÖLLER et al. 1989, WETZEL et al. 1991).

Auch **Amperozid** scheint selektiv mesolimbisch zu wirken (CHRISTENSSON und BJORK 1990).

5.8 Dopamin-Autorezeptor Agonisten

Die Transmittersynthese und -ausschüttung in dopaminergen Neuronen wird unter anderem über präsynaptische Autorezeptoren gesteuert. Dopamin-Autorezeptor Agonisten können die dopaminerge Transmission hemmen und über diesen Mechanismus möglicherweise antipsychotisch wirken. Frühere Untersuchungen mit niedrigen, präferentiell am Dopamin-Autorezeptor wirkenden Dosen von **Apomorphin** oder **Bromocriptin** haben keine eindeutige antipsychotische Wirksamkeit erbracht (Literatur in: DEL ZOMPO et al. 1986, WETZEL et al. 1990). Zur Zeit werden selektivere Dopamin-Autorezeptor Agonisten wie **B-HT 920** (WIEDEMANN et al. 1990), **Roxindol** (EMD 49980) (WETZEL et al. 1990) oder **OPC-4392** (GERBALDO et al. 1988) klinisch geprüft.

5.9 Cholezystokinin und Neurotensin

Verschiedene Neuropeptide wie Cholezystokinin (CCK) oder Neurotensin interagieren mit dem zentralen dopaminergen System und werden sogar gemeinsam mit Dopamin in den synaptischen Spalt freigesetzt. Die ersten Hinweise hierfür kamen von der Lokalisation dieser Peptide in dopaminergen Zellkörpern (HÖKFELT et al. 1980, 1984). **CCK-Peptide** kommen in verschiedenen molekularen Formen im Gehirn vor: CCK-58, CCK-39, CCK-33, CCK-8. Die Art der Interaktion zwischen CCK-Peptiden und Dopamin ist nicht eindeutig geklärt. Einige Studien zeigen eine hemmende Wirkung von CCK-Peptiden auf dopaminerge Funktionen, vereinbar mit einer antipsychotischen Wirkung. Andere Studien deuten auf eine Verstärkung der dopaminergen Transmission. In klinischen Studien mit **CCK-8**, **CCK-33** sowie **Cerulein** (ein dem CCK-8 verwandtes Dekapeptid) zeigen sich häufig antipsychotische Effekte, die weiter geprüft werden sollten (Übersicht in: NAIR et al. 1986).

Neurotensin ist ein Tridekapeptid, welches eigene Rezeptoren im Gehirn anspricht. In tierpharmakologischen Studien übt dieses Peptid eine Neuroleptika-ähnliche Wirkung aus (zur Übersicht siehe: NEMEROFF und CAIN 1985, BISSETTE und NEMEROFF 1988). Auch wurden Veränderungen der Neurotensin-Konzentration im Liquor und postmortem Hirngewebe schizophrener Patienten gefunden (WIDERLÖV et al. 1982, NEMEROFF et al. 1983). Eine antipsychotische Wirkung von Neurotensin ist daher anzunehmen. Klinische Studien konnten jedoch bislang nicht durchgeführt werden, da Neurotensin die Blut-Hirn-Schranke nicht überwindet. Schrankengängige Neurotensin-Analoge oder andere Substanzen, die auf auf den Neurotensin-Rezeptor wirken, müssen dafür entwickelt werden.

5.10 Der Wirkmechanismus der Rauschdroge PCP und daraus abgeleitete Therapieprinzipien

Phencyclidin (1-(1-Phenylcyclohexyl)piperidin, PCP) wurde in den 50iger Jahren zunächst als Allgemeinanästhetikum eingesetzt, kam jedoch wegen unerwünschter Nebenwirkungen nicht zur regulären Anwendung. Diese Substanz wird in den Vereinigten Staaten häufig als Rauschdroge mißbraucht und ist unter dem Namen "angel dust" oder "killerweed" bekannt. Bei Einnahme entstehen Euphorie und Erregung, ein Gefühl der Macht, Stärke, Unverletzlichkeit und Schmerzlosigkeit. Dies ist neben der unkomplizierten und preiswerten Synthese der Grund für den häufigen Mißbrauch der Substanz. Weitere Wirkungen sind Amnesie und agressives Verhalten. Interessant ist nun, daß bei Abusus häufig eine Psychose auftritt, die kaum von den Schizophrenien zu unterscheiden ist (Luby et al. 1959, Allen und Young 1978, Pradhan 1984). Diese exogene Psychose scheint nicht mit der eingenommenen PCP-Dosis zu korrelieren und persistiert z. T. über mehrere Wochen. PCP kann die Symptome einer Schizophrenie auch bei Patienten mit dieser Erkrankung provozieren. In der Literatur wird die PCP-Psychose als sehr gutes Schizophrenie-Modell bewertet (Luby et al. 1959, Allen und Young 1978), da es die verschiedenen klinischen Bilder der Erkrankung einschließlich der Negativ-Symptome besser repräsentiert als z.B. die Amphetamin-Psychose. Weiterhin wirkt PCP stärker und länger anhaltend als Amphetamin (Allen und Young 1978). Für die psychotomimetischen Effekte werden hauptsächlich zwei Bindungsstellen verantwortlich gemacht: die PCP-Bindungsstelle und die Sigma-Bindungsstelle. Da weder PCP noch andere bisher bekannte Liganden selektiv für die eine oder die andere Bindungsstelle sind, bleibt die Frage zur Zeit noch offen, welche dieser beiden Bindungsstellen die psycho-tomimetischen Effekte von PCP vermittelt (Sonders et al. 1988). Zur Zeit wird auch nach endogenen Liganden gesucht, die unter physiologischen Bedingungen an diese beiden Rezeptoren binden und eventuell für die Entstehung von Psychosen mitverantwortlich sind.

5.10.1 Glutamaterges System

Die PCP-Bindungsstelle ist an den N-Methyl-D-Aspartat (NMDA)Rezeptor gekoppelt. Dies ist ein Subtyp der Glutamatrezeptoren, der besonders in korticalen und hippokampalen Hirnstrukturen vorkommt (Kornhuber et al. 1989a). PCP bindet mit hoher Affinität innerhalb des an diesen Rezeptor gekoppelten Ionenkanals und hemmt damit den Na^+-, K^+- und Ca^{2+}-Strom nach Rezeptoraktivierung durch Glutamat (Foster und Fagg 1987). Damit wirkt PCP als nichtkompetitiver Glutamat-Antagonist. Am NMDA-Rezeptor sind noch weitere Bindungsstellen identifiziert worden. Hier soll die Glycin-Bindungsstelle besonders erwähnt werden. In Gegenwart von Glutamat erhöht Glycin den Ionenstrom und wirkt damit indirekt glutamat-agonistisch (Foster und Fagg 1987). Die Glycin-Bindungsstelle des NMDA-Rezeptors entspricht in etwa der Benzodiazepin-Bindungsstelle des GABA-Rezeptors. In Übereinstimmung mit der Glutamat-Hypothese der Schizophrenien (Kim et al. 1980, Kornhuber et al. 1984, 1989b) erscheint es möglich neuartige Antipsychotika mit Wirkung auf das glutamaterge System zu entwickeln. Da die PCP-Psychose auch Negativsymptome beinhaltet, werden derartige Substanzen vielleicht auch diese bisher schlecht therapierbaren Symptome günstig beeinflussen.

• **PCP-Antagonisten** könnten über die Hemmung endogener Liganden antipsychotisch wirken. Tatsächlich wird die Entwicklung von PCP-Antagonisten gegenwärtig versucht (CANTRELL et al. 1988). In diesem Zusammenhang ist es bemerkenswert, daß das atypische Neuroleptikum **Clozapin** in therapeutischen Konzentrationen mit der PCP Bindungsstelle interagiert (JANOWSKY und BERGER 1989), wobei noch nicht bekannt ist, ob Clozapin dort als Agonist oder als Antagonist wirkt.

• Durch direkte **Glutamat-Agonisten** ließe sich ebenfalls der glutamaterge Tonus im Gehirn erhöhen. Die bisherigen Glutamat-Agonisten sind aber wegen mangelnder Hirngängigkeit nicht therapeutisch einsetzbar. Die mögliche Wirkung des Glutamat-Antagonisten **RP 54274** (2-Amino-6-Trifluoromethoxybenzothiazol) bei Negativsymptomen der Schizophrenien (MUSCH et al. 1989) ist aufgrund der eben ausgeführten theoretischen Betrachtungen unerwartet und muß weiter verfolgt werden.

• Da Glycin die Wirkung von Glutamat am NMDA-Rezeptor erhöht, könnten auch **Glycin-ähnliche Verbindungen** oder Glycin selbst antipsychotisch wirken. Glycin ist in begrenztem Umfang hirngängig und antagonisiert im Tierversuch Teile des PCP-induzierten Verhaltens (TOTH und LAJTHA 1986). Tatsächlich zeigte eine offene Studie günstige Effekte einer oralen Glycin-Behandlung bei schizophrenen Patienten (WAZIRI 1988; siehe jedoch: ROSSE et al. 1989).

5.10.2 Sigmaerges System

Über die Sigma-Bindungsstelle ist weit weniger bekannt als über die PCP-Bindungsstelle. Es handelt sich um membrangebundene Rezeptoren, die in die intrazelluläre Signalübertragung eingreifen (BOWEN et al. 1988). Die Sigma-Bindungsstellen haben eine andere regionale Verteilung als die PCP-Bindungsstellen (MCLEAN und WEBER 1988), was dafür spricht, daß beide Bindungsstellen nicht ko-lokalisiert sind. Eine funktionelle Bedeutung scheinen diese Bindungsstellen unter anderem bei der Dystonie zu haben (WALKER et al. 1988). Obwohl PCP an die Sigma-Bindungsstelle nur mit niedriger Affinität bindet, muß auch diese Bindungsstelle bei der Erforschung der Schizophrenien und der Entwicklung neuer Antipsychotika beachtet werden. Tatsächlich besitzen bislang verwendete (z. B. Haloperidol) und viele neue potentielle Antipsychotika eine hohe Affinität für die Sigma-Bindungsstelle, so z. B. **Remoxiprid**, **Cinuperon** (HR 375) und **Rimcazol** (BW 234U) (FERRIS et al. 1986, LARGENT et al. 1988, TAYLOR und DEKLEVA 1988, zur Übersicht siehe: WALKER et al. 1990). Es muß jedoch kritisch angemerkt werden, daß die gegenwärtige Definition des Sigma-Rezeptors (QUIRION et al. 1987) nicht übereinstimmt mit verschiedenen experimentellen und klinischen Befunden. So wurden die psychotomimetischen Effekte irrtümlicherweise dem falschen Stereoisomer zugeordnet (MUSACCHIO 1990, WALKER et al. 1990).

5.11 Endorphinerges System

Aufgrund einer von TERENIUS et al. (1976) aufgestellten Hypothese soll den Schizophrenien eine Überaktivität der endogenen Liganden der Opiatrezeptoren, der Endorphine, zugrunde liegen. Zur Überprüfung dieser Hypothese wurde von derselben Gruppe die versuchsweise Behandlung schizophrener Patienten mit dem spezifischen Opiat- und Endorphin-Antagonisten **Naloxon** begonnen (GUNNE et al. 1977).

Später folgten auch Untersuchungen mit **Naltrexon** als möglichem Antipsychotikum. Eindeutige Ergebnisse wurden dabei bislang nicht erbracht (Mueser und Dysken 1983, Nemeroff und Bissette 1988).

Eine eher entgegengesetzte Hypothese wurde von de Wied et al. aufgestellt (de Wied et al. 1978, de Wied 1979). Diese Gruppe fand bei tierexperimentellen Untersuchungen mit γ-Endorphin und dessen Derivaten eine Neuroleptika-ähnliche Wirkung und postulierte eine zu geringe Menge dieser Substanzen im Gehirn von Schizophrenen. Daher wurden **ß-Endorphin**, **Enkephalin-Analoge** (FK-33–824), **Destyrosin-γ-Endorphin** (DTγE) oder **Desenkephalin-γ-Endorphin** (DKγE) als potentielle antipsychotische Substanzen eingesetzt. Wenn die bislang durchgeführten Studien mit Neuropeptiden zusammenfassend betrachtet werden (Nemeroff und Bissette 1988), so läßt sich keine eindeutige antipsychotische Wirkung bei den Schizophrenien feststellen (siehe jedoch: van Ree et al. 1986). Dazu kommt, daß die Peptide in nicht genau bekanntem Ausmaß die Blut-Hirn-Schranke durchdringen und rasch durch Peptidasen abgebaut werden. Die Notwendigkeit der parenteralen Applikation dieser Substanzen ist ein weiterer Nachteil.

5.12 Andere Substanzen

Daneben gibt es eine Reihe von Medikamenten, die primär in anderer Indikation, aber auch bei der Therapie der Schizophrenien eingesetzt werden (z. B. Benzodiazepin-Tranquilizer, Carbamazepin). Obwohl **Benzodiazepine** keine gesicherten antipsychotische Eigenschaften haben, können sie Neuroleptika-sparend eingesetzt werden (Arana et al. 1986). Stuporös-mutistische Bilder können kurzfristig mit Benzodiazepinen (v. a. Lorazepam) gebessert werden (Wetzel et al. 1988). Obwohl **Carbamazepin** die Plasmaspiegel von Haloperidol reduziert (Kidron et al. 1985, Arana et al. 1986), scheint diese Substanz ebenfalls einen Neuroleptika-sparenden Effekt zu haben und unerwünschte Wirkungen der Neuroleptika zu reduzieren (Dose et al. 1987).

5.13 Ausblick

Die verschiedenen hier dargestellten Therapieprinzipien sind unterschiedlich weit von der Praxis entfernt. Dabei gibt es eine weite Spanne, die von "hypothetisch" (z. B. 5-HT$_3$-Antagonisten, Glutamat-Hypothese) bis schon "klinisch etabliert" (D$_2$/5-HT$_2$-Antagonismus) reicht. Bei Clozapin fällt auf, daß verschiedene therapeutische Ansätze in einer Substanz vereint sind (D$_1$, D$_3$, D$_2$/5-HT$_2$, präferentiell mesolimbisch, NMDA-Rezeptor). Dies zeigt, daß "unsaubere", d. h. wenig selektive Substanzen gute bis überlegene antipsychotische Eigenschaften haben können.

Insgesamt bestimmt die Dopamin-Hypothese sehr viele therapeutischen Ansätze. Wirklich neue theoretische Ansätze werden dringend benötigt und werden hoffentlich zu neuen tierexperimentellen Modellen zur Entwicklung potentieller Antipsychotika führen. Dies erscheint auch deshalb erforderlich, da eine primäre Veränderung des dopaminergen Systems bei den Schizophrenien bislang nicht eindeutig nachgewiesen werden konnte (Kornhuber et al. 1989c).

Literatur

Abbott A (1990) 5-HT$_3$ antagonists and ligands for dopamine D$_1$ and autoreceptors offer new leads for antipsychotic drugs. Trends Pharmacol Sci 11: 49–51

Allen RM, Young SJ (1978) Phencyclidine-induced psychosis. Am J Psychiatry 135: 1081–1084

Angrist B, Rotrosen J, Gershon S (1980) Differential effects of amphetamine and neuroleptics on negative vs. positive symptoms in schizophrenia. Psychopharmacology 72: 17–19

Arana GW, Goff DC, Friedman H, Ornsteen M, Greenblatt DJ, Black B, Shader RI (1986) Does carbamazepine-induced reduction of plasma haloperidol levels worsen psychotic symptoms? Am J Psychiatry 143: 650–651

Arana GW, Ornsteen ML, Kantner F, Friedman HL, Greenblatt DJ, Shader RI (1986) Benzodiazepines – New indications. Psychopharmacol Bull 22: 77–87

Barnes JM, Barnes NM, Costall B, Domeney AM, Kelly ME, Naylor RJ (1990) 5-HT$_3$ Receptor antagonists as possible antipsychotics. In: Stefanis CN, Soldatos CR, Rabavilas AD (eds) Psychiatry: a world perspective, vol 2. Elsevier, Amsterdam, pp 677–682

Bersani G, Grispini A, Marini S, Pasini A, Valducci M, Ciani N (1986) Neuroleptic-induced extrapyramidal side effects: clinical perspectives with ritanserin (R 55667), a new selective 5-HT$_2$ receptor blocking agent. Curr Ther Res 40: 492–499

Bersani G, Bressa GM, Meco G, Marini S, Pozzi F (1990) Combined serotonin 5-HT$_2$ and dopamine D$_2$ antagonism in schizophrenia: clinical, extrapyramidal and neuroendocrine response in a preliminary study with risperidone (R 64766). Hum Psychopharmacol 5: 225–231

Bischoff S, Vassout A, Delini-Stula A, Waldmeier P (1986) Interactions of cipazoxapine, citatepine, eresepine, and maroxepine with central dopamine (DA) receptors: effects on in vivo (^{3}H)spiperone binding, DA metabolism, and behavioral parameters. Pharmacopsychiatry 19: 306–307

Bissette G, Nemeroff CB (1988) Neurotensin and the mesocorticolimbic dopamine system. In: Kalivas PW, Nemeroff CB (eds) The mesocorticolimbic dopamine system. Ann N Y Acad Sci 537: 397–404

Bowen WD, Kirschner BN, Newman AH, Rice KC (1988) σ Receptors negatively modulate agonist-stimulated phosphoinoside metabolism

in rat brain. Eur J Pharmacol 149: 399–400

Cantrell BE, Leander JD, Mendelsohn LG, Schoepp DD, Hermann RB, Zimmerman DM (1988) The search for a PCP antagonist: the discovery of potent PCP-like activity in hexahydroindeno(2,1-c)pyridine series of compounds. In: Domino EF, Kamenka J-M (eds) Sigma and phencyclidine-like compounds as molecular probes in biology. NPP Books, Ann Arbour, pp 11–17

Chipkin RE (1990) D$_1$-antagonist in clinical trial. Trends Pharmacol Sci 11: 185

Chipkin RE, Latranyi MB (1987) Similarity of clozapine and SCH23390 in reserpinized rats suggests a common mechanism of action. Eur J Pharmacol 136: 371–375

Chipkin RE, Iorio LC, Coffin VL, McQuade RD, Berger JG, Barnett A (1988) Pharmacological profile of SCH 39166: a dopamine D-1 selective benzonaphthazepine with potential antipsychotic activity. J Pharmacol Exp Ther 247: 1093–1102

Christensson E, Björk A (1990) Amperozide: a new pharmacological approach in the treatment of schizophrenia. Pharmacol Toxicol [Suppl] 1: 5–7

Costall B, Fortune DH, Naylor RJ, Marsden CD, Pycock C (1975) Serotonergic involvement with neuroleptic catalepsy. Neuropharmacology 14: 859–868

Costall B, Domeny AM, Naylor RJ (1990) 5-HT$_3$ receptor antagonists attenuate dopamine-induced hyperactivity in the rat. Neuro Report 1: 77–80

Coward D, Dixon K, Enz A, Shearman G, Urwyler S, White T, Karobath M (1989) Partial brain dopamine D$_2$ receptor agonists in the treatment of schizophrenia. Psychopharmacol Bull 25: 393–397

Delini-Stula A (1986) Neuroanatomical, neuropharmacological and neurobiochemical target systems for antipsychotic activity of neuroleptics. Pharmacopsychiatry 19: 134–139

Del Zompo M, Bocchetta A, Piccardi MP, Corsini GU (1986) Dopamine agonists in the treatment of schizophrenia. In: van Ree JM, Matthysse S (eds) Progress in brain research, vol 65. Elsevier, Amsterdam, pp 41–48

De Wied D (1979) Schizophrenia as an inborn error in the degradation of ß-endorphin – a hypothesis. Trends Neurosci 2: 79–82

De Wied D, Kovacs GL, Bohus B, van Ree JM, Greven

HM (1978) Neuroleptic activity of the neuro-peptide ß-LPH$_{62-77}$ ([des-Tyr^1]-γ-endorphin; DTγE). Eur J Pharmacol 49: 427–436

DIETERLE D, MÜLLER-SPAHN F, ACKENHEIL M (1988) Comparison of zotepine and perazine in schizophrenia. Psychopharmacology 96 [Suppl]: 340

DOSE M, APELT S, EMRICH HM (1987) Carbamazepine as an adjunct of antipsychotic therapy. Psychiatry Res 22: 303–310

FARDE L, WIESEL F-A, JANSSON P, UPPFELDT G, WAHLEN A, SEDVALL G (1988) An open label trial of raclopride in acute schizophrenia. Confirmation of D$_2$-dopamine receptor occupancy by PET. Psychopharmacology 94: 1–7

FERRIS RM, TANG FLM, CHANG K-J, RUSSELL A (1986) Evidence that the potential antipsychotic agent rimcazole (BW 234U) is a specific, competitive antagonist of sigma sites in brain. Life Sci 38: 2329–2337

FINK H, MORGENSTERN R, OELSSNER W (1984) Clozapine – a serotonin antagonist? Pharmacol Biochem Behav 20: 513–517

FLEISCHHACKER WW, BARNAS C, STUPPÄCK CH (1989) Zotepine vs. haloperidol in paranoid schizophrenia: a double-blind trial. Psychopharmacol Bull 25: 97–100

FOSTER AC, FAGG GE (1987) Taking apart NMDA receptors. Nature 329: 395–396

GELDERS YG (1990) Die Bedeutung des 5-HT$_2$-Rezeptor-Antagonismus für die Behandlung der Schizophrenie, unter spezieller Berücksichtigung der Minussymptomatik. In: MÖLLER HJ, PELZER E (Hrsg) Neuere Ansätze zur Diagnostik und Therapie schizophrener Minussymptomatik. Springer, Berlin Heidelberg New York Tokyo, S 223–230

GELDERS YG, VANDEN BUSSCHE G, REYNTJENS A, JANSSEN P (1986) Serotonin-S2 receptor blockers in the treatment of chronic schizophrenia. Clin Neuropharmacol 9 (S4): 325–327

GELDERS YG, HEYLEN SLE, VANDEN BUSSCHE G, REYNTJENS AJM, JANSSEN PAJ (1990) Pilot clinical investigation of risperidone in the treatment of psychotic patients. Pharmacopsychiatry 23: 206–211

GERBALDO H, DEMISCH L, LEHMANN C-O, BOCHNIK J (1988) The effect of OPC-4392, a partial dopamine receptor agonist, on negative symptoms: results of an open study. Pharmacopsychiatry 21: 387–388

GUNNE L-M, LINDSTRÖM L, TERENIUS L (1977) Naloxone-induced reversal of schizophrenic hallucinations. J Neural Transm 40: 13–19

HIETALA J, LAPPALAINEN J, KOULU M, SYVÄLAHTI E (1990) Dopamine D$_1$ receptor antagonism in schizo-phrenia: is there reduced risk of extrapyramidal side-effects? Trends Pharmacol Sci 11: 406–410

HÖKFELT T, REHFELD JF, SKIRBOLL LR, IVEMARK B, GOLDSTEIN M, MARKEY K (1980) Evidence for coexistence of dopamine and CCK in mesolimbic neurons. Nature 285: 476–478

HÖKFELT T, EVERITT BJ, THEODORSSON-NORHEIM E, GOLDSTEIN M (1984) Occurrence of neurotensin-like immunoreactivity in subpopulations of hypothalamic, mesencephalic, and medullary catecholamine neurons. J Comp Neurol 222: 543–559

JANOWSKY A, BERGER SP (1989) Clozapine inhibits [^{3}H]MK-801 binding to the glutamate receptor-ion channel complex. Schizophr Res 2: 189

KIDRON R, AVERBUCH I, KLEIN E, BELMAKER RH (1985) Carbamazepine-induced reduction of blood levels of haloperidol in chronic schizophrenia. Biol Psychiatry 20: 199–228

KIM JS, KORNHUBER HH, SCHMID-BURGK W, HOLZMÜLLER B (1980) Low cerebrospinal fluid glutamate in schizophrenic patients and a new hypothesis on schizophrenia. Neurosci Lett 20: 379–382

KORNHUBER HH, KORNHUBER J, KIM JS, KORNHUBER ME (1984) Zur biochemischen Theorie der Schizophrenie. Nervenarzt 55: 602–606

KORNHUBER J, MACK-BURKHARDT F, RIEDERER P (1989a) Regional distribution of [^{3}H]MK-801 binding sites in the human brain. Brain Res 489: 397–399

KORNHUBER J, MACK-BURKHARDT F, RIEDERER P, HEBENSTREIT GF, REYNOLDS GP, ANDREWS HB, BECKMANN H (1989b) [^{3}H]MK-801 binding sites in post-mortem brain regions of schizophrenic patients. J Neural Transm 77: 231–236

KORNHUBER J, RIEDERER P, REYNOLDS GP, BECKMANN H, JELLINGER K, GABRIEL E (1989c) ^{3}H-Spiperone binding sites in post-mortem brains from schizophrenic patients: relationship to neuroleptic drug treatment, abnormal movements, and positive symptoms. J Neural Transm 75: 1–10

KOSTOWSKI W, GUMULKA W, CZLONKOWSKI A (1972) Reduced cataleptogenic effects of some neuroleptics in rats with lesioned midbrain raphe and treated with p-chlorophenylalanine. Brain Res 48: 443–446

LARGENT BL, WIKSTRÖM H, SNOWMAN AM, SNYDER SH (1988) Novel antipsychotic drugs share high affinity for σ receptors. Eur J Pharmacol 155: 345–347

LUBY ED, COHEN BD, ROSENBAUM G, GOTTLIEB JS, KELLEY R (1959) Study of a new schizophrenomimetic drug – Sernyl. Arch Neurol Psychiat 81: 363–369

MATUSSEK N (ed) (1987) Pharmacopsychiatry.

Special Issue I, 20: 1–74

McLean S, Weber E (1988) Autoradiographic visualization of haloperidol-sensitive sigma receptors in guinea-pig brain. Neuroscience 25: 259–269

Meltzer HY (1989) Clinical studies on the mechanism of action of clozapine: the dopamine-serotonin hypothesis of schizophrenia. Psychopharmacology 99: S18-S27

Meltzer HY, Matsubara S, Lee J-C (1989) Classification of typical and atypical antipsychotic drugs on the basis of dopamine D-1, D-2 and serotonin$_2$ pk$_i$ values. J Pharmacol Exp Ther 251: 238–246

Mesotten F, Suy E, Pietquin M, Burton P, Heylen S, Gelders Y (1989) Therapeutic effect and safety of increasing doses of risperidone (R 64766) in psychotic patients. Psychopharmacology 99: 445–449

Miller R, Wickens JR, Beninger RJ (1990) Dopamine D-1 and D-2 receptors in relation to reward and performance: a case for the D-1 receptor as a primary site of therapeutic action of neuroleptic drugs. Prog Neurobiol 34: 143–183

Möller HJ, Kissling W, Dietzfelbinger T, Stoll K-D, Wendt G (1989) Efficacy and tolerability of a new antipsychotic compound (savoxepine): results of a pilot-study. Pharmacopsychiatry 22: 38–41

Mueser KT, Dysken MW (1983) Narcotic antagonists in schizophrenia: a methodological review. Schizophr Bull 9: 213–225

Musacchio JM (1990) The psychotomimetic effects of opiates and the σ receptor. Neuropsychopharmacology 3: 191–200

Musch B, Maillard F, Louvel E (1989) The effect of RP 54274, an antagonist of the glutamatergic transmission in "negative type" schizophrenia. (Abstract) ECNP, Göteborg 1989, p66

Naber D, Gaussares C, Moeglen JM, Tremmel L, Bailey PE (1991) Wirksamkeit und Verträglichkeit des Dopamin-Agonisten/ Antagonisten SDZ HDC 912 in der Therapie schizophrener Patienten. In: Laux G, Gaebel W (Hrsg) Biologische Psychiatrie – Synopsis 1990/91. Springer, Berlin Heidelberg New York Tokyo (im Druck)

Nair NPV, Lal S, Bloom DM (1986) Cholecystokinin and schizophrenia. In: van Ree JM, Matthysse S (eds) Progress in brain research, vol 65. Elsevier, Amsterdam, pp 237–258

Nemeroff CB, Cain ST (1985) Neurotensin-dopamine interactions in the CNS. Trends Pharmacol Sci 201–205

Nemeroff CB, Bissette G (1988) Neuropeptides, dopamine, and schizophrenia. In: Kalivas PW,

Nemeroff CB (eds) The mesocorticolimbic dopamine system. Ann NY Acad Sci 537: 273–291

Nemeroff CB, Youngblood W, Manberg PJ, Prange AJ, Kizer JS (1983) Regional brain concentrations of neuropeptides in Huntington's chorea and schizophrenia. Science 221: 972–975

Niemegeers CJE, Awouters F, Janssen PAJ (1990) Pharmakologie der Neuroleptika und relevante Mechanismen zur Behandlung von Minussymptomatik. In: Möller HJ, Pelzer E (Hrsg) Neuere Ansätze zur Diagnostik und Therapie schizophrener Minussymptomatik. Springer, Berlin Heidelberg New York Tokyo, S 185–197

Olbrich R, Schanz H (1988) The effect of the partial dopamine agonist terguride on negative symptoms in schizophrenia. Pharmacopsychiatry 21: 389–390

Olbrich R, Schanz H (1991) An evaluation of the partial dopamine agonist terguride regarding positive symptoms reduction in schizophrenics. J Neural Transm [GenSect] 84: 233–236

Pichot P, Boyer P (1989) A controlled double-blind multi-centre trial of high dose amisulpride versus haloperidol in acute psychotic states. In: Bornstein P et al. (eds) Amisulpride. Expansion Scientific Francaise, Paris, pp 83–92

Pradhan SN (1984) Phencyclidine (PCP): some human studies. Neurosci Biobehav Rev 8: 493–501

Quirion R, Chichportiche R, Contreras PC, Johnson KM, Lodge D, Tam SW, Woods IH, Zukin SR (1987) Classification and nomenclature of phencyclidine and σ receptor sites. Trends Neurosci 10: 444–446

Reyntjens AJM, Gelders YG, Hoppenbrouwers M-LJA, Vanden Bussche G (1986) Thymostenic effects of ritanserin (R 55667), a centrally acting serotonin-S2 receptor blocker. Drug Dev Res 8: 205–211

Rosse RB, Theut SK, Banay-Schwartz M, Leighton M, Scarcella E, Cohen CG, Deutsch SI (1989) Glycine adjuvant therapy to conventional neuroleptic treatment in schizophrenia: an open-label, pilot study. Clin Neuropharmacol 12: 416–424

Rüther E, Eben E, Klein H, Nedopil N, Dieterle D, Hippius H (1989) Comparative double-blind study of amisulpride and haloperidol in the treatment of acute episodes of positive schizophrenia. In: Bornstein P et al. (eds) Amisulpride. Expansion Scientific Francaise, Paris, pp 63–72

Schnitzler A, Klieser E, Lehmann E, Wurthmann C, Lemmer W (1991) Wirksamkeit und Verträglichkeit von Risperidon im Vergleich zu Clozapin in der Behandlung akut schizophrener Patienten. In: Gaebel W, Laux G (Hrsg) Biologische Psychiatrie – Synopsis 1990/91. Springer, Berlin Heidelberg New York Tokyo (im Druck)

Sedvall G (ed) (1990) Development of a new antipsychotic-Remoxipride. Acta Psychiatr Scand [Suppl 358] 82: 1–186

Seeman P (1987)Dopamine receptors and the dopamine hypothesis of schizophrenia. Synapse 1: 133–152

Sonders MS, Keana JFW, Weber E (1988) Phencyclidine and psychotomimetic sigma opiates: recent insight into their biochemical and physiological sites of action. Trends Neurosci 11: 37–40

Sokoloff P, Giros B, Martes MP, Bouthenet ML, Schwartz JC (1990) Molecular cloning and characterization of a novel dopamine receptor (D$_3$) as a target of neuroleptics. Nature 347: 146–151

Stevens J (1973) An anatomy of schizophrenia. Arch Gen Psychiatry 29: 177–189

Taylor DP, Dekleva J (1988) BMY 14802: a potential antipsychotic agent that selectively binds to sigma receptors. In: Domino EF, Kamenka J-M (eds) Sigma and phencyclidine-like compounds as molecular probes in biology. NPP Books, Ann Arbor, pp 345–355

Terenius L, Wahlström A, Lindström L, Widerlöv E (1976) Increased CSF levels of endorphins in chronic psychosis. Neurosci Lett 3: 157–162

Toth E, Lajtha A (1986) Antagonism of phencyclidine-induced hyperactivity by glycine in mice. Neurochem Res 11: 393–400

Tricklebank MD (1989) Interactions between dopamine and 5-HT$_3$ receptors suggest new treatments for psychosis and drug addiction. Trends Pharmacol Sci 10: 127–129

van Ree JM, Verhoeven WMA, Claas FHJ, de Wied D (1986) Antipsychotic action of γ-type endorphins: animal and human studies. In: van Ree JM, Matthysse S (eds) Progress in brain research, vol 65. Elsevier, Amsterdam, pp 221–235

Wadworth AN, Heel RC (1990) Remoxipride. A review of its pharmacodynamic and pharmacokinetic properties, and therapeutic potential in schizophrenia. Drugs 40: 863–879

Walker JM, Matsumoto RR, Bowen WD, Gans DL, Jones KD, Walker F (1988) Evidence for a role of haloperidol-sensitive σ-"opiate" receptors in the motor effects of antipsychotic drugs. Neurology 38: 961–965

Walker JM, Bowen WD, Walker FO, Matsumoto RR, de Costa B, Rice KC (1990) Sigma receptors: biology and function. Pharmacol Rev 42: 355–402

Waziri R (1988) Glycine therapy of schizophrenia. Biol Psychiatry 23: 210–211

Wetzel H, Benkert O (1990) Neuroleptika: Neue Substanzen – neue Indikationen. In: Herz A, Hippius H, Spann W (Hrsg) Psychopharmaka heute. Springer, Berlin Heidelberg New York Tokyo, S 108–128

Wetzel H, Heuser I, Benkert O (1988) Benzodiazepines for catatonic symptoms, stupor and mutism. Pharmacopsychiatry 21: 394–395

Wetzel H, Hillert A, Gründer G (1990) Behandlung der schizophrenen Negativsymptomatik mit Dopamin-Autorezeptor-Agonisten: Erste Erfahrungen mit Roxindol. In: Möller HJ, Pelzer E (Hrsg) Neuere Ansätze zur Diagnostik und Therapie schizophrener Minussymptomatik. Springer, Berlin Heidelberg New York Tokyo, S 231–239

Wetzel H, Wiedemann K, Holsboer F, Benkert O (1991) Savoxepine: invalidation of an "atypical" neuroleptic response pattern predicted by animal models in an open clinical trial with schizophrenic patients. Psychopharmacology 103: 280–283

Widerlöv E, Lindström LH, Besev G, Manberg PJ, Nemeroff CB, Breese GR, Kizer JS, Prange AJ (1982) Subnormal CSF levels of neurotensin in a subgroup of schizophrenic patients: normalization after neuroleptic treatment. Am J Psychiatry 139: 1122–1126

Wiedemann K, Benkert O, Holsboer F (1990) B-HT 920 – a novel dopamine autoreceptor agonist in the treatment of patients with schizophrenia. Pharmacopsychiatry 23: 50–55

Wiesel F-A, Farde L, Nordström A-L, Sedvall G (1990) Central D$_1$- and D$_2$-receptor occupancy during antipsychotic drug treatment. Prog Neuropsychopharmacol Biol Psychiatry 14: 759–767

Neuro-Psychopharmaka, Bd. 4
Riederer P. / Laux G. / Pöldinger W. (Hrsg.)
© Springer-Verlag Wien 1992

6

Übersichtstabellen

O. Dietmaier und G. Laux

In diesen Tabellen sind die in Deutschland (D), Österreich (A) und der Schweiz (CH) im Handel erhältlichen Neuroleptika alphabetisch nach ihren gebräuchlichen Kurzbezeichnungen aufgeführt. Es wurden die in der Roten Liste 1991 verwandten internationalen Freinamen (INN), INNv (vorgeschlagene Freinamen) oder sonstigen Kurzbezeichnungen gewählt.

Bezugsquellen für die Präparateauswahl sind für Deutschland die Rote Liste 1991 sowie die Gelbe Liste 1991, für Österreich der Austria-Codex 1989/90 einschließlich 3. Nachtrag, für die Schweiz der Codex Galenica 1989 und für das Gebiet der ehemaligen DDR das Arzneimittelverzeichnis 1988. Die Präparate der ehemaligen DDR erscheinen unter der Bezeichnung (D) versehen mit *. Diese Präparate sind derzeit nur in den neuen Ländern der Bundesrepublik Deutschland einsetzbar. Nach Auskunft des Bundesgesundheitsamtes vom Januar 1991 dürfen sie erst mit einem Zertifikat über Qualität in der Herstellung oder einer Nachzulassung durch das BGA im alten Bundesgebiet in Verkehr gebracht werden.

Mit ® gekennzeichnet sind die Handelsnamen der registrierten Präparate. Aufgeführt sind nur Monopräparate, d. h. sie enthalten als arzneilich wirksamen Bestandteil nur den betreffenden Stoff. Zusätze zu Präparatenamen wie "forte", "retard" u. ä. sind nicht mit aufgeführt. Generika, die im Namen die gebräuchliche Kurzbezeichnung (z. B. INN) enthalten, sind nicht aufgelistet. Als Eliminationshalbwertszeit ist die mittlere terminale Halbwertszeit oder ein Halbwertszeit-Bereich eines nierengesunden Erwachsenen angegeben. Bei Leber- oder Niereninsuffizienz, bei Kindern oder im Alter können klinisch bedeutsame Abweichungen auftreten.

Die klinisch-empirischen Äquivalenzdosen beziehen sich auf die "neuroleptische Schwellendosis" in mg (Bezugssubstanz Chlorpromazin = 300 mg) und stellen Schätzwerte dar.

Bei diversen älteren Präparaten sind weder Übersichtsliteratur noch pharmakokinetische Daten (Halbwertszeit) erhältlich.

Internat. Freiname (INN, generic name) Chemische Formel	Stoffgruppe	Handelsname (D, A, CH)	Substanzcharakteristik Besond. Hinweise	Eliminationshalbwertszeit (in Stunden)	Klinisch-empirische Äquivalenzdosen (in mg)	Übersichts-Literatur
Alimemazin	Phenothiazinderivat mit aliphatischer Seitenkette	Repeltin® (D) Theralene® (D, CH)	schwach antipsychotisch, gut antihistaminisch (antiallergisch, sedierend). Einsatz v. a. bei Pruritus und zur Sedierung	8	600	
Benperidol	Butyrophenonderivat	Glianimon® (D)	derzeit stärkstes im Handel befindliches Neuroleptikum. Deutliche extrapyramidalmotorische Nebenwirkungen	ca. 4	3	FLÜGEL und PFEIFFER (1967) MÜLLER-OERLINGHAUSEN (1980) SIEBERNS (1986)
Bromperidol	Butyrophenonderivat	Impromen® (D) Tesoprel® (D)	stark antipsychotisch, wenig sedierend. Nicht geeignet zur Behandlung ausgeprägter Erregungszustände	20–36	5	BENFIELD et al. (1988)

Internat. Freiname (INN, generic name) Chemische Formel	Stoffgruppe	Handelsname (D, A, CH)	Substanz-charakteristik Besond. Hinweise	Eliminations-halbwertszeit (in Stunden)	Klinisch-empirische Äquivalenzdosen (in mg)	Übersichts-Literatur
Butaperazin	Phenothiazin-derivat mit Piperazinalkylsei-tenkette	*Tyrylen (D)	mittelstark anti-psychotisch, gut sedierend		30	
Chlorphenetazin	Phenothiazin-derivat mit aliphatischer Seitenkette	*Elroquil (D) *Marophen (D)	sehr schwach antipsy-chotisch, gut sedie-rend und antiemetisch		600	
Chlorpromazin	Phenothiazin-derivat mit aliphatischer Seitenkette	*Propaphenin (D) Chlorazin® (CH) Largactil® (CH)	schwach antipsycho-tisch, stark sedierend. Erstes modernes Neuroleptikum und Referenzsubstanz (Potenz=1)	15–30	300	SWAZEY (1974) WANG et al. (1982)

Internat. Freiname (INN, generic name) Chemische Formel	Stoffgruppe	Handelsname (D, A, CH)	Substanzcharakteristik Besond. Hinweise	Eliminationshalbwertszeit (in Stunden)	Klinisch-empirische Äquivalenzdosen (in mg)	Übersichts-Literatur
Chlorprothixen	Thioxanthenderivat mit aliphatischer Seitenkette	Taractan® (D, CH) Truxal® (D, A, CH) Truxaletten® (D, A, CH)	schwach antipsychotisch, stark sedierend, schmerzdistanzierend, leicht antidepressiv. Blutdruck und Krampfschwelle senkend	8–12	350	RAVN et al. (1980)
Clopenthixol	Thioxanthenderivat mit Piperazinalkylseitenkette Gemisch aus cis- und trans-Isomeren	Ciatyl® (D)	mittelstark antipsychotisch, antimanisch Die Depotform besteht nur aus dem pharmakologisch wirksamen cis-Isomer	24–31	120	BJØRN und RASMUSSEN (1963)
Clotiapin	Dibenzothiazepinderivat	Entumin (CH)	mittelstark antipsychotisch		120	

Internat. Freiname (INN, generic name) Chemische Formel	Stoffgruppe	Handelsname (D, A, CH)	Substanz-charakteristik Besond. Hinweise	Eliminations-halbwertszeit (in Stunden)	Klinisch-empirische Äquiva-lenzdosen (in mg)	Übersichts-Literatur
Clozapin	Dibenzodiazepin-derivat	Leponex® (D, A, CH) *Alemoxan (D)	mittelstark antipsycho-tisch, gut sedierend. Keine extrapyramidal-motorischen Neben-wirkungen, potentiell Blutbildschädigend. Hypersalivation, Hy-perthermie; iktogen. Verordnung an be-stimmte Auflagen gebunden	ca. 16 (Meta-bolite ca. 23 Stunden)	100 (antipsycho-tische Wirk-dosis. Keine klassisch neurolep-tisch/extra-pyramidal-motorische Wirkung)	Clozapine: Scientific update meeting (1989) STEPHENS (1990) KLIMKE und KLIESER (1990)
Dioxopromethazin	Phenothiazin-derivat mit aliphatischer Seitenkette	*Prothanon (D) *Prothanetten (D)	sehr schwach antipsy-chotisch, stark antihistaminisch und sedierend, gut antiemetisch		600	
Dixyrazin	Phenothiazin-derivat mit Piperazinalkyl-seitenkette	Esucos ® (D, A)	schwach anti-psychotisch	2–3 Min.	150	REYNTJENS (1969)

Internat. Freiname (INN, generic name) Chemische Formel	Stoffgruppe	Handelsname (D, A, CH)	Substanzcharakteristik Besond. Hinweise	Eliminationshalbwertszeit (in Stunden)	Klinisch-empirische Äquivalenzdosen (in mg)	Übersichtsliteratur
Droperidol	Butyrophenonderivat	Dehydrobenzperidol® (D, A, CH)	stark antipsychotisch, gut dämpfend, kurz wirksam. Anwendung vorrangig als Narkosemittel (Neuroleptanalgesie)	2		ETSCHENBERG (1973)
Fluanison	Butyrophenonderivat	Sedalande® (D, CH)	schwach antipsychotisch, gut sedierend		300	
Flupentixol	Thioxanthenderivat mit Piperazinalkylseitenkette	Fluanxol® (D, A, CH)	stark antipsychotisch, kaum sedierend; leicht antidepressiv (niedrig dosiert)	30	6	GUILLIBERT und FRAUD (1987)

Internat. Freiname (INN, generic name) Chemische Formel	Stoffgruppe	Handelsname (D, A, CH)	Substanzcharakteristik Besond. Hinweise	Eliminationshalbwertszeit (in Stunden)	Klinisch-empirische Äquivalenzdosen (in mg)	Übersichts-Literatur
Flupentixoldecanoat	Thioxanthenderivat mit Piperazinalkylseitenkette, verestert mit Decansäure	Fluanxol® Depot (D, A, CH)	Depot-Neuroleptikum, stark antipsychotisch	ca. 8 Tage (nach einmaliger Applikation) ca. 17 Tage (nach mehrmaliger Applikation)	20 (2-Wochen-Äquivalenzdosis ≅ ca. 6 mg oral)	SIEBERNS (1978)
Fluphenazin	Phenothiazinderivat mit Piperazinalkylseitenkette	Dapotum® (D, A, CH) Lyogen® (D, A, CH) Omca® (D) *Lyorodin (D) Moditen® (CH)	stark antipsychotisch, wenig sedierend. Relativ häufig und ausgeprägte extrapyramidal-motorische Nebenwirkungen	15	5	SCHOOLER et al. (1976)
Fluphenazindecanoat	Phenothiazinderivat mit Piperazinalkylseitenkette, verestert mit Decansäure	Dapotum® D (D, A, CH) Lyogen® Depot (D)	Depot-Neuroleptikum, stark antipsychotisch	ca. 7 Tage (nach einmaliger Applikation) ca. 14 Tage (nach mehrmaliger Applikation)	8 (2-Wochen-Äquivalenzdosis ≅ 5 mg oral)	GLAZER (1985)

Internat. Freiname (INN, generic name) Chemische Formel	Stoffgruppe	Handelsname (D, A, CH)	Substanzcharakteristik Besond. Hinweise	Eliminationshalbwertszeit (in Stunden)	Klinisch-empirische Äquivalenzdosen (in mg)	Übersichts-Literatur
Fluspirilen	Diphenylbutylpiperidinderivat	Imap® (D, CH)	stark antipsychotisches Depotpräparat; niedrig dosiert (1,5 mg) als Tranquilizer eingesetzt	ca. 7 Tage	8 (Wochen-Äquivalenzdosis!)	Ayd (1989a) Haase et al. (1971)
Haloperidol	Butyrophenonderivat	Haldol® (D, A, CH) Buteridol® (D) duraperidol® (D) Elaubat® (D) Sigaperidol® (D, CH) Xyduril® (D) u. a.	stark antipsychotisch, leicht sedierend. Geringe vegetative, kardiovaskuläre und anticholinerge Nebenwirkungen	13–30	5	Ayd (1989b) Bandelow et al. (1991)
Haloperidoldecanoat	Butyrophenonderivat verestert mit Decansäure	Haldol® decanoat (D, A) Haldol® decanoas (CH)	Depot-Neuroleptikum, stark antipsychotisch, leicht sedierend	ca. 21 Tage	75 (3-Wochen-Äquivalenzdosis ≅ ca. 5 mg oral)	Beresford und Ward (1987)

Internat. Freiname (INN, generic name) Chemische Formel	Stoffgruppe	Handelsname (D, A, CH)	Substanzcharakteristik Besond. Hinweise	Eliminationshalbwertszeit (in Stunden)	Klinisch-empirische Äquivalenzdosen (in mg)	Übersichts-Literatur
Levomepromazin	Phenothiazinderivat mit aliphatischer Seitenkette	Neurocil® (D) *Tisercin (D) Nozinan® (A, CH) Minozinan® (CH)	schwach antipsychotisch, sehr stark dämpfend und schlafanstoßend, analgetisch. Blutdruck und Krampfschwelle senkend (Thromboserisiko)	ca. 17 Tage	350	BÖSZÖRMENYI und SOLTI (1967)
Melperon	Butyrophenonderivat	Eunerpan® (D) Buronil® (A)	schwach antipsychotisch, gut sedierend und schlafanstoßend	3	300	SEDVALL (1989)
Metofenazat	Phenothiazinderivat mit Piperazinalkylseitenkette	*Frenolon (D)	stark antipsychotisch		15	

Internat. Freiname (INN, generic name) Chemische Formel	Stoffgruppe	Handelsname (D, A, CH)	Substanzcharakteristik Besond. Hinweise	Eliminationshalbwertszeit (in Stunden)	Klinisch-empirische Äquivalenzdosen (in mg)	ÜbersichtsLiteratur
Moperon	Butyrophenonderivat	Luvatren® (CH)	stark antipsychotisch		15	
Oxypertin	Indolderivat	Forit® (D)	mittelstark antipsychotisch		80	Skarbek und Jacobsen (1965)
Penfluridol	Diphenylbutylpiperidinderivat	Semap (CH)	stark antipsychotisch, wenig sedierend. Orales Depot-Neuroleptikum	ca. 5 Tage	40 (Wochen-Äquivalenzdosis!)	Haase et al. (1971) Wang et al. (1982)

Internat. Freiname (INN, generic name) Chemische Formel	Stoffgruppe	Handelsname (D, A, CH)	Substanz-charakteristik Besond. Hinweise	Eliminations-halbwertszeit (in Stunden)	Klinisch-empirische Äquiva-lenzdosen (in mg)	Übersichts-Literatur
Perazin	Phenothiazin-derivat mit Piperazinalkyl-seitenkette	Taxilan® (D)	mittelstark antipsychotisch, gut sedierend. Niedrig dosiert als Tranquilizer einsetzbar	8–16	400	Helmchen et al. (1988)
Periciazin	Phenothiazin-derivat mit Piperidylalkyl-seitenkette	Aolept® (D) Neuleptil® (CH)	mittelstark antipsychotisch, sedierend	ca. 7	60	
Perphenazin	Phenothiazin-derivat mit Piperazinalkyl-seitenkette	Decentan® (D, A) Trilafon® (CH)	stark antipsychotisch, sedierend. Relativ häufig extrapyramidal-motorische Nebenwirkungen	8–12	32	

Internat. Freiname (INN, generic name) Chemische Formel	Stoffgruppe	Handelsname (D, A, CH)	Substanz-charakteristik Besond. Hinweise	Eliminations-halbwertszeit (in Stunden)	Klinisch-empirische Äquiva-lenzdosen (in mg)	Übersichts-Literatur
Perphenazinenantat	Phenothiazin-derivat mit Piperazinalkyl-seitenkette, ver-estert mit Heptan-säure	Decentan® Depot (D)	Depot-Neuro-leptikum, stark antipsychotisch	ca. 7 Tage (nach einmali-ger Applika-tion)	130 (2-Wo-chen-Äquiva-lenzdosis ≅ ca. 32 mg oral)	KNUDSEN et al. (1985)
Pimozid	Diphenylbutyl-piperidinderivat	Orap® (D, A, CH) *Antalon (D)	stark antipsychotisch, wenig sedierend, evtl. leicht antriebsstei-gernd. Einmalgabe möglich	ca. 55	6	PINDER et al. (1976)
Pipamperon (Floropipamid)	Butyrophenon-derivat	Dipiperon® (D, A, CH)	schwach antipsy-chotisch, gut sedie-rend und schlaf-anstoßend	<4	400	CHARITANTIS (1984)

Internat. Freiname (INN, generic name) Chemische Formel	Stoffgruppe	Handelsname (D, A, CH)	Substanz-charakteristik Besond. Hinweise	Eliminations-halbwertszeit (in Stunden)	Klinisch-empirische Äquivalenzdosen (in mg)	Übersichts-Literatur
Promazin	Phenothiazin-derivat mit aliphatischer Seitenkette	Protactyl® (D) *Sinophenin (D) Prazine® (CH)	schwach antipsychotisch, stark sedierend und antiemetisch	4–29	600	Shaw und Page (1960)
Promethazin	Phenothiazin-derivat mit aliphatischer Seitenkette	Atosil® (D) Bonnox® (D) Closin® (D) Eusedon® mono (D) Promkiddi® (D) *Frothazin (D) Phénergan® (CH) Sominex® (CH)	schwach antipsychotisch, stark antihistaminisch und sedierend, antiemetisch	8–15	600	Köhler (1988)
Prothipendyl	Azaphenothiazin-derivat mit aliphatischer Seitenkette	Dominal® (D, A)	schwach antipsychotisch, gut schlafanstoßend		350	Hift und Kryspin-Exner (1958)

Internat. Freiname (INN, generic name) Chemische Formel	Stoffgruppe	Handelsname (D, A, CH)	Substanzcharakteristik Besond. Hinweise	Eliminationshalbwertszeit (in Stunden)	Klinisch-empirische Äquivalenzdosen (in mg)	Übersichts-Literatur
Remoxiprid	Benzamidderivat	Roxiam® (D, A, CH)	mittelstark antipsychotisch, kaum sedierend, geringe extrapyramidal-motorische Nebenwirkungen	5–10 (in retardierter Form)	100	SEDVALL (1990) WADWORTH und HEEL (1990) LAUX (1992)
Sulpirid	Benzamidderivat	Dogmatil® (D, A, CH) Arminol® (D) Meresa® (D, A) Neogama® (D)	schwach bis mittelgradig antipsychotisch (bei höherer Dosierung). In niedriger Dosierung (<300 mg/die) aktivierend und antidepressiv (Gabe nicht nach 16 Uhr). Antivertiginös. Deutliche Prolaktinerhöhung (Galaktorrhoe); geringe extrapyramidal-motorische Nebenwirkungen	ca. 8	600	PESELOW und STANLEY (1982) SEDVALL (1984)

Internat. Freiname (INN, generic name) Chemische Formel	Stoffgruppe	Handelsname (D, A, CH)	Substanzcharakteristik Besond. Hinweise	Eliminationshalbwertszeit (in Stunden)	Klinisch-empirische Äquivalenzdosen (in mg)	Übersichts-Literatur
Thioridazin	Phenothiazinderivat mit Piperidylalkylseitenkette	Melleril® (D, A, CH) Melleretten® (D, A, CH) *Sonapax (D)	schwach antipsychotisch, wenig sedierend, stark anticholinerg, leicht antidepressiv wirksam. Extrapyramidal-motorische Nebenwirkungen relativ gering ausgeprägt. Ejakulationsstörungen mögl.	30	400	Leger (1966)
Tiotixen	Thioxanthenderivat mit Piperazinalkylseitenkette	O-binamon® (D)	stark antipsychotisch	36	20	
Trifluoperazin	Phenothiazinderivat mit Piperazinalkylseitenkette	Jatroneural® (D, A)	stark antipsychotisch; niedrig dosiert als Tranquilizer eingesetzt	12	20	Brigadier und Phillipson (1960)

Internat. Freiname (INN, generic name) Chemische Formel	Stoffgruppe	Handelsname (D, A, CH)	Substanz-charakteristik Besond. Hinweise	Eliminations-halbwertszeit (in Stunden)	Klinisch-empirische Äquivalenzdosen (in mg)	Übersichts-Literatur
Trifluperidol	Butyrophenon-derivat	Triperidol® (D)	stark antipsychotisch, antriebssteigernd	15–20	3	GALLANT et al. (1963)
Triflupromazin	Phenothiazin-derivat mit aliphatischer Seitenkette	Psyquil® (D, A, CH)	schwach antipsychotisch, stark antiemetisch und dämpfend	ca. 6	150	LASKY et al. (1962)
Zotepin	Dibenzothiepin-derivat	Nipolept® (D)	mittelstark antipsychotisch Weniger extrapyramidal-motorische Nebenwirkungen	ca. 14	100	HEINRICH (1991)

Internat. Freiname (INN, generic name) Chemische Formel	Stoffgruppe	Handelsname (D, A, CH)	Substanzcharakteristik Besond. Hinweise	Eliminationshalbwertszeit (in Stunden)	Klinisch-empirische Äquivalenzdosen (in mg)	Übersichtsliteratur
Zuclopenthixol	Thioxanthenderivat mit Piperazinalkylseitenkette Cis-Isomer des Clopenthixol	Sedanxol® (D) Cisordinol® (A) Clopixol® (CH)	mittelstark antipsychotisch, sedierend	ca. 20	60	Gravem und Elgen (1981) Dencker (1990)
Zuclopenthixolacetat	Thioxanthenderivat mit Piperazinalkylseitenkette, verestert mit Essigsäure	Cisordinol® Acutard (A) Clopixol® Acutard (CH)	mittelstark antipsychotisch Kurzwirksame Depotform mit antipsychotischer Wirksamkeit für 2–3 Tage		150 (2 bis 3 Tage-Äquivalenzdosis ≅ ca. 60 mg oral)	Dencker (1990)
Zuclopenthixoldecanoat	Thioxanthenderivat mit Piperazinalkylseitenkette, verestert mit Decansäure	Ciatyl® Depot (D) Cisordinol® Depot (A) Clopixol® Depot (CH)	Depot-Neuroleptikum, mittelstark antipsychotisch	ca. 19 Tage	150 (2-Wochen-Äquivalenzdosis ≅ ca. 60 mg oral)	Kapfhammer und Rüther (1987) Sieberns und Spechtmeyer (1983)

Literatur

AYD FJ (1989a) Fluspirilene: a new longacting injectable neuroleptic. In: AYD FJ (ed) 30 years Jansen research in psychiatry. Ayd Medical Communication, Baltimore, pp 85–89

AYD FJ (1989b) Haloperidol: thirty years worldwide clinical experience. In: AYD FJ (ed) 30 years Janssen research in psychiatry. Ayd Medical Communication, Baltimore, pp 24–36

BANDELOW B, MÜLLER P, RÜTHER E (1991) 30 Jahre Erfahrung mit Haloperidol. Fortschr Neurol Psychiat 59: 297–321

BENFIELD P, WARD A, CLARK BC, JUE SG (1988) Bromperidol. A preliminary review of its pharmacodynamic and pharmacokinetic properties, and therapeutic efficacy in psychoses. Drugs 35: 670–684

BERESFORD R, WARD A (1987) Haloperidol decanoate. A preliminary review of its pharmacodynamic and pharmacokinetic properties and therapeutic use in psychosis. Drugs 33: 31–49

BJØRN S, RASMUSSEN C (1963) Sordinol (clopenthixol) in the treatment of schizophrenics. Acta Psychiatr Scand 39: 427–436

BÖSZÖRMENYI Z, SOLTI G (1967) Zur psychiatrischen Anwendung von Levomepromazin (Tisercin). Ther Hung 2: 72–82

BRIGADIER R, PHILLIPSON OBE (1960) A review of trifluoperazine (Stelazine) in mental disease. Ir J Med Sci 6: 453–459

CHARITANTIS A (1984) Psychische Störungen bei zerebrovaskulärer Insuffizienz. Therapie mit Dipiperon (Pipamperon). Z Allg Med 60: 770–773

CLOZAPINE – SCIENTIFIC UPDATE MEETING (1989) Psychopharmacology 99: S1-S127

DENCKER SJ (1990) Aspekte zur Therapie der akuten Schizophrenie unter besonderer Berücksichtigung von Zuclopenthixol. In: MÜLLER-OERLINGHAUSEN B, MÖLLER HJ, RÜTHER E (Hrsg) Thioxanthene in der neuroleptischen Behandlung. Springer, Berlin Heidelberg New York Tokyo, S 99–111

ETSCHENBERG E (1973) Anästhesie mit Droperidol und Fentanyl. Editio Cantor, Aulendorf

FLÜGEL KA, PFEIFFER WM (1967) Klinische Erfahrungen mit dem Butyrophenon Benperidol. Arzneimittelforschung 17: 483–485

GALLANT DM, BISHOP MP, TIMMONS E, STEELE CA (1963) A controlled evaluation of trifluperidol: a new potent psychopharmacologic agent. Curr Ther Res 5: 463–471

GLAZER WM (1985) Depot fluphenazine: risk/be-
nefit ratio. J Clin Psychiatry (Sec 2) 45: 28–35

GRAVEM A, ELGEN K (eds) (1981) Cis(Z)-Clopenthixol. The neuroleptically active isomer of clopenthixol. Acta Psychiatr Scand 64 [Suppl 294]: 1–77

GUILLIBERT E, FRAUD JP (1987) Flupenthixol. Psychol Med 19: 1629–1643

HAASE HJ, FISCHER D, FLORU L, ET AL (1971) Zum gegenwärtigen Stand der Behandlung mit Langzeitneuroleptika unter besonderer Berücksichtigung von Fluspirilene und Penfluridol. Nervenarzt 42: 632–637

HEINRICH K (Hrsg) (1991) Zotepin. Fortschr Neurol Psychiat (Sonderheft 1) 59: 1–56

HELMCHEN H, HIPPIUS H, TÖLLE R (Hrsg) (1988) Therapie mit Neuroleptika – Perazin. Thieme, Stuttgart

HIFT S, KRYSPIN-EXNER K (1958) Prothipendyl-hydrochlorid, ein neues Neuroleptikum. Wien Med Wochenschr 108: 664–668

KAPFHAMMER HP, RÜTHER E (1987) Depot-Neuroleptika. Springer, Berlin Heidelberg New York Tokyo

KLIMKE A, KLIESER E (1990) Das atypische Neuroleptikum Clozapin. Fundam Psychiatr 4: 190–202

KNUDSEN P, HANSEN LB, LARSEN NE (eds) (1985) Depot neuroleptic treatment: clinical and pharmacokinetic studies of perphenazine decanoate. Acta Psychiatr Scand 72 [Suppl 322]: 1–75

KÖHLER G (1988) Promethazin. Notfallmedizin 14: 830–834

LASKY JJ, RLETT CJ, CAFFEY EM, ET AL (1962) Drug treatment of schizophrenic patients: a comparative evaluation of chlorpromazine, clorprothixene, fluphenazine, reserpine, thioridazine and triflupromazine. Dis Nerv Syst 23: 698–706

LAUX G (1991) Remoxiprid vs. Haloperidol bei akuten schizophrenen Psychosen. Eine Übersicht kontrollierter Vergleichsstudien. Münch Med Wochenschr 133: (im Druck)

LEGER Y (1966) A four-year appraisal of thioridazine. Am J Psychiatry 123: 728–732

MÜLLER-OERLINGHAUSEN B (Hrsg) (1980) Benperidol-Kolloquium. Pmi, Frankfurt

NATIONAL INSTITUTE OF MENTAL HEALTH PSYCHOPHARMACOLOGY SERVICE CENTER COLLABORATIVE STUDY GROUP (1964) Phenothiazine treatment in acute schizophrenia. Arch Gen Psychiatry 10: 246–261

PESELOW ED, STANLEY M (1982) Clinical trials of

benzamides in psychiatry. Adv Biochem Psychopharmacol 35: 163–194

PINDER RM, BROGDEN RN, SAWYER PR, SPEIGHT TM, SPENCER R, AVERY GS (1976) Pimozide: a review of its pharmacological properties and therapeutic uses in psychiatry. Drugs 12: 1–40

RAVN J, SCHARFF A, AASKOVEN O (1980) 20 Jahre Erfahrungen mit Chlorprothixen. Pharmakopsychiatry 13: 34–40

REYNTJENS A (1969) Klinische Erfahrungen mit Esucos: Bericht über einen doppelten Blindversuch. Arzneimittelforschung 19: 506–510

SCHOOLER NR, LEVINE J, NIMH-PRB COLLABORATIVE FLUPHENAZINE STUDY GROUP (1976) The initiation of long-term pharmacotherapy in schizophrenia: dosage and side effect comparisons between oral and depot fluphenazine. Pharmakopsychiatry 9: 159–169

SEDVALL G (ed) (1984) The use of substituted benzamides in psychiatry. Acta Psychiatr Scand 69 [Suppl 311]: 1–162

SEDVALL G (ed) (1989) Melperone – an atypical neuroleptic. Acta Psychiatr Scand 80 [Suppl 352]: 1–52

SEDVALL G (ed) (1990) Development of a new antipsychotic Remoxipride. Acta Psychiatr Scand 82 [Suppl 358]: 1–188

SHAW DL, PAGE JA (1960) A three year review of the pharmacologic properties and clinical performance of promazine. Curr Ther Res 2: 199–226

SIEBERNS S (1978) Erfahrungen mit dem Depotneuroleptikum Flupentixoldekanoat – Eine Übersicht. Pharmakopsychiatry 11: 186–198

SIEBERNS S (1986) Akut-Behandlung schizophrener Psychosen mit Benperidol. Krankenhausarzt 59: 925–930

SIEBERNS S, SPECHTMEYER H (1983) Cis(Z)-Clopenthixoldecanoat – ein neues Depotneuroleptikum. Int Pharmacopsychiatry 18: 170-184

SKARBEK A, JACOBSEN M (1965) Oxypertine: a review of clinical experience. Br J Psychiatry 111: 1173–1179

STEPHENS P (1990) A review of clozapine: an antipsychotic for treatment-resistant schizophrenia. Compr Psychiatry 31: 315–326

SWAZEY JP (1974) Chlorpromazin in psychiatry: a study in therapeutic innovation. M.I.T. Press, Cambridge

WADWORTH AN, HEEL RC (1990) Remoxipride. A review of its pharmacodynamic and pharmacokinetic properties, and therapeutic potential in schizophrenia. Drugs 40: 863–879

WANG RIH, LARSEON C, TREUL SJ (1982) Study of penfluridol and chlorpromazine in the treatment of chronic schizophrenia. J Clin Pharmacol 22: 236–242

Sachverzeichnis

Peter Riederer, Gerd Laux,
Walter Pöldinger (Hrsg.)

NEURO-PSYCHOPHARMAKA

Ein Therapie-Handbuch in 6 Bänden

Die in sich abgeschlossenen Einzelbände des Werkes **NEURO-PSYCHO-PHARMAKA** werden in ihrer Vollständigkeit den in Klinik und Praxis tätigen Nervenärzten, Psychiatern und Neurologen sowie Grundlagenforschern als kompetentes Standardwerk der Psychopharmakologie zur Verfügung stehen. Die Mitarbeit namhafter Experten bürgt für höchste wissenschaftliche Kompetenz unter Einbeziehung neuester klinischer und biochemisch-pharmakologischer Befunde.
Intensive redaktionelle Bearbeitung sichert eine strikte Gliederung des Textes und einheitliche Abbildungen, wobei größter Wert darauf gelegt wird, die komplexe Thematik übersichtlich darzustellen.
Für eine rasche Vermittlung praxisrelevanter Informationen sorgen Übersichtstabellen; den einzelnen Kapiteln sind zusätzlich ausführliche Hinweise auf die Literatur beigegeben. Jeder Band wird durch ein umfangreiches Präparate- und Sachverzeichnis der in deutschsprachigen Ländern verfügbaren Substanzen ergänzt.

Band 1:
Allgemeine Grundlagen der Pharmakopsychiatrie

1992. Etwa 65 Abbildungen. Etwa 320 Seiten.
Gebunden etwa DM 98,–, etwa öS 690,–
ISBN 3-211-82209-7

Mit Beiträgen von:
P. Baumann, M. Bergener, W. Berger, J. Bohlken, T. Buclin, C. Eggers, G. Erdmann,
V. Gerhard, H. Helmchen, K. Heinrich, C. Hesse, V. Hobi, W. Janke, E. Kienzl,
H. E. Klein, E. Klieser, J. Kornhuber, D. Ladewig, G. Laux, O. K. Linde, M. Linden,
H. J. Möller, W. E. Müller, B. Müller-Oerlinghausen, P. Netter, M. Philipp,
W. Pöldinger, P. Riederer, E. Rüther, B. Saletu, A. Schmidtke, T. Schuurman,
R. Spiegel, J. F. van der Staay, J. Staedt, C. Thiels, J. Traber, H. Wachtel,
H. Wartensleben, B. Woggon

Band 2:
Tranquilizer und Hypnotika

1992. Mit zahlreichen Abbildungen. Etwa 320 Seiten.
Gebunden etwa DM 98,-, etwa öS 690,-. ISBN 3-211-82210-0

Mit Beiträgen von: M. Berger, L. Blaha, J. Bruinvels, O. Dietmaier, W. Fleischhacker,
J. Fritze, T. Glaser, J. M. Greuel, W. Haefely, F. Hohagen, E. Klieser, G. Laux,
W. E. Müller, N. Nedopil, H. Oelschläger, M. Osterheider, W. Platz, E. Schönbrunn,
S. Sieberns, J. De Vry, C. Wurthmann

Band 3:
Antidepressiva und Phasenprophylaktika

1992. Mit zahlreichen Abbildungen. Etwa 320 Seiten.
Gebunden etwa DM 98,-, etwa öS 690,-. ISBN 3-211-82211-9

Mit Beiträgen von: P. Bieck, U. Breyer-Pfaff, J. Bruinvels, A. Cesura, M. Da Prada,
A. Delini-Stula, L. Demisch, O. Dietmaier, M. Dose, H. M. Emrich, J. Fritze,
M. Gerlach, T. Glaser, T. W. Guentert, W. Greil, G. F. Hebenstreit, K. Heininger,
W. P. Kaschka, S. Kasper, R. Kettler, G. Laux, H. J. Möller, B. Müller-Oerlinghausen,
N. Nedopil, J. G. Richards, K. Rickels, P. Riederer, M. Schmauß, J. Schöpf,
M. P. Schoerlin, S. Sieberns, J. De Vry, H. Wachtel, P. Waldmeier

Band 5:
Parkinsonmittel und Nootropika

1992. Etwa 20 Abbildungen. Etwa 240 Seiten.
Gebunden etwa DM 78,-, etwa öS 546,-. ISBN 3-211-82213-5

Mit Beiträgen von: A. Colzi, T. Dierks, O. Dietmaier, M. Da Prada, P.-A. Fischer,
M. Gerlach, F. Gerstenbrand, H. Herrschaft, R. Ihl, R. Kettler, J. Kornhuber, G. Laux,
K. Maurer, W. Poewe, H. Przuntek, P. Riederer, E. Schneider, M. Streifler, G. Ulm,
H. Wachtel, G. Zürcher

Band 6:
Notfalltherapie, Antiepileptika, Beta-Rezeptorenblocker und sonstige Psychopharmaka

1992. Mit zahlreichen Abbildungen. Etwa 180 Seiten.
Gebunden etwa DM 58,-, etwa öS 410,-. ISBN 3-211-82326-3

Mit Beiträgen von: H. Berzewski, J. Böning, U. Borchard, P. Clarenbach, J. Deckert,
O. Dietmaier, C. Eggers, L. Frölich, W. Fröscher, M. Gastpar, C. H. Gleiter,
A. Hartmann, G. Laux, W. Platz, H. Przuntek, J. Rimpel, N. Weiner, W. Weseman

Bei Bezug der Bände 1-6 20% Preisermäßigung

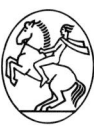

Springer-Verlag Wien New York